U0364507

上海 沈氏女科

临证方略 全科版

（第二版）

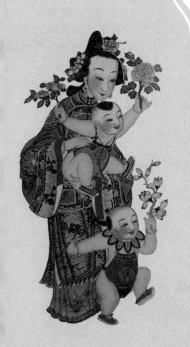

沈绍功 沈依功 ◎主审

沈　宁 ◎主编

全国百佳图书出版单位

中国中医药出版社

·北 京·

图书在版编目（CIP）数据

上海沈氏女科临证方略：全科版 / 沈宁主编 . -- 2 版 . -- 北京：
中国中医药出版社，2024.6
ISBN 978-7-5132-8621-3

Ⅰ . ①上…　Ⅱ . ①沈…　Ⅲ . ①中医妇科学—中医临床—经验—
中国　Ⅳ . ① R271.1

中国国家版本馆 CIP 数据核字（2023）第 246592 号

中国中医药出版社出版
北京经济技术开发区科创十三街 31 号院二区 8 号楼
邮政编码　100176
传真　010-64405721
廊坊市祥丰印刷有限公司印刷
各地新华书店经销

开本 880×1230　1/32　印张 13　字数 313 千字
2024 年 6 月第 2 版　2024 年 6 月第 1 次印刷
书号　ISBN 978 - 7 - 5132 - 8621 - 3

定价 99.00 元
网址　www.cptcm.com

服 务 热 线　010-64405510
购 书 热 线　010-89535836
维 权 打 假　010-64405753

微信服务号　zgzyycbs
微商城网址　https://kdt.im/LIdUGr
官方微博　http://e.weibo.com/cptcm
天猫旗舰店网址　https://zgzyycbs.tmall.com

如有印装质量问题请与本社出版部联系（010-64405510）
版权专有　侵权必究

本书为融合出版物
微信扫描二维码
关注"悦医家中医书院"
即可获取相关数字化资源和服

内容简介

上海大场枸橘篱沈氏女科，始于明初，历经20代，绵延600余载。其第19代传人沈绍功主任医师和沈依功主任医师为挖掘家学，领衔并会同师门及第20代传人和嫡传弟子，经多年潜心编撰，终成《上海沈氏女科全科临证方略》一书。该书出版后广受好评，多次重印。时隔12载，沈氏女科第20代传人沈宁先生对原书内容进行精心整编，修订再版。

全书共111个条目，不仅详细记录了沈氏家传的女科、内科的临证经验，而且加以完善发挥，增加了中医外科、儿科、五官、皮肤科等方面的内容，全面整理和系统总结了沈氏女科的学术成就和宝贵经验。本书重视临床实用性，以疗效为中心，每篇不仅有概论和临证心得，更有家传秘方，还附病案引证其效，对临床有较好的启迪指导作用。全书理论明晰，诊治规范，临证实用，是一部科学、真实、实用的好医著，为从事中医药的各级医师、教师、科研人员及在读学生提供了一部有价值的参考书。

主编简介

　　沈宁，号永宁，沈氏女科19世传人沈绍功之子，沈氏女科20世传人，毕业于北京中医药大学，国家执业医师和执业药师，临证30余载，为中华中医药学会妇科分会委员。

　　沈氏女科全名"上海大场枸橘篱沈氏女科"，自明代传承至今已有600余年历史。经过历代传人的继承发展，在理、法、方、药各方面都积累了大量实用临证经验。现在的沈氏女科虽冠以"女科"之名，其临证特色早已覆盖内、外、妇、儿、五官诸科，成为名满全国乃至海外的全科中医流派。

　　2011年，沈氏女科第19代传人沈绍功先生、沈依功先生以妇、内、外、五官、儿科为脉络，总结归纳了沈氏女科对常见疾病的诊治经验及特色方药用法和经典医论，将家传临证经验进行系统整理，于次年出版了《上海沈氏女科全科临证方略》一书。该书一经出版，受到了广大读者的一致好评。2012年，沈绍功先生和第20代传人沈宁先生更是受北京卫视《养生堂》栏目邀请，在节目上介绍了家传养生秘诀，进一步扩大了沈氏女科的社会影响，并以此为基础出版了《沈氏女科六百年养生秘诀》。

　　为了让沈氏女科珍贵的家传临证经验惠及更多读者，时隔12年，沈宁先生在《上海沈氏女科全科临证方略》的基础上进行整理、完善，编撰成书。此次编写主要围绕两方面对原书进行了升级。

　　一是对内容进行了全面整理。因《上海沈氏女科全科临证方略》出版时间较早，内容涵盖临证经验和养生调摄等诸多方面，此次为系统梳理内容体系，将原书中养生调摄内容统一整理至《沈氏女科六百年养生秘诀》（第二版）中，学术专业内容则完整呈现在本书中。此外，原书中对于儿科证治的论述较少，本次整理补充完善了儿科治疗经验内容，丰富了相关理论经验总结。

二是融合数字资源。随着媒体融合技术的发展，通过数字化资源将纸质书"变厚"的融合出版物已经成为图书的新形态。纸质书与网络空间的交互不仅为广大读者提供全新的阅读体验，更能在纸质书之外为读者提供内容丰富、形式多样的知识服务。读者只需一部手机，扫描书中二维码就能畅享媒体融合阅读资源。本次我们在既往融合出版经验基础上，根据本书内容策划制作了多种数字资源：精选出的部分篇章由特邀主播录制有声版，帮您解放双手，随时随地用耳朵学中医；读者交流圈则为您提供了线上交流平台，与众多热爱中医的读者朋友们进行互动；还有集互动性和趣味性于一体的中医药知识趣味测试，可以在研习之余测一测自己的中医功底。为了满足读者的深入学习需求，书中还配备了丰富的知识付费服务。

中国中医药出版社作为中医药出版行业"国家队"，始终致力于挖掘、出版中医药精品内容，以传播中医药知识文化为使命。衷心希望本书能助力中医名家名派临证经验的传承和发扬，对广大读者学习中医药知识、提升临证水平有所助益。如有不足之处，欢迎广大读者提出宝贵意见和建议。

中国中医药出版社

2024 年 4 月

中医药学源远流长，绵延数千载，是世界科学史上具有独特理论体系和卓越临床疗效的一门自然科学，是中国优秀文化中的灿烂明珠，它为中华民族的繁衍昌盛和人类的文明作出了巨大的贡献。从《黄帝内经》《难经》《神农本草经》《伤寒论》《金匮要略》，直至明清的《本草纲目》《医宗金鉴》等，代有名医，著作浩繁，可谓汗牛充栋。上海沈氏女科的开山鼻祖沈庶就诞生在明代，有感于明朝初年世道离乱，尊"不为良相，便为良医"之古训，于明洪武元年（1368），开始在家乡悬壶行医。他一生诊脉临证，晚年总结毕生心血，著有《女科诀微》《内科证治》等医书。因其善治女科（当时所称女科，包括女子的内科和妇科病，而非单纯的妇女病）且通晓内科，在当时名噪一方。明清至今，沈氏女科一脉相承，已传至第20代。尤其是沈氏第19代传人沈绍功教授，参加首届高考，毕业于上海中医药大学医疗系。沈绍功教授自幼聪颖，祖传师授，耳闻目染，医德双馨，潜心研究家学，既遵古不泥，又善于创新，融会贯通，不仅长期从事中医医疗、科研、教学，而且撰写了大量的科研论文和中医专著，系中国中医科学院主任医师、博士研究生导师，为第三批全国老中医药专家学术经验继承工作指导老师。他临床数十载，疗效卓著，深得患者信赖。为了让沈氏女科更好地服务大众，解决病人的痛苦，决定挖掘家学，编撰《上海沈氏女科全科临证方略》。只可惜祖上医书几经战火，多处佚失。《上海沈氏女科临证方略》的编写，是在家族医书缺少参阅的情况下，由沈氏第19代传人沈绍功和沈依功教授领衔，会同师门及20代传人和弟子，结合临床体悟，经过多次反复修改、加工，历经3个寒暑编写完成的。

《上海沈氏女科全科临证方略》共120个条目。从全书内容看，注重凝炼沈氏家传心得，更重要的是吸收、传承了古今中医药的发展成果来丰富沈氏女科，不仅详细记录了沈氏家传的女科和内科方面的知识和临证经验，更重要的是对沈氏女科进行了完善和发挥，增加了中医外科、儿科、五官科、皮肤科等方面的内容，全面整理和系统总结了沈氏女科的学术成就和临床经验，保持了沈氏女科的完整性和实践性。

本书非常重视临床实用性，以临床疗效为中心目标，既注重沈氏女科古今学术思想与临床经验的传承，又有作者汲取沈氏医学精华，多年临证的诊疗经验与心得体会，还收录了沈氏家族的家传秘方，一切从临床出发，力求理论与临证思维、实际操作相一致，保证了本书的实用价值。如对疾病的认识，每篇不仅有概论、临床心得，更有家传学术经验，还附有病案及按语，对临床有很好的指导作用，真正做到理论明晰，临床实用，是一部科学、真实、全面、实用的好医书，对拓宽读者的思路和视野有重要的启迪作用。《上海沈氏女科全科临证方略》是一部造福当代的医学之著，在当前振兴中医学术正面临着如何突破的重要时刻，该书的出版及其成功的导向更具有重要的现实意义。

沈氏后代，代代为医，救死扶伤，以博大的胸怀，将沈氏家传之学和不传之秘编撰成册，以飨读者。全书内容丰富，阐论精深，诊治规范，可操作性强，为从事中医妇科及内科临床的各级医师，包括教师及科研人员提供了一部重要的参考书，也是妇科研究爱好者的必读之书。本书既有广度，又重视深度，既保持和发扬中医之特色，又洋溢着新时代之气息，是一部难得的佳作。故乐为之序。

全国政协委员

农工民主党北京市主任委员

国家中医药管理局副局长 于文明

2010 年 8 月 25 日

上海沈氏女科崇尚疗效，已传承了20代之久，历经逾600年的行医实践，积累了丰富的临证经验，掌握了可信的取效"绝技"。时至今日，到了总结、推广、发扬的时刻，以便启迪同仁，造福民众，利于患者。这是本书编著的初衷。上海沈氏女科，不仅诊治妇科病一端，其行医范围比较广泛，以妇、内科为主，涉及儿科、肿瘤、肛肠、皮科、骨科、五官各科，除了手法、手术之外，凡需处方用药者均予诊治，其名为"女科"者，即除不育外只治女性疾患。

传承到先父祥之先生18世后则并不仅仅局限于女性患者，内妇各科，男女患者都纳入诊治范围了。

本书共列条目120个，涉及既病诊疗，未病保健，具有药、食、意、体诸种方略，编写要求突出上海沈氏女科创新特色，但均以基础理论为依据，绝非杜撰误人，强调科学性、实用性和可读性，而且每个条目均附验案，以便引证疗效，力求做到可重复性。

应当申明的是：上海沈氏女科绝非万能，不会"百发百中"，在临证中仍存有"死角"和众多疑惑之处，有待传世后人去破解，去完善，去提高，有待同仁贤达指教斧正，以便为中医事业增光添彩，为民众康健办件实事！

感谢中国中医药出版社的全力支持，使本书得以顺利付梓出版，发行面世！

成书之际承蒙国家中医药管理局于文明副局长赐序鼓励，国医大师朱良春教授题词评价，顿首深谢！

祝贺

沈氏女科六百载
棠棣垂范济苍生

沈绍功教授新著

朱良春题
辛卯仲夏，安庆九十又五

著名中医学家、国医大师朱良春教授为沈氏女科题词

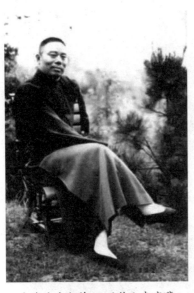

上海沈氏女科 17 世传人来字辈
沈复来先生

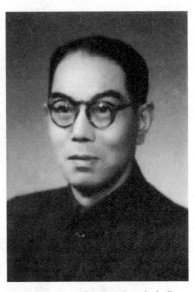

上海沈氏女科 18 世传人宗字辈
沈宗麒先生

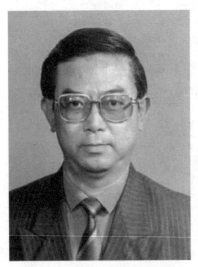

上海沈氏女科 19 世传人功字辈
沈绍功主任医师

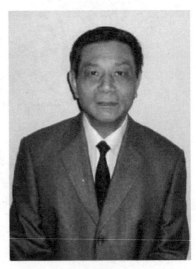

上海沈氏女科 19 世传人功字辈
沈依功主任医师

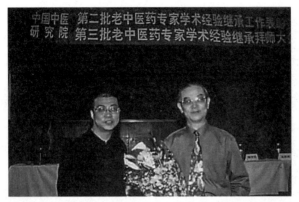

沈绍功主任医师（右）任全国老中医药专家学术经验继
承工作指导老师，上海沈氏女科20世传人永字辈沈宁
（左）为学术经验继承人

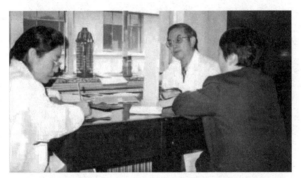

沈绍功主任医师（右二）带教韩学杰博士（左）

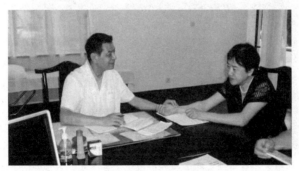

上海沈氏女科19世传人沈依功主任医师（左）工作照

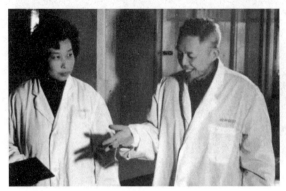

沈绍功先生之妻陈秀贞主任医师（左）
向针灸泰斗程莘农院士（右）求教针道

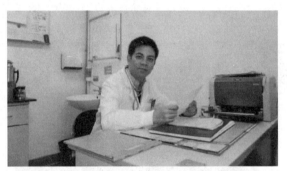

上海沈氏女科 20 世传人沈劼工作照

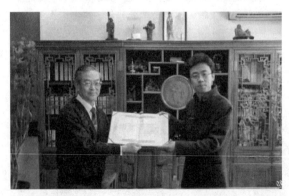

沈绍功主任医师（左）为关门弟子、上海沈氏女科 20
世传人王学谦（右）颁发师带徒证书

目　录

诊余漫话

沈氏女科传略

　　沈氏女科全称上海大场枸橘篱沈氏女科。始于明初，历经 20 代，绵延逾 600 载，可谓历史悠久。

　　据《百家姓》考证：在最早的"三皇五帝"古史体系中，沈氏当源自轩辕氏。奴隶社会向封建社会过渡时期建立的第一个王朝为周朝，周文王发祥于渭河支流的姬水，故以姬为姓，名昌。按照周朝所立宗法，只有嫡长子方可立为太子，并能继承帝位，其余各子皆为"别子"。为显示地位的尊卑，又规定"别子"不可与太子同姓，要另立姓氏。周文王第十子姬聃季，聪颖过人，出类拔萃，但因系"别子"，只能另以所在的沈邑为氏，更名为沈聃季。其余的姬姓"别子"及其后代也有相继效法者，改为姓沈氏，并绝大多数定居于浙江东阳，于是沈姓确立，成为一族。

　　沈氏祖辈们信守"不为良相，便为良医""悬壶济世，治病救人"的理念，放弃官位仕途，相继以业医为生。明洪武元年（1368），先太祖沈庶，号绩莠，开始悬壶业医，善治女科诸疾，且通晓内科。其倾毕生心血，善临证总结，著有《女科诀微》《内科证治》等医籍，成为沈氏女科的开山鼻祖。时称女科者系指女子诸疾，包含女子的妇科病和内科病，并非单纯的妇女病。

　　嗣后，沈氏女科世代相传，延绵不断。至清光绪年间，先祖翁孙字辈，率沈氏族支由浙江东阳迁居申浦（上海市前身），在北郊大场置地筑宅，名曰"春雨山庄"，周边植以枸橘爬藤为篱墙。其以疗效出众，患者络绎不绝，遐迩闻名。祖辈们注重医德，效仿先哲，治愈一人，不收财礼，只在庄内植杏树一株，以示济世。堂前悬挂金字楹联，上联书"橘井甘泉分来申浦"，下联书"杏林春雨出自山庄"。当年"春雨山庄"杏树成林，气宇非凡，遂有"上海大场枸橘篱女科"之美称，并建宗族祠堂，诸子排辈列序为"孙曾元来宗功永保，仁义忠信天爵咸尊"，定名"崇厚堂"，祖业辉辉，沈氏女科进入鼎盛时期。

日本帝国主义侵略中国时，大场在淞沪抗日会战中遭日本侵略者狂轰滥炸，使"春雨山庄"毁于战火，珍贵医业、传世医籍皆遭佚失。曾祖父复来号心九先生（来字辈，沈氏女科第17世传人），遂携曾祖母金氏及子女痛别故里，迁居上海城区，在现今的静安区成都北路置宅定居，悬壶业医，决心重振祖业。心九先生勤奋刻苦，天赋敏捷，老而弥笃，又善广交医友，重情厚谊，时与沪上名医秦伯未、唐亮臣等交往笃深，时常相聚，甚至赴上海近郊南翔古漪园切磋医道，吟诗作词，医文并茂。仅仅数年间，沈氏女科竟在曾祖父心九先生一辈重振雄风，求医者纷至沓来。疑难沉疴常能应手而瘥，以临证疗效显著而取信于民，而且其注重医德，凡遇贫苦患者，非但分文不取，兼施药末以解其苦。曾祖父德艺双馨，有口皆碑，为沈氏女科树立了典范。曾祖父还立下家训："为医者要重视病情而轻视钱财"，"医家须有割股之心，视患者为亲人，视医技为根本"，"医无止境，精益求精"。曾祖父一生行医50余载，给后辈留下了不可磨灭的印象，后因积劳成疾，于1950年谢世。曾祖父一生忙于诊务，未及著书立说，但面授口述，留下众多十分珍贵又独具特色的沈氏女科临证"诀窍"。

祖父宗麒，号祥之。先生系长子，遵循家规"传子不传婿"，由持志大学法律系毕业后，不当律师而侍奉曾祖父，悬壶济世。由于祖父文学底蕴丰厚又勤奋好学，刻苦钻研，很快领悟了沈氏女科的临证真谛，从师3年即能独立应诊，而且疗效卓著，深得患者好评。当时患者中流传"小沈医师医道不小"的美誉。祖父作为沈氏宗字辈第18世女科传人，一生兢兢业业，唯以患者为上，有精湛的医技和高尚的医德。中华人民共和国成立前，为反对国民政府取缔中医的错误政策，祖父联络同仁，积极抵制，是非分明，态度坚决；中华人民共和国成立后为响应国家号召，踊跃参加西医进修班，以"中西医结合，洋为中用"为原则，不断积极完善并深化中医学术，以去伪存真、去粗取精的科学态度，提升中医理论水平和提高中医临床疗效。祖父一生行医60余载，在调经、止带、不孕、不育及妇女内科疑难杂症上均累积了丰富的临证经验和独到的心得体会，而且继承完善了沈氏女科效方近50首。祖父一生恪守曾祖父立下的沈氏女科家训，实为我辈之楷模。

祖父祥之先生18世后，不再局限于女性患者，各科男女患者均纳入诊治范围。

祖父育五子三女。其中四子绍功、五子依功均以优异成绩毕业于1963届和1968届上海中医学院（现上海中医药大学）医疗系，成为上海大场枸橘篱女科功字辈第19世传人。

绍功先生1963年毕业后由国家分配到中国中医研究院（现更名为中国中医科学院）工作，历任急诊科主任、肿瘤病房负责人、基础理论研究所副所长，兼任国家中医药管理局全国冠心病协作组组长、中华中医药学会心病分会主任委员、《中国中医急症》杂志副主编等。1990年晋升为主任医师；1992年起招收硕士研究生、博士研究生；1993年起享受国务院颁发的政府特殊津贴。他先后到美国、德国、泰国、新加坡等国家讲学、会诊，受到普遍赞誉；1992年起连续3年以大陆著名专家身份访问宝岛台湾，曾为国民党元老诊治心脑血管病，因疗效显著，得到"仁术济世"的墨宝并留作纪念。

绍功先生精于临证，勤于笔耕，共编专著近20部，撰写论文近百篇。他立志继承祖业，传承医道，重视发扬创新。其中《沈绍功中医方略论》专著在祖父珍贵效方的基础上，融入自己近半个世纪的业医经验，在医理、临证、方药3个主体里阐述中医之道，总结临证之得，发挥医疗之新，洋洋70余万字，由科学出版社付梓出版，深得读者欢迎，为沈氏女科首次留下文字记载，并荣获中华中医药学会优秀著作奖。更为可喜的是，2002年人事部（现人力资源和社会保障部）、卫生部（现国家卫生健康委员会）和国家中医药管理局正式颁布第三批全国老中医药专家学术经验继承工作指导老师及学术继承人名单，绍功先生被列为指导老师，其子沈宁（永字辈20世传人）和优秀医学博士韩学杰教授被指定为学术继承人。历经3年艰苦学习，学术继承人成绩优秀，已获得出师证书。沈氏女科世代由民间传承，至首次被政府承认，列入官方名册。

绍功先生行医半个多世纪，在学术上追求创新，事业上追求精品，成果上追求效益，学风上追求实干，处事上追求真诚。他的格言是"为了临床，疗效是硬道理"。他的座右铭为"全身心地投入，一切为了患者的康复，一切为了民众的保健"。绍功先生被国医大师路志正教授赞为"深得患者信赖的临床医学家"，被中国工程院院士王永炎教授誉为"中医临床家"。

依功先生1968年毕业后来到中石化北京燕山石化职工医院工作（现更名为北京燕化医院），1996年晋升为主任医师，历任中医科主任、院长及党委书记等职，并兼任该院中医首席专家、北京市糖尿病防治协会理事、河北北方学院兼职教授，现为中华中医药学会心病分会常务委员。他始终坚持参与临床一线工作，在心脑血管病、妇科病、糖尿病、胃肠病、肾病等方面累积了丰富的临证经验。在50余年的行医历程中，他一方面传承了沈氏女科宝贵的经验，另一方面在努力继承传统中医学理论的同时，富于发扬创新精神。他临证强调中医辨证论治，突出整体观念和生克制化的中医理论特色；反对将疾病拘泥于简单分型归类，设定专方，生搬硬套，采用对号入座的机械操作；认为"中药西用"绝非中医辨证论治，亦不符合中西医结合宗旨，应予否定；积极提倡"洋为中用""西为中用"，吸纳现代医学先进科技理论和检测手段，为中医辨证、诊断、治疗、推断疾病预后等提供依据和服务，为加速中医现代化积极创造条件。在台海出版社付梓发行的《心血管病名医验案集》里，他对中医心病治法精辟地归结为补益心气、滋养心阴、振奋心阳、祛痰化浊、活血化瘀、理气散寒6法，并以验案引证其说。

绍功先生之妻，陈秀贞主任医师、教授，1964年毕业于上海中医药大学针灸系，为全国第一届针灸专业高才生，经国家分配到中国中医科学院针灸研究所，一直执教于世界卫生组织下属北京国际针灸培训中心，桃李遍布世界各地，并曾担任中央保健会诊专家。

绍功先生之子沈宁，号永宁，于北京中医药大学毕业后已取得国家执业医师证书和国家执业药师证书，临证30余载，为中华中医药学会妇科分会委员。依功先生之子沈劼，号永劼，自上海中医药大学毕业后已取得国家执业医师证书及中医内科、中西医结合内科主治医师资格，临证20余载。两子已成为沈氏女科第20世传人。

尤为难得的是，绍功先生打破门户之见，收"八零"后青年中医师、中华中医药学会养生分会常务理事、沈阳云水堂国医馆

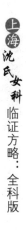

馆长王学谦为嫡传关门弟子，将沈氏女科第 20 世传人的身份授予王学谦，使有 600 年历史的沈氏女科在当代有了异姓传人，也使沈氏女科学术经验在祖国大江南北皆有了传薪火种。

"江山代有才人出""长江后浪推前浪"，上海大场枸橘篱沈氏女科寄厚望于第 20 世传人：继往开来，振兴祖业，再创辉煌！

各科临证

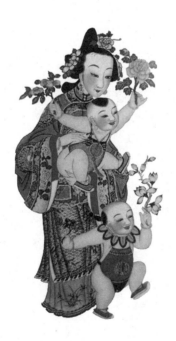

妇　科

分期调治月经病

月经病系妇科的主要病证，是指以月经的经期、经量、经色、经质、经行发生异常，出现明显不适症状为特征的一类疾病。

月经病的调治，为沈氏女科的专长，原则重在治本以调经，要注重4个大法，即必先理气、调养脾胃、固本培精和兼养心血。

"调经而不理气，非其治也。"行气选用香附、柴胡、木香、乌药、炒橘核；破气选用枳壳、川厚朴、大腹皮；补气选用生黄芪、仙鹤草、白扁豆。

"脾气一旺，胃气自兴。精微敷布，新血化生，月经自调。"健脾选用党参、白术、云茯苓；醒脾选用砂仁、鸡内金、焦麦芽、焦山楂、焦神曲。

"肾气充则主宰有力，月事以时下。"滋阴选用生地黄、黄精、枸杞子、女贞子；填精选用阿胶、龟甲、鳖甲。"妇人百病，皆自心生。"养心选用炒酸枣仁、柏子仁、龙眼肉；宁神选用琥珀、首乌藤、灵磁石。

此外，还需根据经前、经期、平时3个不同时期，分阶段论治。

经前调气

有反应始，如烦、痛、胀、肿者为经前期，因反应不同而分两类：肝郁者舌苔薄黄，脉象弦细，乳胀胁满，少腹引痛，烦怒不安；宜疏肝，投丹栀逍遥散，选用柴胡、白术、当归、蒲公英、牡丹皮、郁金、石菖蒲、赤芍、白芍、鸡血藤、益母草、川楝子、生栀子，再选加调整内分泌的泽兰、茜草、川续断、龟甲、鳖甲、女贞子。宫寒者苔薄白，舌质淡，脉沉细，腹凉下坠，隐痛筋挛，形寒乏力；宜暖宫，投温经汤，选用党参、阿胶、当归、白芍、桂枝、炮姜、乌药、炒橘核，再选加调整内分泌的枸杞子、蛇床子、菟丝子、淫羊藿、河车粉、补骨脂、鹿角霜。

经期调血

见红时便进入经期，有"三则""四类""五加味"。

"三则"是3个治则。

问量定向：量多者补摄，量少者通利。

问凉定性：寒者温之，热者凉之。

必须调肝：女子以肝为本，宜用香附、柴胡、炒橘核等调肝之品。

"四类"是4个类型。

量多腹凉：胶艾四物汤。

生地黄10g	当归10g	白芍10g	阿胶珠15g
艾炭10g	生黄芪15g	党参10g	肉桂炭10g
炒橘核15g	赤石脂30g	生牡蛎30g	荆芥炭10g

量多腹热：栀芩四物汤。

生地黄10g	当归10g	生栀子10g	黄芩炭10g
茜草10g	地榆10g	乌贼骨15g	薄荷炭10g
香附10g	牡丹皮10g	藕节炭10g	乌梅炭10g

量少腹凉：八珍汤。

生黄芪 15g	当归 10g	党参 10g	桂枝 10g
川芎 10g	川牛膝 15g	柴胡 10g	炮姜 10g
鸡血藤 15g	云南白药 1g（冲）		

量少腹不凉：桃红四物汤。

生地黄 10g	归尾 10g	赤芍 10g	川芎 10g
丹参 30g	桃仁 10g	红花 10g	泽兰 10g
香附 10g	茺蔚子 10g	地龙 10g	

"五加味"是 5 个随症加味。

腹痛：可选加延胡索、郁金、晚蚕沙、五灵脂、益母草。

便溏：可选加山药、炒白术、白扁豆、生龙骨、生牡蛎、煨葛根、禹余粮、补骨脂、金樱子、五倍子。

浮肿：可选加生黄芪、泽泻、云茯苓、防风、防己、桑白皮、冬瓜皮、车前草。

腰疼：可选加川续断、狗脊、鸡血藤、老鹳草、桑寄生。

不孕：可选加泽兰、黄柏、龟甲、蛇床子、菟丝子、金樱子、川楝子、肉苁蓉。

平时调肾

经净后至反应前属平时阶段，利用肾的阴阳互根加以调肾，交替选用两种丸药为一组。

通用：乌鸡白凤丸、八珍益母丸、六味地黄丸、杞菊地黄丸。

偏寒：艾附暖宫丸、女金丹。

偏热：加味逍遥丸、得生丹。

‖验案‖

刘某，女，25 岁。

病史：患者半年前与邻居发生口角，郁怒在心，近3个月来月经周期虽然基本正常，唯每次经行量少不畅，颜色紫黑，夹有血块，小腹作胀，疼痛拒按，血块即下，疼痛遂减。

检查：舌淡红，苔薄黄，脉弦涩。

辨证：肝郁血滞，阻于经脉，血行不畅，故行经量少，不通则痛，色黑有块；血块排出，瘀滞稍通，故胀痛减轻。舌脉均为气滞血瘀之征。病位在胞宫。

中医诊断：痛经（气滞血瘀，阻于经脉证）。

西医诊断：痛经。

治法：经期将届，行气活血，化瘀通络。

处方：《医宗金鉴》桃红四物汤加味。桃仁10g，红花10g，当归10g，川芎10g，生地黄10g，香附10g，枳壳10g，泽兰10g，丹参30g，川牛膝15g，赤芍10g，白芍10g。每日1剂，水煎，分两次服。

结果：上方连服5剂，月经如期来潮，经量增多，初系紫暗血块，继则已转鲜红。腹痛渐止，行经7天而止。嘱其平时服用杞菊地黄胶囊，每次5粒，每日两次；于月经前期有反应始加服加味逍遥丸，每次3g，每日两次。后月经来潮，汤剂守法续进，随症加减调治3个月经周期，已无明显不适，未再复诊。

按语： 本案一派气滞血瘀、冲任不畅之象。前贤有云："实证易治，虚者难疗。"方用四物汤养血活血，加香附、枳壳，必先理气，使气行血行；赤芍、丹参、苏木、泽兰活血化瘀，通经止痛；桃仁、红花祛瘀生新；重用川牛膝，引血下行，以通地道。至经净改服调肾之杞菊地黄胶囊，经前再用加味逍遥丸。按沈氏女科的分期调治法，月经病常可获效矣。

分色论治带下病

带下为妇科常见病，沈氏女科止带颇具疗效优势。

止带先辨虚实

实者多见湿热下注。湿热之生，一则在脾，失健而困；二则在膀胱，不渗而留。其治清热利湿。燥湿选用苍术、黄柏、苦参、云茯苓、生薏苡仁、椿根皮；渗湿选用萆薢、猪苓、泽泻、石韦、车前草、桑白皮、白鲜皮、白花蛇舌草；清热选用生栀子、野菊花、黄芩、蒲公英、连翘。

虚者脾虚下陷，冲任不固而绵绵如带，所谓"十女九带，十带九虚"。其治健脾举陷。健脾选用党参、白术、山药、云茯苓、白扁豆、生薏苡仁；举陷选用生黄芪、柴胡、蝉衣、升麻炭、荆芥炭。

止带还要抓住风、寒、湿三邪

带下常因六淫所传，风为其首，下部多湿，带色白多，寒证明显，故风、寒、湿为带下主因。散风者选用炒苍耳子，祛寒者选用蛇床子，化湿者选用地肤子，止带必投三子。带下日久，必伤脾胃，气陷滑脱，故久带宜涩，选用芡实、莲肉、银杏、乌贼骨、煅龙骨、煅牡蛎、补骨脂、金樱子。

分色论治可以提高止带疗效

白带属脾虚偏湿，治重化湿，以山药、薏苡仁、白扁豆为主药；黄带属湿热偏火，治重泻火，以黄柏、栀子、制大黄为主药；赤带属热甚入血，治重凉血，以牡丹皮、茜草、水牛角粉为主药；黑带属阴虚内热，治重滋肾，以生地黄、知母、女贞子为主药。

家传止带效方两首

辨苔分虚实选方。

苔薄者属虚，地黄汤化裁：生地黄、黄精、泽泻、云茯苓、蛇床子、仙鹤草、生杜仲、扁豆衣、鹿角霜。

苔腻者属实，温胆汤加减：竹茹、枳壳、云茯苓、陈皮、海藻、泽兰、薏苡仁、莱菔子、生龙骨、生牡蛎、海蛤壳。

‖验案‖

张某，女，61岁。

病史：患者自公共澡堂洗浴后，近两个月来带下增多，色黄秽臭，外阴瘙痒，口干且苦，小便黄赤，大便干结。自行服用消炎药，未见好转，前来门诊。

检查：舌质红，苔黄腻，脉弦数。

辨证：年老体虚，湿热秽毒，乘虚而入，流注下焦，故见带下量多，色黄秽臭；湿热偏盛，热邪煎灼津液，故见口干便结，小便黄赤；舌脉皆为湿热之象。病位在带脉。

中医诊断：带下（湿热下注，热毒为患证）。

西医诊断：老年性阴道炎。

治法：清热利湿，渗湿降浊。

处方：《成方便读》四妙丸加味。黄柏10g，苍术10g，薏苡仁10g，川牛膝15g，泽泻10g，草薢10g，决明子30g，车前草30g，云茯苓10g，陈皮10g，蛇床子10g，地肤子10g，炒苍耳子5g。每日1剂，水煎，分两次服，第三煎放花椒20粒，煎煮后放凉坐浴15分钟。

结果：上方连用7剂后，大便转常，口干口苦缓解，阴痒减轻。湿热渐化，加强渗湿，去云茯苓伍入白花蛇舌草30g，土茯苓10g。连用40余剂，二便通畅，纳食如常，阴痒全消，带下明显减少，已无秽臭。

按语： 湿邪外溢为带浊，故"治遗浊者，固不可仅以兜涩之能事也"（《沈氏女科辑要笺正》），当因势利导治之。方中黄柏苦寒，寒以清热，苦以燥湿，且偏入下焦而清下焦之湿热；苍术苦温，专以燥湿；川牛膝引热下行；薏苡仁淡渗利湿。四药组成"四妙丸"，为治疗湿热下注之专方。加入泽泻、云茯苓、萆薢、车前草，清热淡渗利湿；决明子润肠清热，既解便干尿赤之苦，也可分利二便而泄湿热；陈皮行气以助湿热外泄。止带投沈氏女科的三子，蛇床子温肾壮阳，燥湿祛风，杀虫止痒，《珍珠囊补遗药性赋》谓其"治风湿痒"；地肤子利尿清湿热，祛风止瘙痒，《名医别录》谓其"去皮肤中热气"；苍耳子祛风止痒，《日华子诸家本草》谓其"治瘑疥疮及瘙痒"，因其有小毒宜炒用，内服剂量不能太大，以5g为妥。带秽壅阻，可成毒生"虫"，故在内治服药的同时，在第三煎加入花椒，煎汤坐浴，祛邪除秽。花椒不但可燥湿杀虫，还可增强药物的皮表透入，提高疗效。众药相伍，清热燥湿解毒，使热祛湿除，诸症缓解。

痛经不宜一味止痛

痛经是妇科常见病，也是中医特具优势的病证之一。沈氏女科认为，若单纯见痛止痛而堆叠止痛之品，效果往往不佳，必须辨证论治，分清虚实，追究病因。以对因治疗为主，止痛为辅，配合内服外治，结合针灸、食疗、意疗方能奏效而且根治。临床常见病因有寒凝、肝郁和血亏3类。

寒凝胞宫证

主症：苔薄白，脉弦迟，经前形寒肢冷，经期下腹凉痛，得暖稍舒，经行不畅，四肢不温，纳谷不香。

治法：温经散寒。

方药：温经汤化裁。

桂枝 10g	白芍 10g	炮姜 10g	乌药 10g
木香 10g	砂仁 10g	艾叶 5g	香附 10g
川续断 10g	高良姜 10g	鹿角霜 15g	蛇床子 10g
焦麦芽 10g	焦山楂 10g	焦神曲 10g	

肝郁血滞证

主症：苔薄白，舌质紫，脉弦涩，经前胁乳胀痛，心烦易怒，经期腹部剧痛，经行暗块，块下痛缓，经后口苦纳呆。

治法：疏肝活血。

方药：四逆散化裁。

柴胡 10g	枳壳 10g	青皮 10g	赤芍 10g
丹参 30g	地龙 10g	延胡索 10g	川楝子 10g
生栀子 10g	莱菔子 10g	生山楂 15g	徐长卿 10g
炒橘核 15g	蒲黄 10g（包）	晚蚕沙 15g（包）	

营血亏损证

主症：苔薄白，舌质淡，脉沉细，经前神疲气短，精神不振，少言懒动，经期下腹隐痛，延绵不止，经行色淡量少，纳差便溏，心悸失眠。

治法：健脾养血。

方药：归脾汤化裁。

生黄芪 10g	当归 10g	白芍 10g	生地黄 10g
黄精 10g	香附 10g	木香 10g	葛根 10g
炒白术 10g	生杜仲 10g	鸡血藤 10g	菟丝子 10g
白扁豆 10g	三七粉 3g（冲）		

除内服外，痛经还可外敷，按虚实不同组方。

虚证

桂枝 30g	白芍 60g	生黄芪 60g	当归 30g
山药 30g	鹿角霜 30g		

实证

丹参 60g	乌药 60g	延胡索 30g	川楝子 30g
生栀子 30g	乳香 30g	没药 30g	

以上共研细末，陈醋调成厚糊状，过敏者浓茶调，每晚睡前用。布敷于神阙、关元、双三阴交、双涌泉，晨起去除。

痛经可配合针灸治疗，取地机、次髎、关元、气海、天枢、归来、足三里、三阴交等穴。耳针止痛可选子宫、内分泌、肾上腺等穴。

食疗镇痛可以辅佐。气滞血瘀者用香附15g煎汁，煮食山楂30g；寒凝血瘀者取红枣10个，花椒3g，生姜25g，红糖30g，煎服，每天1次，连服3～5天；气血不足者取丹参60g，当归30g，白酒500g或黄酒1000g，浸泡半个月，经前适量饮用。

痛经发作时患者常常心烦意乱，其苦难忍，越烦越痛。要嘱患者放松心情，转移注意力，配合"意疗"则止痛效果更佳。

‖验案‖

李某，女，33岁。

病史：患者经行腹痛两年，西医诊断为子宫内膜异位症。多方求治乏效，遂来就诊。刻下症：经行第一天，小腹疼痛绵绵，喜按，得热则舒，经量少，色暗淡。平素怕冷，纳谷不香，腰酸腿软，大便溏薄。

检查：苔薄白，舌质淡，脉弦迟。

辨证：本案经行腹痛为阳虚内寒，血失温煦，运行无力，滞于胞中所致。得热痛减，喜按，量少色暗亦为寒凝胞宫之象；肾阳不振，腰失所养，故腰酸腿软；脾阳不足，故纳谷不香，大便溏薄；苔白质暗、脉弦迟为寒凝之征。病位在胞宫。

中医诊断：痛经（脾肾阳虚，寒凝胞宫证）。

西医诊断：子宫内膜异位症。

治法：温经散寒，暖宫止痛。

处方：《金匮要略》温经汤化裁。桂枝10g，生地黄10g，黄精10g，鹿角霜15g，当归10g，白芍10g，丹参30g，泽兰10g，川续断15g，香附10g，延胡索10g，川楝子10g，木香10g，乌药10g，高良姜10g，生杜仲10g，桑寄生10g，蛇床子10g。每日1剂，水煎，分两次服。

结果：上方连服两个月经周期，经行疼痛减轻，腰酸腿软明显好转。继续加入晚蚕沙 10g（包）、徐长卿 10g，再服用 3 个月经周期，经行腹痛消失，经期仅感少腹微胀。

按语： 子宫内膜异位症是目前常见妇科疾病之一，中医无此病名记载。本案以经行腹痛为其主要临床表现，故将其归属于"痛经"范畴。脾肾阳虚，寒从内生，血遇寒而凝，不通则痛，故以鹿角霜、桂枝温通肾阳，通利血脉，增加经量，而且止痛；高良姜温脾阳而止泻；生地黄、黄精滋补肾阴，取"阴中求阳"之意；生杜仲、桑寄生调整肾之阴阳；蛇床子调整内分泌紊乱。女子以肝为本，肝为藏血之脏，主司血海，具有贮藏血液和调节血流、血量的作用，患者腹凉而经少，以当归、白芍养血柔肝；用泽兰、丹参通经而不破血；"气行则血行""通则不痛"，以乌药、木香、香附、延胡索、川楝子行气止痛；川续断为治疗腰痛专药。再投沈氏女科止痛经效药晚蚕沙和徐长卿，诸药合用，健脾温肾，温经散寒，行气理血，药证对应，通则不痛，痛经消除。

不孕不能一味种嗣

沈氏女科种嗣有特色和优势，可视体态投药。体胖者可用散剂：苍术 10g，半夏 5g，陈皮 5g，云茯苓 10g，神曲 15g，川芎 5g，鹿角粉 5g，沉香粉 3g。共研细末分 15 包，经前半月起服，每日 1 包，分两次冲服或装胶囊吞服，调治 2～3 个月经周期。体不胖者，可据证选用 12 个"子"：菟丝子 10g，蛇床子 10g，金樱子 10g，女贞子 10g，枸杞子 10g，川楝子 10g，车前子 15g，补骨脂（胡韭子）10g，覆盆子 10g，茺蔚子 10g，五味子 5g，香附子 10g。

但一味种嗣，效果往往不佳，因为异常的经带是不孕的重要病因，调经止带是治疗不孕的基础，在此基础上，再配以种嗣，收效明显。女子不孕有家传5法可调。

调肾法

用于苔薄白，舌质淡，脉沉细，形寒腰疼，性欲冷淡。

蛇床子 10g	金樱子 10g	菟丝子 10g	女贞子 10g
枸杞子 10g	川楝子 10g	五味子 5g	香附子 10g
伸筋草 10g			

止带法

用于苔薄黄腻，脉象细滑，带下有味，外阴瘙痒，小便不畅。

炒苍术 10g	生薏苡仁 10g	川牛膝 15g	土茯苓 15g
黄柏 15g	草薢 10g	蝉衣 5g	车前草 30g
野菊花 10g	肉桂 3g		

开郁法

用于苔薄白，脉弦细，恼怒忧郁，乳块作痛或子宫肌瘤，经前反应重，经后情绪差。

柴胡 10g	橘叶 10g	蒲公英 10g	红花 10g
云茯苓 10g	桂枝 10g	郁金 10g	石菖蒲 10g
夏枯草 15g	路路通 10g	山慈菇 10g	三七粉 3g（冲）

和营法

用于苔薄黄，质紫暗，脉细涩，月经不调，痛经闭经。

生地黄 10g	当归 10g	白芍 10g	泽兰 10g
龟甲 15g	香附 15g	桂枝 10g	川续断 10g
女贞子 10g	鸡血藤 10g	伸筋草 10g	三七粉 3g（冲）

祛痰法

用于舌苔厚腻，脉象细滑，经量渐少，形体发胖，面有黑斑，纳谷不香。

竹茹 10g	枳壳 10g	云茯苓 15g	陈皮 15g
炒苍术 10g	法半夏 10g	蛇床子 10g	泽兰 10g
川续断 15g	丹参 30g	莱菔子 10g	全瓜蒌 30g

家传一首种嗣效方"多子多福金钟丸"。

| 韭菜子 30g | 蛇床子 20g | 九香虫 20g | 生黄芪 30g |
| 白人参 5g | 三七 15g | | |

男性加桂枝 10g，乌药 10g，王不留行 10g；女性加龟甲 15g，当归 15g，香附 10g。共研细末，水泛为丸，梧子大小，每日两次，每次 3g，两个月为 1 个疗程。

‖验案‖

姚某，女，34 岁。

病史：患者 7 年前行人工流产后至今未孕。两年来月经每次延后 5 天，量少色黑青，平素畏寒肢冷，倦怠无力，小腹冷痛，带下白浊，虽经多方求治，始终未孕。

检查：舌质淡，苔白滑，脉沉细。

辨证：患者平素不注意保暖，而致寒邪侵入胞宫，导致冲任失于温煦，不能摄精成孕；寒邪侵络，气血凝滞，内阻不通，故而小腹冷痛，畏寒肢冷；月经后延、舌脉亦为宫寒之征。病位在胞宫。

中医诊断：不孕（寒客胞络，瘀阻冲任证）。

西医诊断：不孕症。

治法：温经暖宫，养血活络。

处方:《寿世保元》艾附暖宫丸加减。生地黄 10g，桂枝 10g，川续断 10g，菟丝子 10g，艾叶 10g，蛇床子 10g，补骨脂 10g，鹿角霜 15g，香附 10g，川芎 10g，白芍 10g，生黄芪 10g，当归 10g，枸杞子 10g，女贞子 10g，丹参 30g，泽兰 10g，鸡血藤 15g。每日 1 剂，水煎，分两次服。

结果：上方服用 1 个月后，经期正常，带下减少，小腹冷痛，畏寒肢冷明显缓解。宫寒得温，继续以暖宫并增强调肾为治，加生杜仲、桑寄生，继服 3 个月左右，其爱人前来告知已经怀孕，后足月顺产一男婴。

按语：艾附暖宫丸温暖胞宫，调经止痛，可用于妇人宫寒所致的不孕。方中生地黄、桂枝、川续断、菟丝子、蛇床子、补骨脂、鹿角霜调肾；艾叶、香附暖宫调经；生黄芪补气健脾，以资生血之源；当归、白芍、枸杞子、女贞子养血柔肝而调经；补中有行，用川芎、丹参、泽兰、鸡血藤活血化瘀，应用沈氏女科家传的调肾法、和营法，以蛇床子、菟丝子、补骨脂为主药，佐以从阴求阳的枸杞子、女贞子，疏肝的川楝子、香附子，所谓以子种嗣矣。

附：不育不可一味壮阳

沈氏女科认为肾藏精，男子以肾为本，肾亏是不育的重要病因，故不育治当调肾，以杞菊地黄汤为主方，再配健脾、宁心、润肺、清胆、利湿立法可提高疗效。

调肾重在调整阴阳，"善补阴者必于阳中求阴"，在滋阴药中酌加淫羊藿、补骨脂、蛇床子、菟丝子等；"善补阳者必于阴中求阳"，在温阳药中酌加枸杞子、女贞子、生杜仲、墨旱莲等。但温阳药中要避免温燥的附片、肉桂、仙茅、阳起石等，因为温燥之品虽然利于肾阳之振，但有损肾阴，应当换用温润的淫羊藿、蛇床子、补骨脂、肉苁蓉、巴戟肉等。

沈氏女科认为不育还同阳痿、早泄直接相关，故治愈阳痿、早泄常是前提。阳痿论治不能一味追求壮阳，更不能专投温燥的阳起石、锁阳、仙茅等品，否则贻害无穷，应辨证论治。阳痿有5个证类。

湿热下注证

主症：苔腻脉滑，阴囊潮湿，纳差，腹胀。

治法：清热利湿。

方药：四妙丸、滋肾通关丸为主方。

炒苍术 10g	生薏苡仁 10g	知母 10g	黄柏 10g
川牛膝 15g	车前草 30g	川楝子 10g	泽兰 10g
莱菔子 10g	肉桂 3g	白花蛇舌草 30g	

肝郁血瘀证

主症：舌质紫暗，舌下络显，脉象弦涩，阴囊胀痛，胁胀忧愁。

治法：理气活血。

方药：少腹逐瘀汤为主方。

柴胡 10g	延胡索 10g	川楝子 10g	丹参 30g
赤芍 10g	红花 10g	炒橘核 15g	苏木 10g
郁金 10g	石菖蒲 10g	王不留行 10g	

营卫不和证

主症：舌苔薄白，脉象弦细，背寒囊凉，半侧汗出。

治法：调和营卫。

方药：桂枝加龙骨牡蛎汤为主方。

桂枝 10g	白芍 10g	丹参 30g	生龙骨 30g
柴胡 10g	葛根 10g	川续断 10g	生牡蛎 30g
小茴香 10g			

阴阳失调证

主症：苔薄黄，舌质淡，脉沉细，腰疼囊坠，肢凉腿软。

治法：调整阴阳。

方药：二仙汤为主方。

知母 10g	黄柏 10g	当归 10g	淫羊藿 5g
泽兰 10g	川续断 10g	白芍 10g	补骨脂 10g
蛇床子 10g	女贞子 10g		

肾阳衰弱证

主症：苔薄白，质淡胖，脉沉细，尺部弱，囊冷且坠，形寒腰酸，神疲纳差。

治法：温补脾肾。

方药：金匮肾气丸为主方。

| 制附片 10g | 桂枝 10g | 云茯苓 10g | 生地黄 10g |

泽泻 10g   牡丹皮 10g   山药 10g   黄精 10g

淫羊藿 10g   生杜仲 10g   蛇床子 10g   菟丝子 10g

沈氏女科认为早泄论治亦不能一味追求固涩，也应辨证论治，有 3 个证类。

肝气郁滞证

主症：苔薄白，脉弦细，精神紧张，能入早泄，忧愁胁胀。

治法：柔肝解郁。

方药：逍遥散为主方。

柴胡 10g   当归 10g   白芍 10g   五味子 10g

香附 10g   丹参 30g   郁金 10g   石菖蒲 10g

生龙骨 30g   生牡蛎 30g

痰浊闭塞证

主症：苔腻脉滑，举而不坚，入之便泄，脘胀纳呆。

治法：清化痰浊。

方药：温胆汤为主方。

竹茹 10g   枳壳 10g   云茯苓 10g   陈皮 10g

芡实 10g   连翘 10g   生薏苡仁 10g   莱菔子 10g

生山楂 10g   生牡蛎 30g

肾关不固证

主症：苔薄白，质淡胖，脉沉细，尺部弱，痿软不起，不能入内，碰之即泄，腰酸腿软。

治法：补肾固精。

方药：杞菊地黄汤为主方。

枸杞子 10g　　野菊花 10g　　菟丝子 10g　　补骨脂 10g

生地黄 10g　　黄精 10g　　　生黄芪 10g　　金樱子 10g

生杜仲 10g　　桑寄生 10g

阳痿、早泄之治要配合坐浴，上述各方煎两汁分服，加花椒20粒再煎第三汁，放凉坐浴15分钟。

还可辅以针灸，取穴足三里、三阴交、肾俞、命门、气海、关元、秩边、次髎，虚补实泻，虚灸实针。

食物宜忌也有讲究，宜食韭菜、虾仁、花生、菌类、羊肉、狗肉、鞭类、蚕蛹；忌食芹菜、油菜、香菜、棉籽油。

‖ 验案 ‖

王某，男，31岁。

病史：结婚6载未育，经某医院精液检查精子成活率仅为20%，平素腰膝酸软，烦热梦遗，阴囊潮湿。曾服壮阳补肾药，精子成活率未升高，反感烦热加重，口燥咽干，梦遗不止。

检查：苔薄黄，舌质红，脉细数。

辨证：腰膝酸软，苔黄质红，脉象细数，为肾阴不足之征，阴虚火旺，相火上炎而烦热梦遗；湿热下注则阴囊潮湿；相火内盛，精巢被扰，故生精无力，乃至不育。病位在肾。

中医诊断：梦遗（肾阴亏损，相火妄动证）。

西医诊断：不育。

治法：滋补肾阴，清降相火。

处方：《医宗金鉴》知柏地黄丸易汤加减。知母10g，黄柏10g，生地黄10g，黄精10g，泽泻10g，牡丹皮10g，山药10g，云茯苓10g，生薏苡仁10g，蛇床子10g，首乌藤30g。每日1剂，水煎，分两次服，加川椒煎第3次，凉后坐浴。

结果：上方连用7剂，阴囊潮湿消除，梦遗减少。肾阴来复，相火渐降，湿热已除，上方去薏苡仁、泽泻，增滋肾之力，加何首乌、麦冬、白芍各10g，再进14剂。梦遗已止，腰酸明显缓解，复查精液，精子成活率增为70%。嘱上方续进，减为每晚服1煎。后爱人怀孕，喜得一子，初生体重4kg，母子健康。

按语： 不育不单肾阳衰微，不可只投壮阳之品。本案纯属阴虚火旺，相火内动，徒投益火有害无益。知柏清降相火而滋肾为主药，再以"六味"滋肾；蛇床子阳中求阴，又有类似激素样作用，是治不育的效药；黄精易山茱萸，可脾肾兼顾，提高滋阴之效；生薏苡仁除囊湿，首乌藤止梦遗，沈氏女科谓之健脾利湿、宁心之助，均为佐使药。复诊时配入何首乌、麦冬，滋阴之力可增；白芍柔肝敛阴，利于相火之降。汤剂第三煎坐浴，既除囊湿，又入睾丸增其精子活力。仅投21剂，并无壮阳，精子成活率反升，可见辨证方能奏效。

体胖不孕应投平胃散

体胖不孕临证常见，沈氏女科认为常因痰浊阻宫所致，临床可见经少经闭，形胖乏力，纳差脘胀，腰酸带多，苔腻脉滑。其治专祛痰浊，平胃散宜之。

平胃散出自宋《太平惠民和剂局方》，由陈皮、厚朴、苍术、甘草4味组成，燥湿运脾，行气和胃，专治湿困脾胃。症见苔厚脉缓，脘腹胀满，纳差口淡，呕恶嗳气，倦怠嗜卧，身体沉重。方中重用苍术为主药，温燥运脾；辅以厚朴化湿除满，行气消胀；佐以陈皮、甘草理气和胃。后世多有发挥，如不换金正气散、柴平散等。

平胃散治疗体胖不孕，临证组方：燥湿用炒苍术 15g，法半夏 10g；行气用厚朴 10g；运脾用云茯苓 15g，陈皮 15g；和胃用神曲 15g；调经用丹参 30g。沈氏女科称为"七味平胃散"。

临证加味：经少闭经选加泽兰 10g，红花 10g，赤芍 10g，香附 10g，郁金 10g，益母草 10g，鸡血藤 15g；纳差脘胀选加木香 10g，莱菔子 10g，大腹皮 10g，生山楂 15g，生鸡内金 30g；腰酸带下选加黄柏 10g，川续断 10g，生薏苡仁 10g，蛇床子 10g，老鹳草 10g，川牛膝 15g，车前草 30g。

七味平胃散也可共研细末装入 1 号胶囊（3g），经期随汤剂服用，每煎加服 5 粒，每日 3 次。平时早晚各服 5 粒，也可以不加汤剂。唯在排卵前后 1 周内，按经期方法加服汤剂。

‖验案‖

程某，女，29 岁。

病史：结婚 3 年不孕，经事紊乱，错后为多，经量渐少，腰酸下坠，形体日胖，乏力纳差，食入脘胀，眩晕头重，经前带多，较稠有味。多家医院妇科检查均未见异常，诊为内分泌紊乱、原发性不孕症。患者求子心切，中药用补益心脾、滋阴壮阳、活血化瘀、疏肝解郁法及多种偏方，西医用黄体酮等均未致孕。

检查：苔黄腻，脉弦滑。形体较胖。

辨证：苔腻脉滑，脘胀纳呆，痰浊中阻。上蒙清阳则眩晕头重；内停肾府则腰坠体胖；阻滞胞络则经事不准，经量减少，带下有味，经久难孕。病位在胞宫，痰浊为患也。

中医诊断：月经不调（痰浊阻宫，冲任不调证）。

西医诊断：不孕症。

治法：祛痰燥湿，调理冲任。

处方：《太平惠民和剂局方》平胃散出入。苍术10g，厚朴10g，陈皮15g，蛇床子10g，云茯苓10g，石菖蒲10g，郁金10g，丹参30g，泽兰10g，法半夏10g，焦麦芽10g，焦山楂10g，焦神曲10g。每日1剂，水煎，分两次服。

结果：上方连服30剂，经事来潮。经量增加，脘胀减轻，食纳转佳。痰浊渐除，正值经期，加重调经化瘀之品，上方加香附10g，牡丹皮10g，赤芍10g。再进7剂，经事已净，经量明显增多，苔薄黄腻，脉象弦细。上方5剂量，共研细末，装入1号胶囊，平时每次5粒，每日两次；经期服上方，每日1剂，水煎，分两次服，胶囊每次5粒，每日3次。嘱稳定情绪，忌口甜食，控制主食量。坚持调理3个月经周期，经事已正常。1年余后，喜得男婴，母子平安。

按语： 不孕症临床证候多种，本案属痰浊阻宫证，故投平胃散，燥湿运脾，利湿和胃。方用苍术、法半夏为主药，辅以厚朴行气消胀，云茯苓、陈皮运脾，石菖蒲、郁金透散，均能和胃而助脾运以祛湿浊。痰瘀常常互结，丹参、泽兰、牡丹皮、赤芍化瘀；焦麦芽、焦山楂、焦神曲消导助消化，既开胃口，又能行瘀；蛇床子燥湿又能温肾壮阳，振奋性激素功能，均为重要佐使药。香附调肝，女子以肝血为本，理气利于化瘀。体胖不孕难治，只要抓住痰浊和瘀血，采用痰瘀同治法，一边注重燥湿运脾，一边辅以活血化瘀，注意饮食，配合意疗，阻宫之痰浊清除，便能孕而生育。

补中益气汤提举可定胎漏

金代李东垣撰《脾胃论》，创建益气升阳的代表方"补中益气汤"。方内补中用人参（血糖不高者可用党参代之）、生黄芪、白术、甘草；"血为气母"，养血补气用当归；升举轻用升麻、柴胡；升阳恐泄利，故不用可补中但淡渗的茯苓、薏苡仁等；补而不滞用陈皮。此方专治中气不足之气虚下陷证类。胎漏即先兆流产，是妇产科的常见病，由于补中益气汤补中升举，故沈氏女科用其定胎漏有效。

临床组方：白参 5g（另煎兑服），生黄芪 15g，炒白术 10g，当归 10g，升麻 5g，柴胡 5g，陈皮 10g。

胎前宜清，可选加黄芩 10g，竹茹 10g，连翘 10g，蒲公英 10g，黄连 5g。补肾养胎可选加川续断 10g，补骨脂 10g，狗脊 10g，生杜仲 10g，桑寄生 10g。养血安胎可选加阿胶珠 15g，生地黄 10g，大枣 10 枚。如仍有呕吐反应，可选加苏梗 10g，砂仁 10g，竹茹 10g。如已见红可选加仙鹤草 10g，侧柏叶 10g，生牡蛎 30g。

‖验案‖

李某，女，30 岁。

病史：患者怀孕两月余。1 周前开始阴道少量流血，时下时止，色淡红，质稀薄，伴腹胀恶心，小腹下坠，腰膝酸痛。

检查：舌质淡，苔薄白，脉细滑。

辨证：脾气亏虚，统摄无权，血溢脉外，故见阴道流血；脾气不升，胃气不降，故而腹胀恶心，小腹下坠；肾气不足，则腰膝酸痛；脾肾气虚，则流血色淡质稀。舌脉皆为妊娠脾肾气虚之象。病位在脾、肾。

中医诊断：胎漏（脾肾亏虚，胎动不安证）。

西医诊断：先兆流产。

治法：益气升阳，凉血安胎。

处方：《脾胃论》补中益气汤加减。党参10g，生黄芪10g，当归10g，陈皮10g，柴胡5g，黄芩10g，仙鹤草10g，炒白术10g，苏梗10g，川续断10g，补骨脂10g，竹茹10g。每日1剂，水煎，分两次服。

结果：3剂后阴道流血停止，小腹下坠，腹胀腰酸减轻。续服7剂，已无阴道流血，无明显不适，B超检查胎儿生长发育正常。

按语：本案患者脾肾气虚，故胎元不固。补中益气投党参、生黄芪、炒白术；血为气海，补气养血用当归；升阳举陷轻用柴胡，补而不滞用陈皮；胎前宜清投黄芩，安胎投苏梗，止血选仙鹤草，补肾养胎选川续断、补骨脂，止恶选竹茹。方证相符，胎漏得止，胎儿得保。

胎前产后一清一温

沈氏女科调治胎前产后诸病强调"胎前宜清"及"产后宜温"，切忌攻伐，亦不可峻补。因为这两个时期是妇女特殊易损之时，过者有害，不足亦害，以和为妥，求其平矣。

妊娠必须清热调血，使血循经，以养其胎，即"胎前宜清"。

凉药首选黄芩，次用蒲公英、黄连、竹茹、栀子。忌用过凉的秦皮、龙胆草、白头翁等。

注意养胎

"胎脉系于肾，胎气载于脾。"养胎之法，重在健脾固肾，所谓"肾固而胎安，脾健则胎不坠也"。药投生黄芪、党参、川续断、当归、白芍、炒白术、生杜仲、桑寄生、菟丝子。另入苏梗，一则安胎，二则补而不滞。

治法三禁

"不可汗，不可下，不可利小便。"汗则亡阳伤气，下则亡阴伤血，利小便则伤精损液。另外，还应注意妊娠禁药。凡峻下、滑利、行血、破血、耗气、散气及一切有毒之品均应慎用。《黄帝内经》所谓的"有故无殒，亦无殒也"，只是指孕妇有病，当以治病为主，不可缩手缩脚，以免影响疗效，但也不可一意猛行，总要顾及胎气，不能病愈而胎伤，得不偿失。

产后气血骤伤，百脉空虚，故其治总以温补为先，即"产后宜温"。常用大补的人参、黄芪、当归、阿胶珠、大枣、龙眼肉等，佐以温通的桂枝、鹿角霜、炮姜、乌药之类。应当注意补而不滞，温而不燥，滋而不腻，常常配用砂仁、木香、焦麦芽、焦山楂、焦神曲、生鸡内金和反佐以寒性的蒲公英、连翘、黄柏等。产后如感风寒切忌过汗，如遇忧郁勿专耗散，如有停食必兼醒脾，如有热象不宜过凉。

宜重三审

"先审少腹痛与不痛，以征恶露之有无；次审大便通与不通，以征津液之盛衰；再审乳汁行与不行，饮食之多少，以征胃气之充馁。"由此立法行滞、通便和下乳便成产后治则的3个关键。行滞常选用乌药、香附、桔梗、薤白、木香、郁金；通便常选用菊花、当归、决明子、全瓜蒌、莱菔子、桃仁；下乳常选用生谷芽、生麦芽、生黄芪、路路通、蒲公英、炒橘核。

先消瘀血

"产后必有败血"，如停于脾胃则见脘腹胀痛、呕吐上逆，流注肌肤则见浮肿麻木，留滞关节则见痛楚挛急。当投祛瘀生新之品，如三七、泽兰、丹参、地龙、益母草、鸡血藤等。

‖ 验案 ‖

田某，女，25 岁。

病史：产后月余，周身关节痛楚拘急，下肢尤甚，遇冷加重，面色少华，头晕乏力。

检查：舌淡苔白，脉细无力。

辨证：产后气血骤伤，百脉空虚，筋脉失养，故周身关节痛楚拘急；血虚不能上荣于头面，外荣于肌肤，故头晕乏力。面色少华、舌淡苔白、脉细无力皆为气血不足之象。病位在关节。

中医诊断：产后身痛（气血亏虚，筋脉不荣证）。

西医诊断：产后关节痛。

治法：益气养血，温通止痛。

处方：《金匮要略》黄芪桂枝五物汤化裁。生黄芪 15g，当归 10g，桂枝 10g，白芍 10g，木香 10g，蒲公英 10g，丹参 30g，益母草 10g，鸡血藤 10g，鹿角霜 15g，川牛膝 15g。每日 1 剂，水煎，分两次服。

结果：上方连服 7 剂，关节痛减，头晕亦轻，面色转润，舌淡苔薄白，脉来沉细。前法已获效机，仍守原方出入，加党参 10g，阿胶珠 10g，以增益气养血之力。再服 7 剂，诸症皆除，嘱其服用人参养荣丸，早晚各 6g，丸药缓图，冀其巩固，后未再复诊。

按语："产后气血骤伤，百脉空虚"，故其治总以温补为先，用黄芪、当归之辈；佐以温通的桂枝、白芍、鹿角霜、鸡血藤配当归养血活血通络；生黄芪配当归，益气以生血，助血运行；补而不滞用木香；寒性反佐以蒲公英；下肢用引经药川牛膝，使药到病所。产后必有败血，投丹参、益母草祛瘀生新。全方温而不燥，补而不滞，专事补虚扶正而获效，并以丸药缓图，巩固其效。

女子以肝为先天

"女子以肝为先天"始见于叶天士所著的《临证指南医案》。"观叶先生案，奇经八脉固属重要，其次最重调肝。因女子以肝为先天，阴性凝结，易于怫郁，郁则气滞血亦滞。"这是秦天一对叶氏调经理论进行综述时所写的一句评语。此语既是中医妇科理论的根据，又是临床实践经验的总结，对临床有重要的指导意义。

女子以肝为先天之说实宗《黄帝内经》"肝者，将军之官，谋虑出焉"的论述，其后刘河间、王肯堂亦指出：妇人童幼，天癸未行之间皆属少阴；天癸既行，皆从厥阴论之；天癸既绝乃属太阴经也。历代医家留传的经验和医案也充分体现了治疗女子之病多从肝着手，近代著名妇科专家亦都主张女子之病重在调肝。

肝肾乙癸同源，属子母关系，冲任两脉皆隶属于肝肾。女子月经的来潮，除肾气盛、天癸至外，任脉通、太冲脉盛是必要条件，至青春期及生育期，更反映出女子的生理特点、病理机制均与肝的功能密切相关。女子生长发育，从青春期前至成熟阶段，以肾的作用为主；从月经来潮至生育期，以肝的作用为主。青春期肾气渐旺，其病证以肾经功能不足为主，治疗当以补肾为先；生育期肾气已旺，病证以肝经功能失调为主，治疗应以调肝养肝为要。

肝主疏泄，藏血，主筋，开窍于目，体阴而用阳。肝的功能主要是调节全身气血流通、情绪变动、胆汁分泌、脾胃运化吸收、女子冲任脉协调、血海盈虚及月经潮落等。中医所谓的"肝"与西医解剖学所指的"肝"不尽相同，它的功能还包括某些器官或某些系统的生理功能及内脏之间的相互联系。冲任和谐是月经按时来潮、胞宫孕育胎儿的重要条件。冲脉隶属于肝，冲脉之气旺盛流通，有赖于肝气疏泄。肝气疏泄有序，血脉自能流通；肝经有病，疏泄失常，往往损及冲脉而影响血海盈亏，经、带、胎、产诸疾亦随之而起。

肝喜条达而不宜抑郁，条达则少思寡怒，情志舒畅，脏腑和谐，情悦体健。若肝失疏泄则冲任之气不利，月经为之失调；疏泄无度，肝气横逆，气滞经脉则肝经所循经络上诸症皆现，故情志所伤为妇科病主要致病因素之一，调肝法为治疗妇科病的常法。

脾胃化生的血液，除营养全身外，皆藏于肝，由肝进行调节而确保身体健康。若调节失序，肝血亏虚则冲脉失荣，血海不能按时盈溢；肝无所藏，肝失滋养则疏泄无权，气机失畅，血虚而气滞，气滞则血瘀；肝血亏虚，肝失所养的另一后果是筋脉失养，血虚生风，阳无所制，风动阳亢。诸多妇女病证皆由血不养肝变生。

肝病其证可分虚实两类：实证多由精神刺激，肝郁气乱，气血不畅影响冲任所致；虚证则为肝阴、肝气不足，造成冲任虚损，气血亏弱而成。调治之法则从治肝郁和补肝脏着手。治肝郁选用逍遥散，肝郁血虚用黑逍遥散，如兼火旺则用丹栀逍遥散。补肝阴选用四物汤，补肝气王旭高选用天麻、白术、菊花、生姜、细辛、杜仲、羊肝。近代张锡纯擅用黄芪治疗肝不足。临证以重用黄芪为主，少佐理气之品，选用黄芪、人参、柴胡、陈皮、当归、香附等药随症加减，颇有效验。自清代叶氏创"女子以肝为先天"之说以来，后人阐发多从肝阴不足、肝血亏虚、肝气郁结立论，或依据肝经循行部位病变阐释，而忽略了肝气虚这一重要论据，导致在论述"女子以肝为先天"时，重肝血而轻肝气，重气郁而漏气虚，使得这一创新之说囿于成见。究其原因有四。

一是历代学术著作中，论肝气郁结为实者众，言肝气不足而虚者寡，甚至认为肝气无虚不可补者亦不乏其人。

二是为妇科多血证所扰。妇科病证中多见有形之血，不见无形之气，论调肝血治法者多，议补肝气方药者少。

三是被肝郁气滞证所掩盖。临证往往注重收集肝阴不足、肝血亏虚、肝郁气滞的四诊资料，导致肝气虚衰常被掩盖而忽略。

四是为缺乏对证方药所困惑。历代方剂文献中尚无补益肝气的代表方，补肝气药物虽有零星论述记载，但尚不统一。沈氏女科认为，从肝气虚论说"女子以肝为先天"，不仅在学术理论上有依据，同时也具有重要的临床意义。

‖ 验案 ‖

李某，女，49岁。

病史：患者失眠近半载，入寐困难，多梦易醒，心悸乏力，惶恐不安，多汗烦躁，胸胁胀痛，纳差便溏，经行量少，色暗有块。

检查：舌淡边有齿痕，苔薄微黄，脉虚弦。

辨证：肝气虚弱，母病及子，心气不足致使失眠易醒，心悸乏力，惊恐不安；肝气不足，疏泄失常，气血失畅则见多汗烦躁，胸胁胀痛，经行量少，色暗有块；肝病及脾，脾失健运，生化无源则有纳呆便溏。舌淡边有齿痕、脉象虚弦亦皆肝气虚损、气血不畅之征。病位在肝。

中医诊断：不寐（肝气虚损证）。

西医诊断：失眠。

治法：补益肝气，行气活血。

处方：生黄芪30g，白术20g，柴胡10g，夏枯草10g，丹参15g，陈皮10g，五味子10g，浮小麦20g。每日1剂，水煎，分两次服。

结果：上方连服7剂，胸胁胀痛消除，体力稍复，胃纳渐开。原方去柴胡，加炒酸枣仁30g，再进7剂后诸症皆减，每夜入睡近6小时。效不更方，二诊原方续服1周巩固善后。

按语：本例肝气虚衰兼有气滞血瘀，肝气虚弱为本，气滞血瘀为标，治宜标本兼顾。方中重用黄芪补养肝气；柴胡、夏枯草、丹参行气活血；白术伍黄芪补益肝气，合陈皮健脾和胃；五味子、浮小麦宁神止汗。诸药合用共收补益肝气、行气活血之效。服药 7 剂后见效，去柴胡加用炒酸枣仁以增宁心安神之力，续服 1 周后诸症皆减，亦收安眠之功。

调肝 8 法

调肝法为妇科疾病的治疗常法。妇科经、带、胎、产诸疾，临证应注重从肝论治，沈氏女科归纳为调肝 8 法。

疏肝理气法

肝主疏泄，性喜条达。思虑过度，悲哀抑郁，致使肝气怫逆，疏泄失常，气血失畅，郁而成疾。可见乳胸胀痛、胁腹痞满、忧悲不乐、时欲叹息、嗳气纳呆、月经延期、量少不畅等症。宜疏肝理气。药选柴胡、郁金、白芍、木香、香附、川楝子、枳壳、枳实、佛手、青皮、陈皮之类。若肝郁化火出现口苦、咽干、心烦等热象，可加黄芩、菊花、决明子、夏枯草、牡丹皮、栀子；痰气郁结，日久成癥而见乳房肿块、甲状腺结节、子宫肌瘤、卵巢囊肿等，可加生牡蛎、海藻、昆布、山慈菇、贝母、莱菔子、夏枯草。疏肝解郁之品多芳香燥烈，易伤阴液，不宜过服、久服。

清肝凉血法

肝藏血而司血海，阳盛之体感受热邪或郁怒伤肝，肝郁化火；或过食辛辣，热伤冲任，血海不藏，迫血妄行。可见月经先期，量多色鲜伴有血块，甚则经来如崩、面红目赤、心烦口干、溲赤便秘、舌红苔黄、脉象弦数诸症。宜清肝凉血。药选生地黄、牡丹皮、地骨皮、玄参、墨旱莲、赤芍、白芍、黄芩、黄柏、栀子、仙鹤草、大蓟、小蓟、侧柏叶等。阴虚加女贞子、枸杞子、龟甲、鳖甲；经前或经期血随气逆吐衄倒经者可加川牛膝、知母、白茅根；经行头疼加石决明、白芷、川芎、细辛、川楝子、延胡索；失血过多，气随血脱，虚实并见者可加人参、黄芪、黄精。

平肝滋肾法

肝体阴而用阳，经量过多、崩中漏下、产后失血、更年期阴血亏损失于调养，致使血去阴伤。可见头晕目眩、四肢无力、寐则多梦、手足心热、口干便结、心悸健忘等肝阴不足症状，甚则出现经前头痛、烦躁易怒、耳鸣如蝉等阴虚阳亢症状。宜平肝滋肾。药选生地黄、枸杞子、山茱萸、何首乌、天冬、麦冬、玄参、白芍、桑叶、菊花、石决明、生龙骨、生牡蛎、龟甲、鳖甲之属。投用养阴药物必须因人制宜，脾胃虚弱之纳呆便溏者应慎用少用，且须配伍白术、山药等健脾补气药以顾护胃气。

养肝潜阳法

女子血常不足。妊娠期血聚养胎，肝血不足；经量过多或产后失血，肝失潜藏；更年期阴血亏耗均可导致血虚风动。可见头晕目眩、耳鸣心悸、肢麻肤痒、筋惕肉瞤、夜寐多梦、舌红、脉细弦等症。宜养肝潜阳。药选生地黄、熟地黄、白芍、女贞子、墨旱莲、钩藤、沙苑子、白蒺藜、生龙骨、生牡蛎、珍珠母、龟甲、鳖甲诸品。

泻肝利湿法

肝经循少腹绕阴器，肝经湿热下注则见带下腥臭、色黄而稠、阴痒尿黄、舌红苔黄腻、脉弦数等症。宜泻肝利湿。药选黄芩、龙胆草、栀子、黄柏、苦参、茵陈、薏苡仁、车前草、鱼腥草等品。

温肝散寒法

经期涉水，感寒饮冷，寒邪客袭肝经；或坐卧湿地，寒湿伤于下焦，客于胞宫，寒血相搏，滞而作痛。可见经前少腹剧痛、经行量少、色黑难下、面白肢冷、舌淡苔薄白、脉沉紧等症。宜温肝散寒。药选附子、干姜、川乌、草乌、淫羊藿、巴戟天、乌药、桂枝、川楝子、延胡索、乳香、没药、蒲黄、五灵脂等。

调和肝脾法

肝藏血而主疏泄，脾统血而主运化。肝郁气滞，脾运受阻，食积不化，水湿内停发为子肿、妊娠腹痛，或妇科术后出现食欲不振、纳谷不香、食后脘胀、大便溏薄、脉细、苔薄腻等症。宜调和肝脾。药选焦麦芽、焦山楂、焦神曲、鸡内金、莱菔子、陈皮、苍术、白术、茯苓皮、大腹皮、生姜皮、香附、佛手、川楝子、当归、白芍诸品。

补肝益气法

妇女情志疾病多以肝气为病机关键，情绪、思维、精神的改变是具体形式。病变表现虽错综复杂，但肝气郁结和肝气不足为主要病机。肝气亏虚可见情绪波动、思维迟钝、精神倦怠、惶恐不安、怔忡不宁、舌淡苔薄、脉虚大无力诸症。宜补肝益气。药选人参、黄芪、党参、白术、黄精、当归、柴胡、香附、陈皮、丹参等。补养肝气以重用黄芪为主，少佐理气活血之品。

‖ 验案 ‖

章某，女，60岁。

病史：2010年4月发现双侧甲状腺多发结节，左侧为甚。咽堵口苦，胸闷心烦，两胁胀满，情绪抑郁，寐差多梦，纳少便溏。曾服平消片、小金丹、夏枯草膏等药效果不理想，特来就诊。

检查：舌红，苔黄腻，脉弦细。颈部双侧甲状腺可触及多个大小不等肿块，表面光滑，无触痛。B超显示双侧甲状腺多枚结节，左侧为甚，最大结节18mm×21mm。验甲状腺功能5项正常。

辨证：咽堵胸闷、两胁胀满、情绪抑郁乃肝郁气滞，疏泄失常所致；郁久化火则有口苦心烦、寐差多梦、舌红苔黄诸症；痰气郁结，气血失畅则成结节；肝木侮土，脾失健运则见纳少便溏。脉弦细、苔腻亦为肝郁脾虚、痰气互结之征象。病位在肝、脾。

中医诊断：瘿瘤（肝郁脾虚，痰气互结证）。

西医诊断：甲状腺结节。

治法：疏肝健脾，祛痰散结。

处方：逍遥散合温胆汤化裁。柴胡10g，薄荷6g（后下），白术20g，云茯苓30g，生牡蛎30g（先煎），丹参30g，夏枯草15g，川芎10g，陈皮10g，枳壳10g，竹茹10g，山慈菇30g，黄芩10g，生栀子7g。每日1剂，水煎，分两次服。

结果：上方连服14剂后诸症减轻，情绪渐复，黄腻苔亦退。原方去薄荷、枳壳、竹茹、黄芩、生栀子，加郁金10g，莱菔子15g，昆布30g。续服1个月后诸症显减，行B超复查，显示左侧甲状腺结节两枚，最大 1.0mm×1.0mm。

按语：本例瘿瘤属肝郁脾虚、痰气互结，治宜扶土抑木、祛痰散结，选用逍遥散合温胆汤化裁。方中柴胡、薄荷、夏枯草疏肝理气；牡蛎、丹参、川芎、山慈菇活血化瘀，软坚散结（川芎兼能引药上行以达病所）；白术、云茯苓、陈皮、枳壳、竹茹健脾和胃，理气祛痰；黄芩、生栀子清肝泻火。诸药配伍共建疏肝健脾、祛痰散结之功。服药两周证情减轻，邪热亦退，故去薄荷、枳壳、竹茹、黄芩、生栀子，加用郁金、莱菔子、昆布以增强活血、祛痰、散结之药力，续服 1 个月后 B 超复查收效显著。

妇科温阳 8 法

肾阳虚衰所致虚寒性妇科疾病采用补肾温阳法治疗，沈氏女科归纳了妇科温阳 8 法，兹介绍于下。

温阳调冲法

肾阳虚衰，阴寒内盛，气血无以化生，冲任失调，血海不能按时盈溢。症见舌淡苔白，脉沉迟无力，经期延后，量少色淡，腹痛绵绵，喜暖喜按，面色白，畏寒肢冷，腰酸乏力，头晕，气短等症。宜温阳调冲。药选淫羊藿、肉桂、川续断、杜仲、川牛膝、枸杞子、当归、丹参。寒甚加附子、干姜；虚甚加人参、黄芪、黄精。

温阳固崩法

肾阳不足，元气虚损，冲任不守，血海不固，气不摄血，则成崩漏。症见舌淡苔薄，脉象虚大，经行量多，色淡如崩，或漏下不止，淋漓不绝，腰酸肢冷，面白气短。宜温阳固崩。药选鹿角霜、淫羊藿、干姜、黄芪、白术、熟地黄、当归、仙鹤草、升麻。如汗出肢冷，脉微欲绝可加人参、附子益气回阳。

温阳止带法

阳虚内寒，带脉失约，任脉不固。症见舌淡胖边有齿痕苔白，尺脉沉迟，带下清稀，量多淋漓，腰酸如折，小腹阴冷，面色晦暗，小便清长，夜尿频多，大便溏薄诸症。宜温阳止带。药选鹿角霜、淫羊藿、菟丝子、川续断、生杜仲、白术、桑螵蛸、芡实。头晕加沙苑子、白蒺藜、天麻；便溏加补骨脂、肉豆蔻。

温阳止痛法

肾亏阳虚，冲任失调，命门火衰，不能温煦，气血阻滞，不通则痛，发为痛经。症见舌淡苔薄，脉紧尺弱，经行小腹冷痛，痛甚而厥，得热则舒，色淡量少，腰酸肢冷。宜温阳散寒，活血止痛。药选附子、炮姜、乌药、白芍、桃仁、红花、蒲黄、五灵脂。腰骶痛甚加川续断、生杜仲；少腹疼痛加小茴香、橘核；胁痛加青皮、枳壳、川楝子、延胡索。

温阳通络法

素体阳虚，气血耗损，兼受风寒，经络阻滞。症见舌淡苔润，脉沉细尺弱，腰背酸楚，肢节疼痛，关节不利，畏寒怕风。

宜温阳散寒，通络止痛。药选附子、炮姜、川乌、草乌、羌活、独活、千年健、防风、防己、鸡血藤、桂枝。关节不利加青风藤、海风藤、络石藤；气虚加人参、黄芪、党参。

温阳利水法

素体肾虚，妊娠后阳气难以敷布，不能化气行水，关门不利，水泛为肿。症见舌淡苔白润，脉沉迟，妊娠数月，面浮肢肿，心悸气短，腰酸足冷。宜温阳利水。药选鹿角霜、淫羊藿、巴戟天、白术、云茯苓、桂枝、猪苓、泽泻。治疗妊娠肿胀（子肿），常法以健脾利水居多，肾督一身之阳，脾肾同治，阳气充沛，气化有序，疗效尤佳。

温阳安胎法

禀赋素弱，先天不足，或孕后耗伤，肾气虚怯，冲任不固，胎失所养。症见胎动不安，兼见舌淡苔白，尺脉沉弱，腰膝酸软，小腹空坠，畏寒肢冷，或阴道流血，头晕耳鸣，小便频数，甚或失禁。宜温阳安胎。药选菟丝子、桑寄生、川续断、杜仲、山茱萸、熟地黄、阿胶、山药。肾虚气弱甚者加淫羊藿、鹿角霜、补骨脂、黄芪、党参、白术；小便自遗加益智仁、芡实、金樱子；见红下血加艾叶、仙鹤草；滑胎（习惯性流产）加人参、黄芪、白芍、苎麻根。

温阳助孕法

先天不足，肾气虚弱或精血耗散，损伤肾阳，失于温煦，冲任气衰，胞脉失养，难以孕育。症见舌淡苔白而润，脉沉迟，婚久不孕，月经量少色淡，面晦神倦，腰酸膝软，小便清长。宜温阳助孕。药选菟丝子、鹿角霜、淫羊藿、巴戟天、生杜仲、白术、云茯苓、白芍、当归、熟地黄、丹参。下焦真阳虚衰加肉桂、附子、补骨脂；小腹冷痛加肉桂、艾叶、吴茱萸、香附、白芍。

‖ 验案 ‖

崔某，女，34 岁。

病史：婚后曾孕 4 次，屡妊屡堕。平素腰膝酸软，畏寒肢冷，纳少便溏，倦怠心悸，经行量可色淡。现停经 50 天，妊娠试验阳性，要求保胎。

检查：舌淡边有齿痕，苔薄白，脉细滑尺弱。妊娠试验阳性。

辨证：素体阳虚，冲任失调，胎失所养，胎元不固，故屡妊屡堕；肾虚阳气不及敷布，则腰膝酸软，畏寒肢冷；火不生土，脾阳不振，故纳少便溏，倦怠心悸，月经色淡。舌淡苔薄、脉细尺弱亦皆脾肾双虚所致。病位在脾、肾。

中医诊断：滑胎（脾肾阳虚证）。

西医诊断：习惯性流产。

治法：调补脾肾，温阳安胎。

处方：川续断 20g，生杜仲 20g，菟丝子 15g，补骨脂 15g，山茱萸 10g，山药 20g，白术 20g，黄芪 15g，苎麻根 20g。每日 1 剂，水煎，分两次服。

结果：上方连服 7 剂，精神稍振，原方续服并嘱注意休息，忌气恼劳碌。1 个月后精神振奋，面色华润，纳寐均安，后顺产一男婴。

按语： 滑胎（习惯性流产）多为脾肾阳虚者，治宜双补脾肾，温阳安胎。本方川续断、生杜仲、菟丝子、补骨脂补肾温阳安胎；山茱萸补肝肾，益精气；白术、山药补脾益气；黄芪、苎麻根益气安胎。诸药合用阳生阴长，冲任调和，胎元自固。

12 种妇女病家传秘方

沈氏女科善治妇科病，自明代起相传，积累了丰富的经验，对 12 种妇女常见病有独到见解，独创治法，用药独特。现录效方，冀传后世。

保胎先补肾，补肾先滋阴

胎动不安与肾气衰损的关系最为密切，肾气充盈，胎气必安。补肾立法，少投温燥，"胎前宜清"，多进滋阴清热之品。

生黄芪 15g	当归 10g	枸杞子 15g	炒白术 10g
黄精 10g	苏梗 10g	黄芩 10g	川续断 15g
生杜仲 10g	桑寄生 10g	补骨脂 10g	

妊娠恶阻降中寓安

恶阻系胃气上逆，胎动不安所致，非降不止，应用辛开苦降法，但降的程度直接影响胎气，甚至可致滑胎，故宜适度。一者降中焦胃气，忌利下焦两便；二者佐宣肺清肃及柔肝和胃之品，以助胃气之降；三者遵古训"胎前宜清"，配安胎清热之品。

黄连 10g	黄芩 10g	姜竹茹 10g	旋覆花 10g(包)
佛手 10g	当归 10g	炒白芍 10g	乌梅炭 10g
苏梗 10g	炙杷叶 10g	川续断 10g	

产后节楚以温通立法

产后保养不慎，感受风寒，骨节酸楚一症最难治愈。除遵古训"产后宜温"，以温补气血为治外，不可忽视温通之力，补而不通其楚难除。另外，还要用引经药方能增其药力。

生黄芪 15g	当归 10g	鸡血藤 10g	老鹳草 10g
桂枝 10g	秦艽 10g	生杜仲 10g	桑寄生 10g
桃仁 10g	川续断 15g	怀牛膝 15g	防风 10g
防己 10g			

颈部酸楚加葛根 10g，上肢酸楚加桑枝 30g，下肢酸楚加木瓜 10g，腰部酸楚加狗脊 15g。

产后乳痈既补托又活络

产后乳痈即乳腺炎，系感染所致，故医者常投清热解毒之品，殊不知清解药常常苦寒，可伤胃气，并致寒中胞宫而后患无穷。应少投清热解毒之品，立法最宜补托活络。

生黄芪 15g	当归 10g	蒲公英 10g	鹿角霜 15g
丹参 30g	香附 10g	赤芍 10g	炒橘核 15g
青皮 10g	路路通 10g	制大黄 10g	王不留行 10g

产后下乳最宜温补

产后 3 天乳汁不下或下之甚少，速投温补之剂，从脾肾着手，还要"三佐"：一佐和血通络，通利乳络；二是寒性反佐以防上火；三佐和胃消导以免腻滞。

生黄芪 15g	当归 10g	蛇床子 10g	菟丝子 10g
川芎 10g	蒲公英 10g	炒白术 10g	王不留行 10g

炒橘核 15g　　路路通 10g　　生谷芽 30g　　生麦芽 30g
莱菔子 10g

崩漏宜升提并生新

血崩和淋漓均属经量过多的病证，虽有寒、热、虚、实之辨
证论治，但其关键在于升提固脱和祛瘀生新，非此难以止矣。

生黄芪 15g　　当归 10g　　姜黄 10g　　白人参 5g（另煎兑服）
鸡血藤 10g　　仙鹤草 10g　　益母草 10g　　三七粉 3g（冲）
山楂炭 10g　　血余炭 10g　　升麻炭 5g　　五味子炭 5g

痛经应温通并解郁

痛经不论寒、热、虚、实，总以"不通则痛"为基本病机。
宫寒和肝郁常是不通的主因，故止痛经常要抓住温通和解郁。

桂枝 10g　　炮姜 10g　　香附 10g　　赤芍 10g
白芍 10g　　乌药 10g　　柴胡 10g　　延胡索 10g
川楝子 10g　　鸡血藤 15g　　晚蚕沙 15g（包）　　三七粉 3g（冲）
琥珀粉 3g（冲）

外阴白斑熏洗外涂

外阴白斑应当根治，否则有癌变之虑。主要靠外治法，既熏
洗又外涂。

蝉衣 15g　　苦参 10g　　鹤虱 30g　　淫羊藿 30g
威灵仙 15g　　薏苡仁 15g
煎水坐浴熏洗，每天 1～2 次，30 天为 1 个疗程。
蛤壳粉 30g　　生黄柏 60g　　生石膏 30g　　冰片 5g
共研细末，九华膏调涂患处。

外阴瘙痒清利湿热

外阴瘙痒和妇人淋证总由湿热下注造成，应内服坐浴并进。

内服方如下：

炒苍术 10g	薏苡仁 10g	生黄柏 10g	土茯苓 15g
草薢 15g	牡丹皮 10g	制大黄 10g	蛇床子 10g
车前草 30g	白花蛇舌草 30g		

坐浴方如下：

苦参 15g	蝉衣 5g	草薢 30g	炒苍耳子 10g
野菊花 10g	生地榆 30g	土茯苓 30g	白鲜皮 10g
川椒 1g	地肤子 10g		

煎水放凉坐浴，每次 15 分钟，每天两次，3 天换一剂，连用 30 天。

妇人减肥重燥湿利尿

妇人体重超标达 20% 以上者，称"妇人肥胖"。胖人多湿，"消胖之道，以调为主"，不可一味攻伐，以防伤正，治重燥和渗。

炒苍术 10g	法半夏 10g	薏苡仁 10g	泽泻 10g
决明子 30g	蛇床子 10g	桑白皮 10g	陈皮 10g
白菊花 10g	冬瓜皮 10g	生山楂 15g	丹参 30g
车前草 30g	坨茶 10g		

妇人雀斑，内服滋阴降火，外敷祛斑奶

面部黑斑系肾脏阴阳失调，阴虚火旺，故肾色泛于颜面，宜内服外敷并进。

内服丸药缓图。

知母 60g	黄柏 60g	生地黄 30g	龟甲 30g
川续断 30g	泽泻 30g	牡丹皮 30g	当归 30g
丹参 60g	补骨脂 30g	菟丝子 30g	薏苡仁 60g

共研细末水泛为丸，每次 3g，每天 3 次。

外敷祛斑奶。

大豆汁 60g	冬瓜汁 60g	绿豆粉 30g	薏米粉 30g
珍珠粉 5g	桃花蕾 30g		

和匀，每天外涂 1 ～ 2 次。

妇人低热甘温为治

妇人低热常以虚证为主，也就是古称的"劳热"，最宜甘温除热法，再佐清退虚热之品。

生黄芪 15g	当归 10g	银柴胡 10g	太子参 15g
黄精 10g	云茯苓 10g	地骨皮 10g	炒白术 10g
陈皮 10g	升麻 5g	白菊花 5g	青蒿 15g(后下)

‖ 验案 ‖

张某，女，42 岁。

病史：患者颜面部起黑色斑片，相互融合成蝴蝶状两年余，不痛不痒，日渐增多，伴头晕耳鸣，手足心热，腰膝酸软，自服维生素 E，外涂祛斑霜，无效而来就诊。

检查：苔净质红，脉象细数。

辨证：肝肾阴虚火旺，肾水不能上润肌肤，故颜面部出现黑斑；肾藏精，主骨生髓，脑为髓海，肾阴亏损，不能生髓充脑，肝血不足不能上荣于头，故头晕耳鸣，腰膝酸软，手足心热。舌红苔净、脉象细数皆为阴虚津亏、虚火上扰之象。病位在肝、肾。

中医诊断：蝴蝶斑（肝肾阴虚，相火上扰证）。

西医诊断：黄褐斑。

治法：滋补肝肾，清降虚火。

处方：《医方考》知柏地黄丸出入。知母60g，黄柏60g，生地黄30g，泽泻30g，牡丹皮30g，当归30g，龟甲30g，川续断30g，黄精30g，丹参60g，补骨脂30g，菟丝子30g，薏苡仁60g。共研细末，水泛为丸，每次3g，每日3次。配合每晚临睡前外敷清热养颜的祛斑奶。

结果：患者坚持治疗半年，头晕耳鸣、手足心热、腰膝酸软诸症缓解，颜面黑斑渐退。

按语： 本案由于肝肾亏损，阴虚火旺，肾水不能上荣，头面肌肤失濡发为黑斑，用知柏地黄丸滋补肝肾，清降虚火。方中知母、黄柏清降相火；生地黄、龟甲滋补肝肾；黄精易山茱萸，因山茱萸滋肾阴，而黄精既补气又滋肝、脾、肾阴，功效全面；川续断、菟丝子、补骨脂补肾助阳，阳中求阴；丹参、当归、牡丹皮活血消斑；薏苡仁健脾渗湿，肝肾同源；配泽泻淡渗利湿，加强清降虚火之功。诸药合用，使肝肾阴虚得补，上炎虚火得降，颜面黑斑得退。

内　科

冠心病治重祛痰

　　冠状动脉粥样硬化性心脏病简称冠心病，包括心绞痛、心律失常、心肌梗死、心力衰竭和心源性休克。其发病率及病死率逐年上升。西医治疗多采用搭桥、支架植入及西药治疗，提高了患者的生存率，但患者临床多有不适症状致使生活质量下降。中医治疗以往的重点均放在"活血化瘀""补气活血"或"温经散寒"上，沈氏女科主张冠心病应当提倡从痰论治，而且要分辨虚实。

　　痰为实邪，痰中有虚，治痰宜分清虚实早有古训。较早提出者系明代的刘纯，他在《玉机微义》中提到治痰不能不辨虚实，血气亏乏而兼痰者，必须补泻兼行。薛立斋在《明医杂著》注语中更明确表示凡痰证欲食之思，此中气虚弱，宜用补中益气为主；肾气亏损，津液不降，则浊泛为痰者，宜六味地黄丸为主。

　　冠心病辨痰之虚实，大都是指广义之痰，辨证的关键看舌苔，苔薄为虚，苔腻为实。虚者伴心悸气短，神疲腰酸；实者伴憋闷纳呆，尿黄便干。虚者以气虚为主，或见肾亏；实者以痰浊瘀血为主，或有气滞。

　　冠心病实证从痰论治要抓住"痰浊闭塞"的6个主症，即苔腻，脉滑，胸闷痞痛，口黏纳呆，头重肢困，形胖痰多。参考"四高"（高血脂、高血糖、高血压、高尿酸），其中尤以苔腻为重，但见苔腻便是，他症不必悉俱。

治则：祛痰化瘀。

方药：温胆汤合瓜蒌薤白白酒汤，辅以活血化瘀药。

竹茹 10g	枳壳 10g	云茯苓 10g	陈皮 10g
全瓜蒌 30g	薤白 10g	石菖蒲 10g	郁金 10g
川芎 10g	丹参 30g	车前草 30g	决明子 30g

祛痰序贯 4 步：第一步三竹换用，即轮换用竹茹、天竺黄、竹沥水。第二步佐以化湿，用茵陈、泽泻、金钱草。第三步佐以散结，用海藻、昆布、浙贝母。第四步佐以软坚，用生龙骨、生牡蛎、海蛤壳。

沈氏女科除祛痰立法外还有 3 条经验之谈。

辨寒热，痰形立法：热痰苔黄、痰黏，选加黄连、生栀子、蒲公英；寒痰苔白、痰稀，选加桂枝、姜半夏、白芥子。狭义之痰重在消导，选加莱菔子、生山楂、生鸡内金；广义之痰重在透豁，选加柴胡、桔梗、蝉衣。

根据痰性，伍用 3 法：气虚必生痰浊，伍补气药选加仙鹤草、扁豆衣、生黄芪。气滞必凝痰浊，伍理气药选加乌药、木香、香附。痰瘀必见互结，伍化瘀药选加三七粉、苏木、泽兰、地龙。

给痰出路，分利两便：利尿选加石韦、车前草、白花蛇舌草、泽兰。润肠选加白菊花、当归、决明子、桃仁。

临床常用的祛痰效药有 18 味：竹茹、天竺黄、枳壳、全瓜蒌、薤白、半夏、浙贝母、桔梗、海藻、昆布、莱菔子、石菖蒲、郁金、苍术、陈皮、云茯苓、茵陈、泽泻。

痰瘀互结者，宜祛痰化瘀，以导痰汤为主方合血府逐瘀汤，主药有胆南星、天竺黄、全瓜蒌、薤白、莱菔子，再佐丹参、地龙、红花、桃仁、牡丹皮、苏木。

化瘀序贯 4 法：第一步行气以化瘀，用石菖蒲、郁金、川楝子、延胡索、香附。第二步活血以化瘀，用川芎、丹参、赤芍、牡丹皮、红花。第三步剔络以化瘀，用地龙、水蛭、土鳖虫。第四步奇药以化瘀，用三七粉、泽兰、苏木、鸡血藤、益母草、血竭、川牛膝、刘寄奴。

冠心病气虚生痰者，宜补气祛痰，以香砂六君为主方合温胆汤，主药有参类（高血糖者不用升高血糖的党参）、生黄芪、白术、仙鹤草，再佐竹茹、枳壳、云茯苓、陈皮。属肾亏者，宜益肾祛痰，以调肾阴阳为主方合少量祛痰药，主药有枸杞子、菊花、生地黄、黄精、生杜仲、桑寄生、泽泻、云茯苓、陈皮、桑白皮、薏苡仁。

‖验案‖

李某，女，67 岁。

病史：患冠心病 8 年，常感胸闷痛，近日食后腹胀、便溏。于某医院查心电图示：QT 时限延长，ST 段下移，诊为心肌缺血。肝功：谷丙转氨酶 60U/L，谷草转氨酶 60U/L，乙肝表面抗原（＋），乙肝病毒基因（＋）。诊断为乙型肝炎。刻下症：胸闷痛，头晕气短，乏力腹胀，纳差便溏，日行 7～8 次，溲赤灼热。

检查：舌暗红，苔黄腻，脉弦滑。血压 120/80mmHg，心率 74 次/分。

辨证：痰浊闭阻心脉，气机不通，故胸闷气短；肝者，木火也，肝木克土，脾土为湿邪所困则纳差，运化水谷水液功能失司则便稀；痰浊阻于中焦，聚于腹中则腹胀；乏力系精微不能输布四肢；头晕气短、舌暗红苔黄腻、脉弦滑均系痰浊上犯、肝火亢盛之象。病位在心、肝、脾。

中医诊断：胸痹，泄泻（痰浊闭阻，清阳不升证）。

西医诊断：冠状动脉粥样硬化性心脏病，心绞痛。

治法：祛痰清火，利湿止泻。

处方：沈氏女科经验方"茵陈温胆汤"化裁。茵陈15g（后下），泽泻10g，竹茹10g，枳壳10g，云茯苓10g，陈皮10g，石菖蒲10g，郁金10g，川楝子10g，延胡索10g，丹参30g，生黄芪15g，当归10g，金钱草30g，车前草30g，薄荷10g。每日1剂，水煎，分两次服。

结果：上方连服7剂，腹胀减轻，便溏减为每日5～6次，余症犹在。舌暗红，苔黄腻，脉弦滑数。痰热未尽，故上方去补气养血的生黄芪、当归，加入祛痰清热、宽胸理气之全瓜蒌30g，薤白10g，清热利湿之野菊花10g，降气消胀之莱菔子10g；并加木香10g，煨葛根10g加强止泻之力；加连翘10g，蒲公英10g苦寒清热；心慌时加川芎10g，石韦10g升降气机。加减服用两月余，胸闷胸痛消失，饮食二便正常。查肝功：谷丙转氨酶40U/L，谷草转氨酶40U/L，乙肝病毒基因（-），各项检查均已达到正常水平。

按语：胸痹苔腻者，系痰浊闭塞之证，退苔腻乃取效之本，此案温胆汤并加茵陈、泽泻祛痰除浊，清利肝经湿热。泽泻与车前草并用有"利小便以实大便"之意；莱菔子祛痰力强，但具泻下之力，故用煨葛根、木香克制其泻下之性，兼祛痰行气，除胀止泻；石韦引余热下行，从尿道排出，与川芎互用，发挥升降作用，为治心慌之特效药对；车前草清热利湿，驱邪外出，给痰火以出路，金钱草解肝脏湿热之邪，促使受损肝细胞再生。《类证治裁》云："胸痹胸中阳微不运，久则阴乘阳位而为痹结也……浊阴得以上逆，而阻其升降……"浊阴为痰瘀互结，故用丹参痰瘀同治；薄荷引药入肝经；连翘、蒲公英苦寒清热不伤胃，加大祛痰力度。全方突出祛痰清热，痰瘀同治而获效。

痰瘀同治可以止悸

心悸即心中剧烈跳动，惊慌不安，并伴有脉搏参差不齐。心悸分为惊悸和怔忡两大类，类似于西医的心律失常，包括心房纤颤、室性早搏、房性早搏、快慢综合征等。

心悸证始记于《素问·至真要大论》，其云："心澹澹大动……病本于心。"《素问·平人气象论》云："乳之下其动应衣，宗气泄也。"《灵枢·本神》云："心怵惕思虑则伤神，神伤则恐惧自失，破䐃脱肉，毛悴色夭，死于冬。"《黄帝内经》描述了心悸的表现和病机、预后，至仲景方以气虚血少和痰饮内停来论治。《伤寒论》记有："心动悸，脉结代，炙甘草汤主之。"《金匮要略》记有："卒呕吐，心下痞，膈间有水，眩悸者，小半夏加茯苓汤主之"，"心下悸者，半夏麻黄丸主之"。嗣后各家从病机和治法上大加发展，使中医止悸颇具优势。如《重订严氏济生方》责之"夫惊悸者，心虚胆怯之所致也"。朱震亨以虚和痰饮论治："有气虚者，由阳明内弱，心下空虚，正气内动，心悸脉代，气血内虚也，宜炙甘草汤补之"，"伤寒二三日心悸而烦，小建中主之"，"血虚宜朱砂安神丸"，"少阴病四逆或悸，四逆加桂五分主之"，"凡治悸者，必先治饮，以水停心下，散而无所不至，可以茯苓甘草汤治之"，"气涩郁在心胆经，宜温胆汤，惊悸在心脾经，因失志气郁涩聚，宜定志汤"。

《医学正传》提出情志致悸说："夫怔忡惊悸之候，或因怒气伤肝，或因惊气入胆……又或遇事繁冗，思想无穷，则心君亦为之不宁，故神明不安而怔忡惊悸之证作矣。"《医林改错》则主张血脉瘀阻致悸，"心跳心慌，用归脾安神等方不效，用此方百发百中"（此方指血府逐瘀汤）。

沈氏女科认为止悸治法有治标治本之别。治标抓痰瘀，因悸发之标与痰浊闭窍和瘀血阻络关系最密，故而抓住祛痰化瘀法，最宜投十味温胆汤合血府逐瘀汤。其主药有人参（西洋参）、竹茹、枳壳、云茯苓、陈皮、石菖蒲、郁金、川芎、丹参、桃仁、红花、赤芍、全瓜蒌、薤白、柴胡、海蛤壳、水蛭粉、三七粉等，也可静滴复方丹参注射液或川芎嗪注射液。治本重阴阳，快速型心悸以阴血不足为主，治重滋阴养心，投交泰丸合杞菊地黄汤，其主药有黄连、肉桂、枸杞子、野菊花、生地黄、当归、首乌、麦冬、琥珀粉等，也可静滴生脉注射液、参麦注射液；慢速型心悸以阳气不振为主，治重温阳宁心，投参附汤合阳和汤，其主药有参类、附片、鹿角霜、桂枝、生龙骨、生牡蛎、淫羊藿等，也可静滴参附注射液。

为提高止悸疗效还有3个辅佐措施。

伍清心利尿，增强止悸之力：心与小肠相表里，心火常常移肠，故宜伍以导赤散、石韦散、小蓟饮子诸方化裁，主药有竹叶、石韦、葶苈子、泽泻、车前草、连翘、白花蛇舌草、冬瓜皮子、玉米须、芦根、桑白皮、猪苓等。

伍宁心安神，增加止悸之力：心藏神明，惊悸者常致心神不宁，神不守舍而兼失眠，怵惕健忘，故宜伍以天王补心丹、朱砂安神丸、柏子养心丸、酸枣仁汤诸方化裁，主药有炒酸枣仁、柏子仁、首乌藤、合欢皮、灵磁石、炙远志、生龙骨、生牡蛎、五味子等。

伍散剂长服，巩固疗效：药用西洋参粉、三七粉、琥珀粉、冬虫夏草、黄连、肉桂、丹参、苦参、当归、羌活、川芎、石韦。根据病证偏重，调适剂量，共研细末，装入胶囊，每日3次，每次2g，常服安全，可收巩固止悸的目的。

‖验案‖

岳某，女，29岁。

病史：心肌炎6年，频发室早。刻下症：频发心悸，胸闷气短，牵及左腋，夜间更甚，入睡困难，眠后易醒，食纳欠佳，呃逆连连，大便干燥。

检查：舌尖红，质暗红，苔黄腻，脉细弦。血压130/80mmHg，心率66～84次/分，心律不齐，频发早搏，每分钟10次。

辨证：患者阵发心悸、胸闷气短、舌暗红、苔黄腻，系痰浊中阻，胸阳不展之象；痰阻络脉，气机不通则左腋隐痛；大便干燥，系痰浊化热，热结肠道之征；痰热阻遏气血，扰于心神，故见眠差。病位在心。

中医诊断：心悸（痰瘀互结，心脉失养证）。

西医诊断：心肌炎。

治法：祛痰化瘀，活血通脉。

处方：《三因极一病证方论》温胆汤化裁。竹茹10g，枳壳10g，云茯苓10g，陈皮10g，石菖蒲10g，郁金10g，川芎10g，丹参30g，生牡蛎30g，蒲公英10g，刘寄奴10g，生栀子10g，决明子30g，珍珠母30g，仙鹤草10g，泽兰10g，鸡血藤10g。每日1剂，水煎，分两次服。

结果：上方服用两周后，心律变整，偶有早搏胸痛，心悸胸闷减轻，食纳转佳，呃逆减少，苔薄黄。痰湿之证已化，心气不足之证显现，故改为益气养阴，活血通脉法。

处方：太子参 10g，苦参 10g，丹参 30g，生地黄 10g，黄精 10g，石菖蒲 10g，郁金 10g，川芎 10g，牡丹皮 10g，生栀子 10g，刘寄奴 10g，珍珠母 30g，肉桂 3g，黄连 10g，首乌藤 30g，石韦 10g，制大黄 10g，车前草 30g，野菊花 10g，生牡蛎 30g。每日 1 剂，水煎，分两次服。

服用 30 剂，早搏消失。后因工作紧张，偶感胸闷心悸，头晕失眠，时发早搏。上方加天麻、炒酸枣仁养血安神，清利头目；胸闷时加全瓜蒌、苏木清热祛痰，温通心脉；失眠、便溏时加黄连、肉桂交通心肾，引火归原；咽痛时加射干、马勃解毒利咽。再服 3 月，胸痛胸闷、心悸气短消失，夜寐香甜，早搏未发作，腋下隐痛解除，未觉心悸气短，病情稳定，无不适之症。

按语： 心肌炎当属中医"心悸"范畴。《太平圣惠方·治心痹诸方》云："夫思虑繁多则损心，心虚故邪乘之，邪积而不去，则时害饮食，心中愊愊如满，蕴蕴而痛，是谓之心痹。"本案患者素体禀赋不足，思虑过度导致心络受损，故发心痹。患者初为本虚标实之证，急则治其标，当以祛痰化瘀，疏通心脉为先。以温胆汤理气祛痰，健脾和胃，仙鹤草补益心气，扶正祛邪。后邪实已去，当补虚温通为主，三参饮（党参、丹参、苦参）为沈氏女科治疗心律不齐常用方剂，其中太子参易党参以益气生津，苦参清火利湿，控制心律失常，但药量不能过大，防其伤胃；虚久必瘀，故以活血化瘀之丹参改善瘀血状态，增加血脉运行；制大黄泄热活血，苦寒反佐，防其温燥太过；射干、马勃解毒，治咽圣药；苏木疏通心脉；黄精、仙鹤草补益心气，蒲公英为治疗胃酸、胃胀的要药；刘寄奴活血止痛，车前草通利小便，减轻心脏负荷，缓解心悸。同时需嘱心脏病患者低盐饮食，少食多餐。

中风病治当化瘀通腑

"中风"又称"脑卒中"，西医称为"脑血管病"。由外邪引发者，称为"外风""真中风""真中"；无外邪引发者，称为"内风""类中风""类中"。"脑卒中"为"类中风"范围。"脑卒中"以猝然昏仆、不省人事，伴有口眼㖞斜、语言不利、半身不遂为临床表现，起病急骤，变化迅速，分为出血性和缺血性两大类。老年人中，脑卒中与心肌梗死、恶性肿瘤共为三大致死原因。

中风病传统治疗均框于"平肝息风"或"补气活血"，然需知无论急性期、恢复期或后遗症期，大多患者均见苔腻或黄腻，甚则喉鸣痰多，形体肥胖，而且常伴头重如蒙，胸脘痞满，或者纳呆脉滑。若单以平肝息风或补气活血为治，疗效常不显著。加之痰浊不去，肝风难息，瘀血难化。因此，治疗苔腻的脑卒中，沈氏女科主张要治重"豁痰醒神"法。豁痰宜以《三因极一病证方论》的温胆汤为主方化裁。

痰和瘀是脑血管疾病两大致病因子和病理产物，又互为因果，常常互结。脑卒中有痰必致瘀，主要表现在舌质紫暗或紫斑，舌下静脉显露。所以，配用化瘀或辅以活血是中风病提高疗效的措施。

化瘀序贯4法

第一步，活血养血：选用当归10g，丹参30g，生地黄10～30g，三七粉3～6g（冲）。

第二步，活血化瘀：选用牡丹皮 10g，赤芍 10g，红花 10g，苏木 10g。

第三步，活血通络：选用鸡血藤 10g，泽兰 10g，路路通 10g，伸筋草 10g。

第四步，活血破瘀：选用地龙 10g，水蛭 5～10g，土鳖虫 10g。

沈氏女科善用水蛭，因其有止血或破血的双向调节功能，视用量而异。止血时用量 3g 以下，破血时用量 5g 左右。唯水蛭奇臭，水煎难以服用，可改成研末装入胶囊中服。

脑卒中还多见便干或便秘，此乃腑实壅热证。反过来腑实便秘，又是脑卒中病情恶化的重要诱因。因此，通腑法也是提高中风病疗效水平的重要措施。

通腑 3 法

润肠通便：全瓜蒌 30g，桃仁 10g，火麻仁 10g，何首乌 10g，白菊 10g，当归 10g。

泄热通腑：制大黄 10g，知母 10g，莱菔子 10g，决明子 30g，生栀子 10g。

泻火峻下：玄明粉 5～10g（后下），番泻叶 3g，生大黄 5～10g（后下）。

‖ 验案 ‖

王某，女，27 岁。

病史：患者 1 个月前因情绪刺激及饮酒过量致头痛，头晕，言语不利，左侧肢体活动受限，遂昏迷。在某医院做 CT：右侧脑出血，出血量为 20mL。立即住院，经对症治疗 21 天后苏醒，头痛、头晕明显减轻，仍感言语不利，左侧肢体疼痛，不能行走，需人搀扶，故前来求治。刻下症：头痛，头晕，言语不利，视物不清，偶有复视，胸闷憋气，颈项僵硬，心烦易怒，不能行走，下肢疼痛，夜卧不宁，大便干燥。

检查：舌暗红，舌下脉络紫胀，苔黄腻，脉弦滑。血压160/110mmHg，心率90次/分，左侧肢体温度较低，肌力Ⅳ级，运动不协调，动之痛甚。

辨证：患者饮酒过量，情绪过激而化热，热灼脑络而致脑络血溢；热扰清窍，则视物不清；热扰津伤致痰凝，脉道不畅，则言语不利，行走不便；痰浊闭阻心脉，则胸闷憋气；痰热上扰，则心烦易怒，颈项僵硬；热伤津液，腑气不通，则大便干燥。舌暗红、舌下脉络紫胀、苔黄腻、脉弦滑均属痰瘀化热之征象。病位在脑。

中医诊断：中风——中经络（痰瘀互结，化热灼络证）。

西医诊断：高血压病Ⅲ期，脑出血急性期。

治法：豁痰通络，通腑泄热。

处方：沈氏女科经验方"祛痰平肝汤"加味。钩藤15g（后下），泽泻10g，川芎10g，莱菔子10g，决明子30g，珍珠母30g，白菊花10g，川牛膝10g，天麻10g，丹参30g，葛根10g，鸡血藤10g，地龙10g，海藻10g，生牡蛎30g，生龙骨30g。每日1剂，水煎，分两次服。

结果：上方连服7剂，左侧肢体疼痛减轻，活动后疼痛加甚，左手浮肿，颈肩僵硬，偶有胸闷胸痛，舌苔黄腻。痰瘀之证减而未除，加全瓜蒌、薤白清热祛痰，宽胸理气止痛；疼痛甚加川楝子、延胡索、桑枝、苏木理气止痛；舌苔厚腻者加茵陈、生石决明祛痰利湿；海蛤壳软坚散结，祛除顽痰；瘀血明显者加三七粉、山楂、地龙活血通络。经治疗1月余，血压降为120/80mmHg，心率降为72次/分，患者已能行走，仍不灵便，复视消失，视物不清，言语清晰，语速较慢，自感乏力，行走多时心悸汗出，双下肢酸痛，舌尖红质暗，苔薄白。痰浊之证已解，气阴两虚及血脉瘀滞之证渐现，治法改为益气养阴，活血通络，方选《医林改错》补阳还五汤合二至丸化裁。

处方：生黄芪15g，川芎10g，莱菔子10g，天麻10g，葛根10g，白菊花10g，珍珠母30g，丹参30g，川牛膝15g，地龙10g，鸡血藤10g，女贞子10g，三七粉3g（冲），生石决明30g，决明子30g，墨旱莲10g。每日1剂，水煎，分两次服。

上方服用14剂后，下肢酸痛减轻，精神好转，仍有视物不清，左上肢活动不利，下肢沉重，头痛，口干乏力，血压120/80mmHg，大便通调，舌尖红，苔薄白，脉沉细。此为肝肾不足，血脉瘀滞之证，加滋补肾精之生杜仲、桑寄生、黄精、枸杞子；清肝明目加夏枯草；活血通脉加桃仁、红花。治疗两月余，左下肢活动较前灵便，左侧肢体浮肿、疼痛消失，生活自理，恢复上班。以生黄芪粉60g，三七粉60g，莱菔子粉60g，水蛭粉30g，地龙粉30g，和匀，装入1号胶囊，每次3g，每日两次，巩固3个月。两年后随诊，病情未曾复发。CT复查：脑出血已吸收。

按语：脑出血属"脑卒中"范畴，病情凶险，预后不良，复发者病死率较高。此患者发生脑出血，出现昏迷，病情危重，证属痰瘀互结，化热灼络。常规治疗大多投犀角地黄汤凉血化瘀，然此案系痰浊蒙窍，化热灼络，无气虚血瘀之证，沈氏女科注重辨证，故投祛痰平肝汤，待到痰浊渐除，气虚血瘀渐现时，方投补阳还五汤，并及时加滋肾、清肝之品，"是谓至治"。

本案用药特色为祛痰平肝汤（钩藤、泽泻、川芎、莱菔子）祛痰渗湿平肝，因痰瘀互根，故加活血药物，再加引经药，引入脑窍，伍珍决汤（决明子、珍珠母、白菊花）平肝降浊，利于降压；葛根升发清阳，川牛膝引血下行，两药相配，体现了升降理论，升清降浊，既利于血压之降，又利于蒙痰之清；虽然患者为脑出血，但离经之血为死血，故宜用化瘀之鸡血藤、地龙、红花养血活血通络，但应慎用破血之剂；久病必虚，故方中适量加入补气益肾之药如生黄芪、川续断、生杜仲、桑寄生、黄精、枸杞子增加气血运行之动力；肝开窍于目，视物昏花，乃属肝阴不足，肝阳上亢，故用生石决明、夏枯草清肝明目。稳定期以丸药收功，防其复发。

治疗脑出血，大多以凉血止血、补气止血、平肝息风等为治则，疏忽辨证论治。本案患者脑出血，抓住豁痰开窍，清热通络，配以化瘀通腑治则，辨证精当，用药巧妙，止住脑出血，吸收脑血肿，随访两年未复发。

中风病恢复期宜滋水涵木

治疗中风恢复期或后遗症期常法着眼于气虚瘀血阻络，每投大小活络丹、补阳还五汤之类。殊不知痰热祛后，苔腻化薄，肝风内动之本必然显露，故中风的恢复期应治重"滋水涵木"，治本息风而善后收功，此乃沈氏女科诊治中风病的又一创新之法。方以杞菊地黄汤为主方，唯要以黄精易山茱萸。两者虽同能滋补肝肾，然黄精更能补气健脾，顾及脾肾的关系，比山茱萸更全面且价格便宜。此时还应巧配"活血透络"和"健脾和胃"之法。

活血透络

中风恢复期配用活血透络之品，利于肝风之息和肢体功能的恢复。其药有以下 6 味。

泽兰：取其活血舒郁，又能利水退肿。代替在杞菊地黄中的泽泻淡渗泄热、补肾而不滞的佐使作用。一般用量 10g。

苏木：味辛走散，活血通经，且入心肝脾经，利于肢体功能的恢复。

三七：散瘀和血，多以细末 3 ～ 6g 冲服。

鸡血藤：活血又补血，且能舒筋通络，对麻木及瘫痪均有特效，一般用量 10 ～ 15g。

此外，还可用虫类剔络的地龙和水蛭。

健脾和胃

中风恢复期配健脾和胃法有两个作用：一是脾胃为生痰之源，从源头上防止痰浊再生。二是脾主肌肉四肢，健脾利于肢体恢复功能。其药有以下 5 味。

山楂：消食化积，又能活血散瘀，以生用为佳，一般用量 15g。

莱菔子：消食化积，又能降气化痰，以生用为佳，一般用量 15 ～ 30g。

神曲：消食和胃，以炒用为佳，一般用量 15g。

薏苡仁：健脾渗湿，又能缓解肢体拘挛，以生用为佳，一般用量 15g。

茯苓：健脾渗湿，又能安神镇静，一般用量 10 ～ 15g。

稳定期丸药巩固：生黄芪 90g，莱菔子 60g，水蛭 30g，地龙

30g，生鸡内金30g，鸡血藤60g，蒲公英30g。共研细末装入1号胶囊，每次5粒，每日2次。

缺血性脑中风以痉挛栓塞为主要病理，由于缺血可以并发脑萎缩、脑痴呆等。为缓解痉挛，排通栓塞，以祛痰化瘀立法。沈氏女科组成新方"醒脑克栓丸"，由水蛭10g，川芎5g，赤芍10g，莱菔子10g，石菖蒲10g，郁金10g组成。活血醒神，豁痰透窍，主治脑病而见头重且疼、胸闷口黏、苔薄黄腻、质见紫斑、脉涩有力的痰瘀互结证。

‖验案‖

李某，女，71岁。

病史：4个月前患者因情绪刺激，晨起发现右侧肢体活动不利，抬举受限，神志清晰，言语含混，头晕头痛。曾在西医院诊断为脑梗死，给予静脉点滴活血通络之品，症状未见明显缓解，故前来求诊。刻下症：右侧肢体活动不便，舌强语涩，头晕目眩，头胀且痛，腰酸膝软，记忆力下降，偶有耳鸣，遇情绪刺激则诸症加重。既往有高血压病史10年。

检查：舌尖红，舌下脉络紫胀，苔薄黄，脉细滑。血压150/100mmHg，心率72次/分，律齐。伸舌右偏，右侧肢体肌力Ⅱ级，位置觉迟钝，膝反射减弱，浅感觉消失，其他病理反射未引出。CT报告：左侧基底节部多发性脑梗死。

辨证：本案患者年老，肝肾阴虚，加之情绪刺激故而发病。阴虚火旺则见头晕目眩，头胀且痛；阴液不足，经脉失养见肢体活动不利，舌强语涩；肾阴亏虚，腰失养则见腰酸膝软，耳窍失养见耳鸣偶作。舌尖红、舌下脉络紫胀、苔薄黄微腻为肝肾阴虚、痰瘀阻络之征。病位在肝、脑。

中医诊断：中风——中经络（肝肾阴虚，痰瘀互结证）。

西医诊断：脑梗死（恢复期）。

治法：滋阴潜阳，祛痰通络。

处方：沈氏女科"调肾阴阳方"合"祛痰平肝汤"加味。

钩藤 15g（后下），泽泻 10g，川芎 10g，莱菔子 10g，生杜仲 10g，枸杞子 10g，白菊花 10g，黄精 10g，桑寄生 10g，生地黄 10g，天麻 10g，葛根 10g，丹参 30g，决明子 30g，红花 10g。每日 1 剂，水煎，分两次服。

结果：上方连服 14 剂，肌力增强，血压降为 120/80mmHg，腰酸耳鸣解除，情绪转佳，睡眠梦多，眠中易醒，食纳欠佳。加首乌藤、炒酸枣仁养血安神，生山楂消导活血。1 个月后复查 CT 示基底节部梗死灶明显减少。血压稳定在 120/80mmHg，行走较前灵活，肌力提高为Ⅲ～Ⅳ级，位置觉及浅感觉恢复正常，夜寐转佳，头胀减轻，伸舌稍右偏，舌暗红，苔黄微腻，脉沉滑。痰浊已减，心神得宁，再增祛痰清热之力，上方去首乌藤、炒酸枣仁，加全瓜蒌、连翘、三七粉，汤药改为两天 1 剂，巩固治疗 1 个月，病情稳定，未再复诊。

按语：本案脑中风是肾水不足，肝阳上亢，扰动痰浊，痰瘀互结所致，证系虚实夹杂。治以滋水涵木，祛痰泄热为主，佐以活血化瘀透窍之剂。首先应退舌苔之腻，避免脑中风加重和复发。

祛痰常以祛痰平肝汤为主，配合 4 步序贯退腻法：一采用透窍行气的石菖蒲、郁金，同时加用分利二便的决明子、车前草，给邪以出路；二加茵陈、泽泻以增强利湿祛痰之力；三用海藻、昆布软坚散结；四加生龙骨、生牡蛎、海蛤壳祛除顽痰。痰瘀常互阻，加丹参、桃仁、三七粉以活血化瘀，消除经络中之痰浊。

特色用药在于用钩藤、泽泻、川芎、莱菔子 4 味组成经验方祛痰平肝汤，方中莱菔子祛痰，川芎化瘀，泽泻利湿以助祛痰，钩藤平肝，肝主气，行气亦助祛痰，全方突出祛痰，善治痰瘀互结证的脑中风及高血压病等；三七化瘀不伤正，止血不留瘀，近代研究提示有抗血小板聚集、溶栓、防止动脉粥样硬化作用，并可强心保护心肌，抗心律失常，广泛用于缺血性脑血管病、脑出血后遗症、冠心病心绞痛等；滋水涵木投调肾阴阳方，取杞菊地黄汤中的枸杞子、白菊花、生地黄、黄精，佐阳中求阴的生杜仲、桑寄生，调肾之阴阳，提高补肾之力。

本案虚实夹杂，祛邪为主，补虚为辅。祛邪时免用温燥之品以防伤阴，滋阴时勿投滋腻之品以防助痰，仅以枸杞子、生地黄、黄精滋而不腻，免用麦冬等滋腻药。沈氏女科临证处理虚实错综之证，重祛邪，辅补虚，祛邪不伤正，补虚不助邪，从本案治验中可见一斑。

中风病预防为主

中风常有先兆症，最早记载者为金代刘完素，其所撰《素问病机气宜保命集》中曰："中风者，俱有发兆之证。凡人如觉大拇指及次指麻木不仁或手足不用，或肌肉蠕动者，三年必有大风之至。"沈氏女科确立脑中风先兆症的判断标准有3条：一是40岁以上人群近来有目眩、头晕、头胀、头痛或短暂性昏厥，单侧肢体麻木，乏力或一过性轻瘫，临床已排除耳源性眩晕、低血糖、脑炎、颈椎病、腰椎病、脊髓病及周围神经炎者，或高血压患者出现耳鸣、肢麻或头重脚轻漂浮感。二是经血液流变学测定，血液呈黏浓凝状态，中风危险率（F值）达80分以上者。三是19

项病史及体征的电脑分析（采用中风先兆仪）中风积分（T值）达90分以上者。

最早提出完整预防中风措施的系清代李用粹，其所著《证治汇补》曰："宜慎起居，节饮食，远房帏，调情志。"沈氏女科对中风先兆症的预防措施，除控制血压、降脂、控制糖尿病、减肥，以及口服抗血小板凝聚药和改善红细胞变形能力药如阿司匹林、潘生丁等之外，还有6条措施。

心理防治：稳定情绪，制怒安静，乐观无忧，轻松舒适。

起居防治：寒暑更衣，谨防感冒；按时排便，勿用暴力；步履稳健，切忌跌仆；卧坐慢速，减少弯腰；室内通风，戒烟少酒。

膳食防治：五要五不要。要选择和搭配全面的食谱，不要偏食；要清淡素薄，不要膏粱厚味、炙煿煎烤；要控制食量，不要暴饮暴食；要合理分配三餐，不要晚餐过饱；要提倡饮茶，不要过咸。

气功防治：以卧功、静功为主，调息宁心，意守丹田，恬淡虚无。

针灸防治：根据证情分别采用针刺、艾灸或指针。预防穴位有十二井穴、百会、风市、足三里、曲池。

中药防治：槐米、连翘、丹参、钩藤、生牡蛎、赤芍、川牛膝、夏枯草、天麻、石菖蒲、何首乌、枸杞子、益母草、白蒺藜、生山楂、制香附、麦冬、玄参。这18味为预防中风药，可按辨证伍入配方中。

高血压病痰瘀互结毒损心络新论

高血压病患者苔腻多见，而血液循环不畅的舌质紫暗、舌下静脉显露的瘀证亦非少见，痰和瘀致病在高血压病中日趋增多。痰和瘀系病因，又为病理产物，乃为毒邪。高血压病是心络受邪所致，故沈氏女科提出的"痰瘀互结，毒损心络"是中医诊治高血压病的新思路。

络脉是保障脏腑气血灌注、气血津液通畅输布的枢纽，是维持机体内稳态的重要组成。其道细小，其布广泛，其支众多，其功重要，也可称作"立体多能网络系统"。《灵枢·经脉》最早提出"络脉"之称："诸脉之浮而常见者，皆络脉也。"《灵枢·脉度》区分了经、络、孙之别："经脉为里，支而横者为络，络之别者为孙。"络脉又有十五大络、别络、浮络、孙络之分。《灵枢·痈疽》概括了经脉灌注渗布血气的生理功能："血和则孙脉先满溢，乃注于络脉，络脉皆盈，乃注于经脉。"《灵枢·经脉》则对十五别络的循行及其虚实病证作了阐述。《灵枢·九针十二原》和《素问·三部九候论》提出望络、扪络的诊法和刺络出血的治法。《黄帝内经》从生理到病理，从诊断到治法，对"络病学说"都已作了雏形性的描述，开创了"络病学说"的先河。

对"络病学说"承前启后加以推动者要数东汉的张仲景，他在《金匮要略》中详述了络脉病证（如痹证、水肿、黄疸、肝着、虚劳）的发生均与络脉瘀阻的病机有关，于是首创化瘀通络法，特别是虫类剔络法，不少名方如大黄䗪虫丸、抵当汤等至今有效。

络病学说的鼎盛发展和完善在清代。络病学说的理论和临床是由叶天士继承、发展和创新的。他将《黄帝内经》中有关"络"的概念加以深化，并首次较全面地引申到内伤病病理阐释中，明确提出"久病入络"说，强调"初为气结在经，久则血伤入络"，认为络病虽分虚实，总以络脉阻滞为要，主要病机是络中气滞、瘀血或痰阻。他新立的通络诸法，是内伤杂病在理论和治疗上的大发展，也是给后世活血化瘀法的一大启迪。清代对络病学说有所贡献的还有3位医家：一位是王清任，在《医林改错》中首次将补气和通络法结合，创建益气活血通络法，其代表方"补阳还五汤"和3首"逐瘀汤"，对后世临证都有巨大影响；一位是唐容川，在《血证论》中提出"凡血证，总以祛瘀为要"，倡导"祛瘀生新"法；第三位是喻嘉言，在《医门法律》中认为"十二经脉前贤论之详矣，而络脉则未之及，亦缺典也"，并主张用砭石刺络及内服引经通络药治疗络脉病证。

由于多种因素导致络脉痹阻、气血津液运行不畅的一类病证，统称络病。其病位在血分，其共性为"瘀阻"。络病的病机不外四端：络脉结滞、络脉蕴毒、络脉空虚和络脉损伤。络脉结滞系邪客络脉，阻遏络道，造成气郁、血滞诸结；络脉蕴毒系指络邪不除，蕴久生毒，主要有湿浊、痰瘀；络脉空虚系中气血不足，无力运行致气血停滞而为瘀；络脉损伤系"刀针破伤经络"，络伤血溢。络病主要表现为血证、痹证、中风、疼痛和眩晕等，其病性错杂，病根深伏，邪正胶凝，病势缠绵，多属沉疴痼疾，为难治难愈之病。

高血压病"毒损心络"新观点诠释

病机上的关联性：高血压病常常起病隐匿，不少患者无症可见或在体检时方显血压升高，故病程较长。临床上有原发性和继发性之分。一般年老者体虚多见，年轻者痰浊为主（如高脂血症、肥胖、过量烟酒等）；继发者常见于糖尿病、肾病之后。高血压病的重要病机是痰瘀浊毒在体内的累积停留，主要是不能通过络脉的渗注而排出体外，其蕴结主要是阻于络脉。这种病机同络病的虚（络脉气血不足）和实（络中血瘀痰浊）在实质上是相关联的。

证候上的相似性：高血压病的证候学所见可概括为上盛下虚证。上盛者眩晕头重，口唇紫暗，舌下络脉青紫，舌质暗红，苔腻脉滑；下虚者腰酸腿软，乏力气短。这些症状与络病表现极其相似。高血压病经治不愈，其发展常常累及心、脑、肾、眼底等器官，这些器官血液丰富正是络脉汇聚之处。高血压病的证候演变，大致经历3个阶段：初起肝肾阴虚为主，表现肝阳或肝风，与络脉空虚相似；继则痰瘀浊毒阻络，正如叶天士所言"邪与气血两凝，结聚络脉"，与络脉结滞、络脉蕴毒相似；终则病久入络，血瘀津凝，互结互病，毒损心络，加重病情，变证丛生。

治法上的一致性：基于高血压病"毒损心络"观，其治法当更新为"活络法"。无论痰瘀同治，无论补气祛痰，无论补气化瘀，均同络病之治则"疏通络脉，透达络毒"相一致，也就是叶天士治络病"大凡络虚，通补最宜"大法的体现。

高血压病的西医解释在于微血管与微循环的病理性异常。微循环是由微动脉、微静脉和毛细血管组成的网状结构，连于动静脉之间，微循环内部的微血管相通，微循环丛与微循环之间有许多吻合支互相交会，这种结构和分布同络脉极为相近。西医又认为，血管内皮细胞在调节血管的舒缩状态、抗血小板聚集和维持血管壁的完整性方面起着关键作用。血管内皮细胞作为血管内膜的主要结构，又有重要的内分泌功能。血管内皮细胞的凋亡破损及其功能失调，是高血压病发生的主要病理基础。这与络病学说又有相当的相似之处。

实验研究发现，中医血瘀证在客观指标的变化上可以看到血流动力学和血液流变性的异常，微循环的障碍，内皮细胞的损伤，血小板功能的亢进以及凝血因子形成并激活，纤溶和抗纤溶系统的启动，红细胞变形性和凝聚性增强等。这些可以看作络病学说的现代诠释。

基于"毒损心络"的思路指导，沈氏女科临证时分为虚实两类，根据舌苔分辨。临证患者苔腻时痰瘀同治，用降压四味汤与温胆汤加减；苔薄时调肾降压，用降压四味汤与杞菊地黄汤加减。此法简便易学，疗效颇佳，尤其适合治疗低压较高及并发症较多的患者。

‖ 验案 ‖

案 1

曹某，女，36 岁。

病史：患者患高血压病 3 月余，平素口服西药"洛汀新"每次 1 片，每日 1 次。近 3 日情绪波动，感头晕加重，遂前来就诊。刻下症：头晕不清，伴后背疼痛，心烦易怒，食纳尚可，大便通畅。

检查：舌尖红，苔黄腻，脉弦细。血压 160/100mmHg，心率 70 次/分。

辨证：怒则伤肝，肝火上炎，则头晕头胀；痰浊壅塞，阻滞脉络，故见后背痛；肝阳偏亢，痰郁化热，内扰心神，故见心烦梦多。舌尖红、苔黄腻、脉弦细为痰浊盘踞、痰火扰心之象。病位在肝、脾。

中医诊断：眩晕（痰火内扰，肝阳上亢证）。

西医诊断：高血压 2 级。

治法：祛痰清热，平肝潜阳。

处方："温胆汤"合"降压四味汤"加减。钩藤 15g（后下），泽泻 10g，川芎 10g，莱菔子 10g，海藻 15g，竹茹 10g，枳壳10g，云茯苓 10g，陈皮 10g，天麻 10g，葛根 10g，夏枯草 15g，珍珠母 30g，白菊花 10g，生栀子 10g。每日 1 剂，水煎，分两次服。

结果：上方服用 7 剂后，头晕心烦减轻，睡眠转安，颈部发紧，咽部痰多，血压 130/90mmHg，舌淡红，苔根腻。此为痰浊难化，故上方去云茯苓、陈皮、珍珠母、生栀子，加生牡蛎、生龙骨增祛痰之力，兼可重镇潜阳，加葶苈子、车前草清肺祛痰，再配合脑立清胶囊，每次 3 粒，每日两次。连续服用 14 剂后，偶有轻微头晕及口干，血压 120/80mmHg，舌红，苔根薄腻。此痰浊大去，不宜重伐，上方去生龙骨、生牡蛎、海藻、葶苈子，加云茯苓健脾。继服 7 剂后，无明显不适，血压 120/80mmHg，舌红，苔薄，故停汤剂，嘱继服脑立清胶囊，每次 3 粒，每日 3次，未再复诊。

按语：高血压病属中医"眩晕"范畴，本案肝风夹痰证，治则为平肝潜阳，清热祛痰，故以"降压四味汤"平肝潜阳，又可降压，以"温胆汤"祛实邪为主，杜绝生痰之源，正合《丹溪心法》提出的"无痰不作眩"主张。用药特点为采取升降出入法，天麻、川芎行血中之气，上升行头目，白菊花平肝潜阳，葛根升举清阳，众药引药上行；莱菔子引气下行，车前草降浊阴，珍珠母重镇安神，众药引药下行；生栀子、夏枯草平肝潜阳，泄热除烦。《丹溪心法》云："头眩，痰挟气虚并火，治痰为主。"痰浊壅盛加海藻祛痰，降收缩压效好。诸药配合共达祛痰清火、平肝潜阳之效。

案 2

王某，女，47 岁。

病史：患者患高血压病8年，口服西药维持，具体不详，血压仍不稳定，最高时达160/110mmHg。刻下症：头晕头痛，入睡困难，梦多易醒，饭后腹泻，胃胀呃逆。

检查：舌尖红，有瘀斑，苔黄腻，脉弦滑。血压145/100mmHg，心率90次/分。

辨证：患者平日嗜食肥甘厚味，伤于脾胃，聚湿生痰，随肝气上犯，蒙蔽清窍，故头晕呃逆；痰阻络道，血行不畅，病久生瘀，故见头痛；痰浊中阻，脾失健运则腹胀腹泻；痰浊郁久化热，内扰心神，故入睡困难，梦多易醒。舌尖红，边瘀斑，苔黄腻，脉弦滑，皆为痰瘀互结之象。病位在肝、脾。

中医诊断：眩晕，头痛（痰瘀内阻，脾胃失和证）。

西医诊断：高血压病1级。

治法：祛痰清热，活血化瘀。

处方：投沈氏女科经验方"降压四味汤"加味。钩藤15g（后下），泽泻10g，川芎10g，莱菔子10g，竹茹10g，枳壳10g，云茯苓10g，陈皮10g，石菖蒲10g，郁金10g，川牛膝15g，天麻10g，红花10g，木香10g，砂仁10g，葛根10g，首乌藤30g，珍珠母30g，车前草30g。每日1剂，水煎，分两次服。

结果：患者服用7剂后，头晕头痛减轻，仍感心烦眠少，血压降至140/95mmHg，心率72次/分，舌质暗红，边瘀斑，苔根部腻，双脉弦滑。此为痰瘀胶结难愈，故加生牡蛎、生龙骨、海藻，加大祛痰之力，佐地龙、牡丹皮、丹参增强活血；心烦眠差加肉桂、黄连清热除烦，引火归原；用炒酸枣仁、远志养血安神；加制大黄泄热。连续服用14剂后，大便已调，头晕、头痛减轻，呃逆消失，睡眠仍差，伴腰酸乏力，血压135/95mmHg，舌暗红，瘀斑减小到黄豆大小，苔薄腻，脉细弦。此为痰浊渐去，瘀血减轻，而正虚渐显，肝肾不足显现，故方改"降压四味汤"合"杞菊地黄汤"。

处方：钩藤15g（后下），泽泻10g，川芎10g，莱菔子10g，枸杞子10g，白菊花10g，桑寄生10g，生杜仲10g，川牛膝10g，天麻10g，海藻10g，红花10g，车前草30g，首乌藤30g，决明子30g，葛根10g。每日1剂，水煎，分两次服。

痰浊复现或外感风寒则仍用一诊方加减，肾虚症状再现，仍按复诊方随症加减。连续治疗两个月，头晕、头痛不显，睡眠时间改善为5～6小时，舌暗红，瘀斑变为瘀点，血压120/80mmHg，嘱停西药。再治疗两个月后，血压平稳在120/80mmHg，余无不适，舌淡红，苔薄，嘱停汤剂，将中药研成粉末装入1号胶囊，每次3粒，每日3次。再进3个月后复诊，血压保持120/80mmHg，嘱继续服用胶囊巩固，未再复诊。

按语： 本案属中医"眩晕""头痛"范畴，临床多见，有虚有实，或实中夹虚，错综复杂，此案即是如此，有痰瘀互结之证，又有肝阳上亢之证，兼有肾阴不足，当以祛邪实为先。《丹溪心法》认为："头痛多主于痰，病甚者火多。"提出了"无痰不作眩"，治疗以祛痰为主。邪实去则应及时扶正，又如《景岳全书》指出："无虚不作眩。"所以，治疗应及时补虚。本案用药特点为采用升降出入法，川芎行血中之气，上行头目，白菊花平肝潜阳，引药上行，川牛膝能引血下行，莱菔子引气下行，药理研究显示川牛膝、莱菔子、白菊花俱有降压作用；牡丹皮、丹参凉血活血；因瘀血较久难化，多夹郁热，用地龙、红花活血通络；应当给邪出路，故用决明子、车前草通利二便；竹茹祛痰清热，石菖蒲、郁金豁痰开窍，杜绝痰浊再生。先祛实邪，而后扶正，分清主次，其病乃除。

针药并用巩固降压

沈氏女科从中医病因病机和治则治法理论中挖掘新的高血压病诊疗思路，配合针灸治疗，解决患病早期及危险因素较少患者，使他们控制了血压，而且不必终身服药。

中医治疗高血压可分3个证类

痰瘀阻络证：治法为祛痰化瘀，镇肝透络。主方温胆汤（《三因极一病证方论》）合通窍活血汤（《医林改错》）。

竹茹10g	枳壳10g	云茯苓10g	陈皮10g
莱菔子10g	川芎10g	地龙10g	海藻15g
丹参30g	葛根10g	珍珠母30g	

水不涵木证：治法为滋水涵木，平肝通络。主方杞菊地黄汤（《医级宝鉴》）合天麻钩藤饮（《中医内科杂病证治新义》）。

枸杞子10g	白菊花10g	生地黄10g	黄精10g
天麻10g	钩藤10g(后下)	生石决明30g	川牛膝15g
生杜仲10g	桑寄生10g	泽泻10g	川芎10g

气血亏虚证：治法为益气养血，柔肝和络。主方归脾汤（《重订严氏济生方》）合四物汤（《太平惠民和剂局方》）。

生黄芪15g	当归10g	生地黄10g	白芍10g
川芎10g	炒白术10g	云茯苓15g	陈皮10g
丹参30g	木香10g	生杜仲10g	

配合针刺法可以巩固降压

体针：痰瘀阻络证选穴中脘、丰隆、足三里、头维、血海、公孙。水不涵木证选穴太冲、太溪、肝俞、三阴交、风池、内关。气血亏虚证选穴关元、百会、足三里、三阴交、神阙、大椎。以上隔日针刺 1 次，手法虚补实泻，虚者还可加温针灸，每次留针 30 分钟，中间加强刺激 1 ～ 2 次，加电针效果更好，连续 14 次为 1 个疗程。

主穴针法：主穴一组为曲池、足三里；一组为风池、太冲。次穴为百会、关元、丰隆、三阴交、太溪、阳陵泉。每次取主穴 1 组，次穴 3 个，再随症配穴。头痛配太阳、印堂；心悸配内关、郄门；纳呆配中脘、内关；失眠配神门、印堂；耳鸣配合谷、翳风；腰酸配肾俞、委中。进针得气后留针 15 分钟，中间加强刺激 1 次，隔日针刺 1 次，连续 14 次为 1 个疗程。

穴位注射：主穴为三阴交、合谷；配穴为曲池、昆仑。隔日交替取两穴，每穴注射复方丹参注射液 0.5mL，14 次为 1 个疗程。

耳针：取耳穴心、脑、耳尖、皮质下、降压点。针入后接电脉冲治疗仪，中度刺激，留针 30 分钟，隔日 1 次，连续 14 次为 1 个疗程；或埋生王不留行籽，每周更换 1 次，平时经常用指压刺激，1 个月为 1 个疗程。

梅花针：取颈部、骶部、内关、三阴交。每日 1 次，连续 7 次为 1 个疗程。

磁疗：取内关、三阴交、曲池、足三里。使用磁极针或磁疗仪，每日 1 次，连续 14 次为 1 个疗程。

刺络法：取鱼际、大横、少府、命门、气海、神门、肝俞、肾俞。隔日 1 次，交替取 3 个穴（双侧），见络点刺出血，14 次为 1 个疗程。

艾灸法：取涌泉、足三里、绝骨。艾条灸每穴 15 分钟，温和为度，每日 1 次，连续 14 次为 1 个疗程。

拔罐法：取华佗夹脊、血海、丰隆、肾俞、太阳。用火罐或吸罐，留罐 15 分钟，华佗夹脊用走罐法。隔日 1 次，连续 14 次为 1 个疗程。

针灸巩固降压，疗效确切，方法简便，不可忽视。

‖ 验案 ‖

蒋某，女，65 岁。

病史：患者平素性躁善怒，患高血压病 5 年，常服西药"北京降压 0 号"，血压仍波动在 160 ~ 170/95 ~ 100mmHg，多因情绪激动时加重。经病友介绍，前来门诊要求中药调治。刻下症：眩晕发空，心慌气短，神疲乏力，纳呆腹胀，失眠多梦。

检查：舌淡红，苔薄白，脉沉细，面白无华，唇甲不泽。血压 170/100mmHg。

辨证：气血双亏，清阳不升，脑失所养而眩晕发空；心脾两虚，气血不足则心慌气短，神疲乏力，纳少腹胀；血不养心，心神不宁而失眠多梦。面白唇淡、舌淡红苔薄白、脉沉细均为气血不足之象。病位在心、脾。

中医诊断：眩晕（气血亏虚，清阳不升证）。

西医诊断：原发性高血压病 2 级。

治法：益气养血，柔肝和络。

处方：《重订严氏济生方》归脾汤合《太平惠民和剂局方》四物汤化裁。生黄芪 15g，当归 10g，生地黄 10g，白芍 10g，川芎 10g，天麻 10g，炒白术 10g，云茯苓 10g，陈皮 10g，生杜仲

10g，桑寄生 10g，丹参 30g，葛根 10g，柴胡 5g。每日 1 剂，水煎，分两次服。

结果：上方连服 14 剂，患者自感眩晕头空、神疲乏力、腹胀均见减轻，血压降为 140/90mmHg。气血渐复，唯健运仍差，纳少便稀，上方加白扁豆、仙鹤草、焦麦芽、焦山楂、焦神曲、生鸡内金，加强脾运；并配合温针灸足三里、三阴交、神阙，隔日 1 次，每次留针 30 分钟，点燃艾条 3 段。针药并施，连用 1 个月，血压降为 120/80mmHg，纳便已调，已无明显不适。改为上午服补中益气丸 3g，下午服杞菊地黄胶囊 5 粒，并每日自行艾条灸足三里、三阴交 15 分钟。1 个月后带病友求诊，诉血压稳定在 120 ～ 130/80 ～ 85mmHg，无明显不适。

按语： 本案病机特点既无痰瘀，又无肝阳上亢，乃脾胃虚弱，气血不足，清阳不升，脑失所养而致眩晕发空。正如李东垣所说："内伤脾胃，乃伤其气。"投归脾四物切中病机而获效。方用生黄芪、当归补气养血，并投调肾的生杜仲、桑寄生增其补力；其补气奇药乃仙鹤草和白扁豆；少量柴胡意在升清；陈皮补而不滞；白术、焦麦芽、焦山楂、焦神曲、生鸡内金健脾和胃；天麻、川芎、丹参引药入脑，且为降压效药。配以温针灸，取补气养血要穴足三里、三阴交巩固降压效果。沈氏女科针药并用降压，其效可信。

癫狂痫证应当豁痰

"癫狂"始记于《黄帝内经》，其中《灵枢》还专设"癫狂"篇。王冰补注的《素问》中释名云："多喜为癫，多怒为狂。"《难经·二十难》则释为："重阳者狂，重阴者癫。"癫证哭笑无常，语无伦次，静而多喜，犹如忧郁型精神分裂症；狂证妄躁打骂，弃衣登高，动而多怒，犹如狂躁型精神分裂症。临床上两证常常兼见并互相转化，均属神志异常的精神疾病。

《黄帝内经》详述癫狂病因病机及治疗预后。

病因："诸躁狂越，皆属于火。"（《素问·至真要大论》）"肺喜乐无极则伤魄，魄伤则狂。"（《灵枢·本神》）

病机："邪入于阳则狂……搏阳则为巅疾。"（《素问·宣明五气》）"阴不胜其阳，则脉流薄疾，并乃狂。"（《素问·生气通天论》）"阴阳复争，而外并于阳，故使之弃衣而走也。"（《素问·脉解》）"血并于阴，气并于阳，故为惊狂。"（《素问·调经论》）

治疗："夫食入于阴，长气于阳，故夺其食即已。使之服以生铁洛为饮，夫生铁洛者，下气疾也。"（《素问·病能论》）"治癫疾者，常与之居，察其所当取之处。病至，视之有过者泻之。"（《灵枢·癫狂》）

预后："呕多沃沫，气下泄，不治。癫疾者，疾发如狂者，死不治。"（《灵枢·癫狂》）

《难经·五十九难》以症辨癫狂："狂疾之始发，少卧而不饥，自高贤也，自辨智也，自倨贵也，妄笑，好歌乐，妄行不休是也。癫疾始发，意不乐，僵仆直视。"《金匮要略·五脏风寒积聚病脉证并治》主张："阴气衰者为癫，阳气衰者为狂。"《备急千金要方》认为"风邪"为患："风入阳经则狂，入阴经则癫。"刘河间提出"火旺水衰"论："心火旺则肾水衰，乃失志而狂越。""喜为心志，故心热甚则多喜而为癫；怒为肝志，火实制金，不能平木，故肝实则多怒而为狂。"朱震亨以"痰"立论："大卒多因结于心胸闷。"提出"大吐下"立法。《医学正传》以虚实辨之："大抵狂为痰火实盛，癫为心血不足"，"狂宜乎下，癫则宜乎安神养血并降痰火"。《证治要诀》认为"痰迷心窍"，主张"治痰宁心"："癫狂由七情所郁遂生痰涎，迷塞心窍。"

《古今医统》首次鉴别癫和痫："盖癫为心病而属实者多，痫为五脏兼病，而属虚者多。"《证治准绳》进一步从证候上鉴别癫狂痫："癫者或狂或愚，或歌或笑，或悲或泣，如醉如痴，言语有头无尾"，"狂者发病之时，猖狂刚暴，甚则登高而歌，弃衣而走"，"痫者发则昏不知人，眩仆倒地，不省高下，甚而瘛疭抽掣，目上视或口眼㖞斜，或作六畜之声。"《医林改错》开创瘀血致病说："癫狂一证，乃气血凝滞脑气。"

沈氏女科认为，癫狂痫的主要病机系"痰迷心窍"，故其治以豁痰为先。癫痫病多属痰气，狂病多属痰火。前者涤痰为主，还应理气解郁；后者逐痰为主，还应泻火开窍。两者虽异又连：癫病经久，痰郁化火，可转狂病；狂病日久，郁火宣泄而痰气留滞又可转癫病。癫狂常并称合治。治癫狂痫初期抓住痰浊肝火，治重祛痰泻肝，以导痰汤合生铁落饮为主。祛痰主药为胆南星、天竺黄、法半夏、莱菔子、全瓜蒌、僵蚕、石菖蒲，泻肝主药为生铁落、制大黄、玄参、夏枯草、生栀子、牡丹皮。后期应注意脾虚心损，治重健脾宁心，以六君子和养心汤为主方，健脾主药为党参、白术、云茯苓、白扁豆、生薏苡仁，养心主药为炒酸枣仁、柏子仁、炙远志、当归。痰浊要有出路，故下法在癫狂的治疗中占重要地位。攻下数次，癫狂发作常可明显缓解，一般可重用大黄、礞石、全瓜蒌、决明子、桃仁、玄明粉或服礞石滚痰丸。但攻下易伤正，应当中病即止，不能长用久服。

沈氏女科认为，癫狂痫常由七情所作，除"意疗"外还应伍用清肝解郁之品，如柴胡、郁金、川楝子、生栀子、夏枯草。痰浊闭窍而癫狂痫发作还应伍用开窍之品，以凉开为主，如蝉衣、川芎、琥珀、桔梗、黄连、连翘。癫狂痫辅以针灸豁痰可以提高疗效,一般发作期应开窍镇静,取百会、人中、内关及少商刺血。缓解期应健脾固本,取足三里、三阴交、关元,隔姜灸神阙。

‖ 验案 ‖

罗某,女,28 岁。

病史:患者 19 岁时偶因坐位时膝盖疼痛而诱发癫痫,昏仆,无明显抽搐,今年两次因左膝疼痛、一次因胃痛而诱发癫痫,现平均 3 个月发作一次。末次发作为 9 月 28 日,时眼球斜视,神志尚清,未见抽搐。刻下症:心烦易怒,胃部不适,眼干灼热,睡眠尚可,大便频数,会阴疼痛。

检查:舌尖红,苔黄腻,脉弦滑。血压 130/85mmHg,心率 78 次/分,律齐。脑电图检查见异常电波,CT 检查无明显异常。

辨证:痰浊蒙窍,脑失所养故见昏仆;痰阻四肢,经脉不通故见膝痛;痰郁胃络,不通则痛故见胃痛;痰瘀阻络,眼失濡养,故双眼斜视;痰火内蕴,扰于中下二焦,故见大便频多、会阴部疼痛。舌尖红、苔黄腻、脉弦滑皆为痰郁化火之征。病位在脑。

中医诊断:痫证(痰浊蒙蔽,脑窍受阻证)。

西医诊断:癫痫。

治法:清热祛痰,开窍通络。

处方:沈氏女科经验方"祛痰汤"加味。天竺黄 10g,枳壳 10g,云茯苓 10g,陈皮 10g,石菖蒲 10g,郁金 10g,莱菔子 10g,丹参 30g,葛根 10g,川楝子 10g,延胡索 10g,生山楂 15g,制大黄 10g,车前草 30g。每日 1 剂,水煎,分两次服。

结果:上方连服 14 剂后,患者癫痫未发,身觉清爽,仍胃胀、打嗝,舌尖红,质淡暗,苔黄腻。乃气郁胸腹,故加川芎、理气行血；痰浊未清，加生龙骨、生牡蛎、海蛤壳，三物并用，加大祛痰力度；并用野菊花清热解毒。

继服14剂，现舌质暗，边瘀紫，苔薄黄，痫证未发，痰已去大半，故改用健脾补气之四君子汤加减。方用炒白术10g、党参10g、蒲公英10g、焦麦芽10g、焦山楂10g、焦神曲10g、木香10g、云茯苓10g、陈皮10g、天麻10g。继服1个半月，癫痫至此已6个月未发，胃脘轻微不适，舌淡苔薄，加强和胃祛痰之力配莱菔子10g，丹参30g，生龙骨30g，生牡蛎30g，生栀子10g，蒲公英10g，决明子30g，车前草30g，川芎10g。继服1个月，未再发病，仍在门诊治疗中。

按语：《古今医鉴》云："痫者有五等，而类五畜，以应五脏……原其所由，或因七情之气郁结，或为六淫之邪所干，或因受大惊恐，神气不舍，或自幼受惊，感触而成，皆是痰迷神窍，如痴如愚。治之不须分五，俱宜豁痰顺气，清火平肝。"本案证属痰浊蒙窍，病久郁而化火，损及脾胃。本案治疗特色为"祛痰汤"清热祛痰（莱菔子、葛根、制大黄、丹参）；痰浊蒙窍用天竺黄、车前草通利二便；以石菖蒲、郁金透窍豁痰，川芎行气活血，引药入脑，三物并用，祛除顽痰，加大祛痰力度。痰浊祛后要及时扶正，加炒白术、党参、蒲公英、焦麦芽、焦山楂、焦神曲，益气健脾，杜绝生痰之源，增加祛痰动力。痰已热化加蒲公英、野菊花清热解毒。

糖尿病治重补气

2型糖尿病又称非胰岛素依赖型糖尿病，也称成年型糖尿病，多发于 40 岁以上，系糖尿病多发类型。

中医把糖尿病称作"消渴"，始载于《黄帝内经》。《素问·奇病论》曰："此肥美之所发也，此人必数食甘美而多肥也，肥者令人内热，甘者令人中满，故其气上溢，转为消渴。"汉代张仲景对其表现和药方有明确的描述。《金匮要略·消渴小便利淋病脉证并治》曰："男子消渴，小便反多，以饮一斗，小便一斗，肾气丸主之……渴欲饮水，口干舌燥者，白虎加人参汤主之。"唐代孙思邈最早发现"尿甜"，要比命名糖尿病的英国人 Thomas Willis 早 1000 余年。其在《备急千金要方》中曰："消渴者原其发动，此则肾虚所致，每发即小便至甜"，"虽能食多，小便多，渐消瘦"。宋代《圣济总录》曰："消渴饮水不辍，多至数斗……所食多而不觉饱者。"金代张从正《儒门事亲》曰："不减滋味，不戒嗜欲，不节喜怒，病已而复作，能从此三者，消渴亦不足忧矣。"元代朱震亨《丹溪心法》曰："人惟淫欲恣情，酒面无节，酷嗜炙煿糟藏，咸酸酢醢，甘肥腥膻之属……于是炎火上熏，腑脏生热，燥热炽盛，津液干焦，渴饮水浆而不能自禁。"明代张介宾《景岳全书》曰："三消之病，三焦受病也。上消者，渴证也。大渴引饮，随饮随渴，以上焦之津液枯涸，其病在肺。中消者，中焦病也，多食善饥而不为肌肉，日加消瘦，其病在脾胃。下消者，下焦病也，小便黄赤，其病在肾。此三消者，古人悉认为火证，然有实火者，以邪热有余也；有虚火者，以真阴不足也。使治消证而不辨虚实，则未有不误者矣。"明代赵献可《医贯》曰："治消之法，无分上、中、下，先治肾为急。"清代程国彭《医学心悟》曰："三消之证，皆燥热结聚也。大法治上消者，宜润其肺，兼清其胃，二冬汤主之；治中消者，宜清其胃，兼滋其肾，生地八物汤主之；治下消者，宜滋其肾，兼补其肺，地黄汤、生脉散主之。夫上消清胃者，使胃火不得伤肺也；中消滋肾者，使相火不能攻胃也；下消清肺者，滋上源以生水也。三消之治，不必专执本经，但滋其化源，则病易瘥矣。"

从以上文献中可以看出，中医对糖尿病的病因、症状、防治等都有较为详尽的描述，特别是将上消定为肺燥，以烦渴多饮为主症，治以清肺润燥、生津止渴法，用消渴方、二冬汤、白虎汤等；中消定为胃火，以消谷善饥为主症，治以清胃泻火、养阴保津法，用玉女煎、调胃承气汤等；下消定为肾亏，以小便频多为主症，治以养阴固肾、润肺滋源法，用六味地黄汤、钱氏白术散、桑螵蛸散等。总之，传统对糖尿病的认识均责之于"阴虚燥热"，其治大都以养阴清热立法。

现今，2型糖尿病"三多"症状并不明显，常以气短乏力为诉，苔薄白、舌质淡、脉沉细多见，气虚较为明显。据此，沈氏女科认为2型糖尿病的立法应由传统的"养阴清热"转到"养阴补气"上来，重在补气的治疗新思路，采用补气基本方的新治法，并随证加减。

补气基本方：西洋参5～10g（另煎兑服，人参、太子参均可，不用党参，以防其升高血糖），生黄芪15～30g，生地黄30～60g，黄精15g，知母15g，葛根10g，五倍子10g。

随证加减法：肺燥胃火选加生石膏30g，生薏苡仁15g，玄参10g；肝火旺盛选加生栀子10g，当归10g，生白芍10g；心火上炎选加炒酸枣仁10～30g，首乌藤30g，黄连5～10g；水不涵木选加钩藤15～30g，天麻10g，生石决明30g；脾肾阳虚选加肉桂3g，肉苁蓉10g，炒白术15g。

胰岛素释放试验表明，此法能提高胰岛细胞功能，促进胰岛素的分泌，改善葡萄糖耐量而降血糖，说明养阴补气法是提高糖尿病疗效的良策。

王某，女，40岁。

病史：患者1个月前在某西医院诊断为2型糖尿病，口服西药维持，血糖仍有偏高，常因情绪波动而升高。刻下症：气短乏力，口干渴饮，头目不清，心烦易躁，两便正常。

检查：舌质红，苔薄白，脉沉细。空腹血糖9.19mmol/L，甘油三酯2.12mmol/L，血压120/80mmHg。

辨证：情志过极，气机郁结，郁热伤津，阴精亏虚，故见口干口渴；气虚不振而见气短乏力；阴精不足，不能上充于脑，故见头目不清；阴虚火旺，热扰心神，故心烦易躁。舌质红苔薄白、脉沉细均为气阴双亏之象。病位在肺、肾。

中医诊断：消渴（气阴两虚，虚火上扰证）。

西医诊断：2型糖尿病。

治法：益气养阴，清热除烦。

处方：沈氏女科经验方"补气降糖方"加味。生黄芪15g，生地黄15g，黄精10g，葛根10g，桑寄生10g，生杜仲10g，知母10g，山药10g，丹参30g，五倍子10g，生龙骨30g，生薏苡仁10g，车前草30g，云茯苓10g，仙鹤草10g。每日1剂，水煎，分两次服。

结果：上方服用14剂后，头晕不显，口干、心烦、气短减轻，精神振作，空腹血糖5.9mmol/L。气阴得复，再增其力，上方将生黄芪和生地黄各改为30g，加黄芩清肺热，改为每晚服1次。继服7剂后，血糖5.3mmol/L，舌淡红，苔薄白。气阴两虚得补，继服14剂加以巩固。后电话转告，血糖一直正常，无明显不适。

按语： 糖尿病属中医"消渴"范畴，以三多一少为特征，可相互并见。《临证指南医案》指出："三消一证，虽有上、中、下之分，其实不越阴亏阳亢，津涸热淫而已。"本案口渴气短较为明显，气阴两虚，内生虚热而见心烦易躁，应补气滋阴为主。本案用药特点为投"补气降糖方"补气扶正；五倍子、生龙骨、云茯苓、生薏苡仁、葛根生津止渴，清热利湿，现代药理研究证明均可降血糖；桑寄生、生杜仲善补阳者阴中求阳；黄芩、知母滋肺阴清热；车前草利尿清浊。全方合用，共达益气滋阴、降低血糖的作用。临证不可泥古，要视辨证而立法，方能获效。

糖尿病并发症良方巧治

糖尿病有众多并发症，其中难治者有血管病变（心脑血管病多见）、神经系统病变、感染等。沈氏女科在临证中积累了6首有明显疗效的良方可供临证试治。

糖尿病并发症良方

冠心病：生黄芪15g，北沙参10g，麦冬10g，全瓜蒌30g，薤白10g，石菖蒲10g，郁金10g，丹参30g，赤芍10g，三七粉6g（冲），西洋参5g（另煎兑服）。

末梢神经炎：枸杞子10g，生地黄30g，黄精10g，白芍10g，当归10g，桂枝10g，细辛3g，金银花10g，连翘10g，鸡血藤15g，黄柏10g，川牛膝15g。

植物神经功能紊乱：生黄芪15g，太子参15g，云茯苓10g，炒白术 10g，车前草 30g，生地黄 30g，炙远志 10g，首乌藤 30g，黄芩 10g，生龙骨 30g，浮小麦 30g。

泌尿系感染：瞿麦 10g，萹蓄 10g，赤芍 10g，牡丹皮 10g，芦根 15g，生石膏 30g，生大黄 15g，柴胡 10g，乌药 10g，猪苓 10g，黄芩 10g，白花蛇舌草 30g。

皮肤疖肿：生黄芪 15g，金银花炭 10g，赤芍 10g，炙杷叶 10g，黄芩 10g，制大黄 10g，丹参 30g，生地黄 10g，浙贝母 10g。

肾动脉硬化症：知母 10g，黄柏 15g，肉桂 3g，丹参 30g，泽泻 10g，海藻 10g，益母草 10g，王不留行 10g，车前草 30g，郁金 10g，泽兰 10g，白花蛇舌草 30g。

巧配现代药理证实的降糖中药

在辨证论治的前提下，根据这些降糖草药的性味功能，以不违背中医理法方药原则为法，在处方中巧配，可以明显提高降糖作用。降糖作用明显的中草药计有 20 味：生地黄、山药、薏苡仁、葛根、花粉、知母、生黄芪、玉竹、地骨皮、玄参、赤小豆、人参、黄精、泽泻、五味子、五倍子、芡实、桑寄生、郁金、黑豆。

发挥单验方的辅助作用

有效的单验方在处方中配用对提高疗效也必不可少，比如玉锁丹（五倍子、云茯苓、生龙骨）及蚕茧壳、猪胰煎、鲜地黄汁、浮萍汁等。

‖ 验案 ‖

黄某，女，49 岁。

病史：患者患糖尿病3年，服西药降糖药，空腹血糖仍波动在8～10mmol/L。近月因情绪波动，进食西瓜，空腹血糖9.8mmol/L，心慌气短，半侧出汗，晨起面浮，夜梦纷纭，神疲乏力，纳便尚调。由病友介绍，前来门诊，试服中药。

检查：苔薄白，舌质淡，脉沉细。

辨证：气虚亏损而致气短乏力，晨起面浮；心神不宁，而见心慌梦多；肺主皮毛，脾气不足，难以固表，故见半侧多汗。苔薄白、舌质淡、脉沉细皆为气虚之象。病位在肺、心、脾。

中医诊断：消渴（肺脾气虚，神不守舍证）。

西医诊断：2型糖尿病，植物神经功能紊乱。

治法：补气宁神，养心固表。

处方：沈氏女科良方加味。生黄芪15g，太子参15g，炒白术10g，云茯苓15g，生地黄30g，炙远志10g，首乌藤30g，黄芩10g，仙鹤草10g，生龙骨30g，浮小麦30g，车前草30g。每日1剂，水煎，分两次服。

结果：上方连用14剂后，心慌明显缓解，面浮已消，夜梦减少，精神振作，出汗仍多，空腹血糖降为7.1mmol/L。气虚渐复，心神渐宁，守法加强固表之力，上方加防风5g，桑白皮10g。再服1个月，半侧汗多已止，空腹血糖降为6.2mmol/L。上方3剂量，共研细末，装入1号胶囊，每次6粒，每日3次，常服。嘱其稳定情绪，控制饮食，未再复诊。

按语： 糖尿病合并植物神经功能紊乱临证多见，尚无特效药物可治，沈氏女科组建良方，仍以补气立法，用生黄芪、太子参、白术、仙鹤草为主药；再以宁心安神的炙远志、首乌藤、生龙骨、云茯苓为辅，共奏益气宁神之功，而使心慌气短、神疲梦多得以缓解。植物神经功能紊乱尚见晨起面浮，在补气基础上加用渗湿下行的车前草可以消除。植物神经功能紊乱还见汗多症，一方面肺主皮毛，用清肺之品黄芩为主，一方面加以利尿亦可止汗，常投车前草、桑白皮之类，还可伍入玉屏风散固表。补气、清肺、利尿、固表可除多汗症。气阴互联，配入大量生地黄，既可滋阴补气，又可降糖。沈氏女科良方调治糖尿病并发症理法方药独到，临证可以试治。

降糖家传效方

沈氏女科治疗糖尿病有 5 首组方特殊的效方，可以试治各型糖尿病。

气阴双补方：银柴胡 10g，天冬 15g，玄参 15g，生地黄 30g，云茯苓 15g，太子参 15g，生杜仲 10g，桑寄生 10g，黄柏 10g，肉桂 3g，炒酸枣仁 10g，首乌藤 30g，青皮 10g，忍冬藤 15g。

补气健脾方：太子参 30g，黄精 15g，山药 10g，芡实 10g，覆盆子 15g，玄参 10g，五倍子 5g，五味子 10g，黑豆 15g。

滋水涵木方：枸杞子 15g，黄柏 10g，生龙骨 30g，生牡蛎 30g，生杜仲 10g，北沙参 15g，菟丝子 10g，生白芍 10g，砂仁 10g。

养阴清热方：生地黄 30g，葛根 10g，天花粉 10g，麦冬 15g，五味子 10g，生薏苡仁 10g。

肺胃双清方：生石膏 30g，知母 15g，生薏苡仁 60g，车前草 30g，地骨皮 10g，泽泻 10g，桑寄生 10g，西洋参 5g（另煎兑服）。上药（除薏苡仁之外）煎两次取汁，再入薏苡仁熬粥分食。

‖ 验案 ‖

何某，女，21岁。

病史：患者有糖尿病家族史，空腹血糖波动在8～9mmol/L，餐后2小时血糖波动在11～15mmol/L，已有1年。服多种西药降糖口服药效果不明显，故来门诊求治。刻下症：口渴引饮，消谷善饥，尿频量多，神疲气短，月经量少。

检查：舌红少苔，脉细数。一周前查空腹血糖8.6mmol/L，餐后2小时血糖12.1mmol/L。

辨证：肺胃热盛，灼津伤液而见口渴食多，消谷善饥，名为消渴；阴伤延及下焦出现尿频，排尿量多更伤阴液；气阴互联，阴伤必致气虚而见神疲气短；阴液既伤，月事量少。舌红少苔、脉细数乃阴虚内热之象。病位在肺、胃。

中医诊断：消渴（肺胃阴伤，内热火盛证）。

西医诊断：1型糖尿病。

治法：肺胃双清，益气养阴。

处方：沈氏女科效方"肺胃双清方"加味。西洋参5g（另煎兑服），生石膏30g，知母15g，泽泻10g，桑寄生10g，地骨皮10g，车前草30g，生黄芪30g，黄精15g，丹参30g，牡丹皮10g，生薏苡仁90g（包）。煎两次取汁，后入薏苡仁熬粥分食。

结果：上药服14剂后口渴明显缓解，精神好转，善饮尿多依存，月经仍少，舌红脉数。气阴渐复，胃热依存，肝肾仍亏，上方加当归10g，白芍10g，麦冬15g。再服1个月后，善饮尿多消除，经量增多，舌淡红，苔薄黄，脉弦细不数，空腹血糖7.0mmol/L，餐后2小时血糖8.1mmol/L。胃热得清，肝肾得滋，上方5剂量，共研细末，装入1号胶囊，早晚各服5粒。复诊，无明显不适，空腹血糖 6.2mmol/L，餐后 2 小时血糖 7.1mmol/L。

按语：1 型糖尿病患者胰岛功能丧失，为难治病。因"三多"症明显，仍按传统立法"滋阴清热"，治重肺、胃、肝、肾诸脏。沈氏女科"肺胃双清方"组方独特，白虎汤中生薏苡仁易粳米，加地骨皮清肺胃内热；滋阴投桑寄生、地骨皮；益气生津用生黄芪、黄精、西洋参；柔肝滋肾合当归、白芍、麦冬；丹参一味功同四物；牡丹皮凉血行血，专为经少所投。服法也特殊，以药汁熬生薏苡仁粥分食，薏苡仁用量加大，包煎不会糊锅，既可充饥，又能降糖。全方抓住肺胃双清，并以气阴互联，肝肾同源立法，益气生津，柔肝滋肾，增强双清之力，使难治的 1 型糖尿病得以缓解，可供临证参考。

糖尿病中医食疗方略

饮食控制密切影响糖尿病的疗效和康复，轻型患者常常单靠食疗便可控制病情，但对广大患者和非专科医生来说都不可能精确计算热量，刻板安排食谱使饮食控制成了一道难题。沈氏女科从临床和医患出发，制订了一套利于病情又切实可行的中医食疗方略，并经长期临床实践证明是糖尿病人有效的食疗方法。

遵守 6 个原则

要保持体力和工作、生活能力。糖尿病人控制饮食绝不能产生饥饿感，更不能丧失生活自理和工作能力，生活和工作都丧失了，哪还能有乐趣呢？

主食定时定量必须严格。主食包括大米、面、小米、玉米、

内科

内科

高粱、荞麦等。一般规定：脑力劳动，每日 5 两，分配为早餐 1
两，午餐 3 两，晚餐 1 两；体力劳动，每日 8 两，分配为早餐 2
两，午餐 4 两，晚餐 2 两。

副食、蔬菜不限量，吃饱为止。饥饿时以花生、豆类、杏
仁、腰果等充饥。

严格禁食各种水果。包括猕猴桃、柚子、草莓等（因其含糖
量均超过 5%），可以西红柿、黄瓜、苦瓜凉拌蔬菜代替水果爽
口。其他的糖类、冷饮、糕点、蜜饯等也应禁食。

戒烟少酒忌肥甘。尽量少食木糖醇、甜叶菊等甜味替代品，
要做到"食不甘甜"。

烹调时可用食油、酱油、盐、醋、姜、蒜、胡椒、辣椒等各
种调料，但禁用糖、糖精等甜味调料。

掌握食品宜忌

有降糖作用的食品可以多食。如猪胰、山药、茭白、生薏苡
仁、葛根、豇豆、苦瓜、冬瓜、黑木耳、大蒜、芹菜。

含糖量超过重量 5% 的食品宜少用。如南瓜、大葱、洋葱、
蒜苗、冬笋、白萝卜、鲜藕、鲜豌豆、鲜蚕豆、啤酒、葡萄酒、
黄酒。

含糖量很高的食品要忌食。如胡萝卜、心里美萝卜、红薯、
土豆、芋头、粉条、马蹄、各种水果。

有效食谱举例

炝炒苦瓜（参考《随息居饮食谱》）：苦瓜 250g，黑木耳 30g。
苦瓜洗净，切薄块，黑木耳水发撕小块，油锅煸炒苦瓜至熟，放
入黑木耳，加入调料盛盘食用。功效补脾益气，降糖清热。

素烩腐竹（参考《本草纲目》）：腐竹 100g，山药 60g。腐竹水发洗净切长条，山药去皮洗净切薄片，油锅煸炒至熟，加调料用薏苡仁粉勾芡，盛盘食用。功效补气养胃，降糖止渴。

生地粥（参考《饮膳正要》）：生地黄 250g，生薏苡仁 100g。生地黄洗净煮两次取汁，生薏苡仁淘净，入生地黄汁熬粥，加少量食盐、鸡精食用。功效滋阴生津，降糖充饥。

‖ 验案 ‖

郝某，女，36 岁。

病史：患者平素体弱，动则气短，神疲乏力。近月前饮食不节，情绪不稳，气短明显，腰酸腿软，懒于行动，夜尿频短。在某医院行各项检查，空腹血糖 7.2mmol/L，尿糖（++），来门诊求服中药治疗。

检查：苔薄白，质淡胖，脉沉细，尺部弱。面色白，精神不振。

辨证：苔薄白，气短促，动则甚，乃脾虚气衰之故。舌淡白，尺部弱，腰酸软，夜尿频，为肾亏阳衰之征象。病位在脾、肾。

中医诊断：中下消（脾虚气损，肾亏阳衰证）。

西医诊断：2 型糖尿病。

处方：杞菊地黄胶囊，每次 5 粒，每日 3 次；西洋参片每日 5g 泡饮。主食每日 5 两，早餐 1 两，午餐 3 两，晚餐 1 两，定时定量。禁食各种水果、糕点、糖类。多食山药、豆类、冬瓜，常食素烩腐竹、炝炒苦瓜，用黑木耳、生薏苡仁煮粥多食。

结果：中医食疗 1 个月后，气短乏力明显改善，精神振作，复查空腹血糖 6.3mol/L，尿糖（±），嘱继续中医食疗。两个月后陪病友门诊，诉连续两周复查，空腹血糖均已正常，诸症消除，体力增强，苔薄白，脉弦细。

按语： 轻型 2 型糖尿病一般多见脾肾两虚，可以发挥中医食疗优势，配服滋水涵木的杞菊地黄胶囊和补气降糖的西洋参也可获效，此案便是明证。糖尿病病人控制饮食至关重要，直接影响疗效和康复，但又是医患的一个难题，计算热量、刻板食谱常常难以做到。沈氏女科制订的中医食疗方略，只要遵守原则，掌握宜忌，实用可行，值得医患参考。

肺系病祛痰为先

肺系疾病常伴咳、喘、痰、炎、热 5 个主症，其中必须抓住祛痰这个环节，痰祛则咳、喘、炎、热会随之缓解。沈氏女科祛痰之治主要有三，即分寒热、顾脾运和利两便。

分寒热

祛痰者首要分清寒热，其辨不在色而在质。传统说法为黄痰有热，白痰属寒，但临床实际可见白黏痰用温肺药反而留痰，黄沫痰用清肺药反而增痰。所以，辨痰之寒热以质为准，其色只作参考。一般黏稠痰属热，泡沫痰属寒。祛痰之法视寒热之别而定温清，寒痰温肺常用紫苏子、白芥子、款冬花、白前、杏仁、桂枝、细辛、紫菀；热痰清肺常用桑白皮、全瓜蒌、天竺黄、葶苈子、牛蒡子、竹沥、桔梗、浙贝母、前胡。

顾脾运

祛痰还应重视"脾为生痰之源",而不能局限于肺。脾主运化水湿,脾失健运,水湿聚而为痰,故祛痰要配以醒脾药和健脾药,方能彻底祛除。一般寒痰配伍健脾药,常用清半夏、橘红、木香、扁豆、白术;热痰配伍醒脾药,常用生薏苡仁、陈皮、云茯苓、连翘、竹茹。

利两便

痰为实邪,祛痰当给邪以出路而分利两便,利尿润肠有利于痰浊的排出。利尿常用车前草、白花蛇舌草、冬瓜皮(子)、芦根、竹叶;润肠常用决明子、莱菔子、桃仁、白菊花与当归。

另外,痰瘀互根,常常互结,加之肺系病常以情绪激动而诱发,所谓"木火刑金",木火也常致气滞血瘀,故祛痰时常配伍化瘀药以提高疗效。化瘀从清肝和活血着手,清肝常用生栀子、菊花、薄荷、蝉衣、地龙、夏枯草、黛蛤散、羚羊角粉;活血常用丹参、苏木、川芎、桃仁、泽兰、花蕊石、三七粉。

‖验案‖

金某,女,54岁。

病史:患者素体肥胖,活动量稍大则感气短。又因上感后咳嗽月余,伴咯痰,色白量多易咯,胸闷气短,饮食小便正常,大便稀薄,日行2～3次。先后服用"通宣理肺丸""枇杷止咳露"等药物症状无改善,故来求治。

检查:苔白腻,脉弦滑。两肺呼吸音粗。胸片示两下肺纹理增粗,支气管炎改变。

辨证：患者素体肥胖，动则气短，属脾虚痰盛之体质，复因外邪犯肺，致肺气不降，痰随气逆，故咳嗽，咯痰，胸闷气短；便溏为脾虚失健之象；苔白腻、脉弦滑为痰浊内蕴之征。病位在肺。

中医诊断：咳嗽（痰浊闭肺，肺失和降证）。

西医诊断：支气管炎。

治法：健脾祛痰，宣肺止咳。

处方：《韩氏医通》三子养亲汤加减。紫菀10g，紫苏子10g，莱菔子10g，炒葶苈子10g，杏仁10g，炙杷叶10g，桑白皮10g，炒白术10g，云茯苓10g，橘红10g，焦麦芽10g，焦山楂10g，焦神曲10g，车前草30g。每日1剂，水煎，分两次服。

结果：上方连用7剂后，咳嗽、咯痰明显减轻，唯感胸闷气短，动则尤甚，大便次数多，舌苔微腻。痰浊渐祛，肺脾气虚之证呈现，上方去葶苈子、莱菔子，加生黄芪、山药、白扁豆补气健脾。再进7剂咳嗽已止，胸闷气短大减，改服参苓白术丸，早晚各6g，口服巩固，未再复诊。

按语： 呼吸系统疾病见痰必先祛痰，而祛痰之主方为三子养亲汤。因痰浊日久有化热趋势，故以葶苈子替代三子养亲汤中的白芥子，炒用以防其苦寒，损伤脾胃；用紫苏子意在泻肺降气，祛痰止咳；"脾为生痰之源，肺为贮痰之器"，截痰之源必健脾，合用云茯苓、白术、焦麦芽、焦山楂、焦神曲，取培土生金之意。效不更法，守法易药加生黄芪、山药，重在健脾以治其本而收功。

绝非见咳止咳

沈氏女科认为咳嗽固然是肺系疾病的主要症状，但见咳止咳，单从肺治，难得良效，常常会见咳止咳而咳不止。《素问·咳论》有训："五脏六腑皆令人咳，非独肺也。"临证要顾及脏腑之关联，方是止咳之良策。

木火刑金证

症见苔黄质红，脉来弦数，咳痰带血，胸胁胀满。治疗除止咳外还要配以清肝泻肝，如伍用黛蛤散、生栀子、川楝子、薄荷、牡丹皮，甚至要配龙胆泻肝汤方能收咳平血止之效。

肺肾阴虚证

症见苔净质红少津，脉象细数，干咳咽痒，日久不愈，腰酸膝软。治疗除止咳外还要配以养阴滋肾，如伍用生地黄、麦冬、沙参、百合、女贞子、墨旱莲、芦根，甚至配以六味地黄丸方能咳定津复。

肺脾气虚证

症见苔薄白，舌质淡，脉沉细，久咳神疲，汗多气短。治疗除止咳外还要配以培土生金，如伍用党参、云茯苓、陈皮、生黄芪、黄精、炒白术，甚至加用参苓白术丸方能咳除神复。

心肺火盛证

症见苔薄黄，舌尖红，脉细数，咳呛失眠，日轻夜重。治疗除止咳外还要配以清心宁神，如伍用炙远志、炒酸枣仁、首乌藤、琥珀粉、竹叶，甚至配以天王补心丹方能咳止心宁。

肺胃实热证

症见苔黄腻，脉弦滑，咳喘喉鸣，纳呆口苦。治疗除止咳外还要配以清胃降逆，如伍用生石膏、生赭石、生牡蛎、知母、蒲公英、竹茹、枳壳，甚至配以温胆汤方能咳止胃清。

肺热移肠证

症见苔腻脉滑，咳喘便干，腹胀胸满。治疗除止咳外还要配以涤肠通腑，如伍用莱菔子、全瓜蒌、决明子、大腹皮、制大黄，甚至配以承气汤类方能咳止肠清。

‖ 验案 ‖

王某，女，56岁。

病史：患者感冒后出现咳嗽近两月，现偶有少量白痰，质黏，咽干且痒，口渴欲饮，时感低热，手足心热，腰酸耳鸣，尿频色黄，大便通调，曾先后服用"养阴清肺糖浆""通宣理肺丸"，疗效不显，故来门诊求治。

检查：舌红少苔，脉象细数。体温36℃，两下肺呼吸音粗，未闻及干湿啰音。血常规未见明显异常。胸片示两下肺纹理增粗。

辨证：肾水下亏，不能上滋肺金，阴虚肺燥，故腰酸耳鸣，痰少而黏；燥邪灼津伤肺，则咽干咽痒，口干欲饮；燥邪伤阴，阴虚则火旺，可见小便短赤，五心烦热；舌红少苔、脉象细数为阴虚燥热之象。病位在肺、肾。

中医诊断：咳嗽（肺肾阴虚，燥火灼金证）。

西医诊断：支气管炎。

治法：清燥润肺，养阴止咳。

处方：《医门法律》清燥救肺汤加减。沙参10g，麦冬10g，生地黄10g，桑白皮10g，知母10g，紫菀10g，川贝母10g，生石膏30g，杏仁10g，百部10g，炙杷叶10g。每日1剂，水煎，分两次服。

结果：上方连用7剂，患者自觉干咳、咽痒减轻。原方再服14剂后咳嗽消除，烦热消失，咽干轻微，改服养阴清肺口服液和六味地黄浓缩丸，未再复诊。

按语：清燥救肺汤为治疗燥热伤肺的要方，再配白虎汤，既养阴，又清燥热；以沙参易人参，配麦冬、生地黄以滋肺肾之阴而润燥；桑白皮配炙杷叶，川贝母配紫菀，这两个有效药对多为止咳而设。"止咳非独治肺，辨证方是关键"，此案明证。

定喘分清虚实

临证辨喘之虚实有3要：一要视喘作状态。实喘声高气粗，呼少吸多，呼吸深长；虚喘息弱声低，呼多吸少，呼吸表浅。二要视兼症。实喘胸满喉鸣，面赤身热，大便干结；虚喘神疲畏风，面白或青，自汗不止。三要视舌脉。实喘苔腻质红，脉多滑数；虚喘舌淡胖，脉细弱。

定喘虚实之治大异。《临证指南医案》认为喘证"在肺为实，在肾为虚"，故实喘治在肺，多用泻肺平喘法；虚喘治在肾，常投补肾纳气法。两者除补泻相异外，虽皆以下行来定喘，但实者用降逆，虚者用纳气，大不相同也。

沈氏女科临证实喘主方用麻杏射干汤，重在祛风降肺。

炙麻黄 10g　　　桑白皮 10g　　　射干 10g　　　　杏仁 10g

白果 10g　　　防风 10g

泻实勿忘配以清热降逆之品，如黄芩 10g，浙贝母 10g，葶苈子 10g，莱菔子 10g，鱼腥草 30g，全瓜蒌 30g，决明子 30g，车前草 30g，珍珠母 30g 等。

虚喘主方用七味都气丸、人参蛤蚧散，重在调肾阴阳。

生地黄 10g　　　天冬 10g　　　麦冬 10g　　　女贞子 10g

补骨脂 10g　　　巴戟肉 10g　　　白人参 3g（另煎兑服）

蛤蚧粉 5g（冲）

治虚勿忘配以收敛纳气之品，如五味子 10g，山茱萸 10g，生龙骨 30g，生牡蛎 30g，紫菀 10g，川贝母 10g，金樱子 10g 等。

喘证的复发性较大，特别跟外感、情绪刺激和饮食肥甘厚味关系密切，故需注意生活起居、情绪稳定和饮食调养。在汤剂奏效后仍需服用两个月左右的丸药，以巩固疗效，防止复发。丸药的选择要标本兼施，标在祛痰，热者服清气化痰丸、蛇胆陈皮丸；寒者服橘红丸、通宣理肺丸。本在脾肾，配以参苓白术丸、肾气丸、附子理中丸、杞菊地黄丸、生脉饮。

沈氏女科家传药酒效方，可常服防复。

西洋参 10g　　　生黄芪 30g　　　炒白术 15g　　　补骨脂 30g

肉苁蓉 30g　　　生杜仲 15g　　　北沙参 30g　　　鱼腥草 15g

射干 15g　　　川贝母 15g　　　紫菀 15g　　　云茯苓 15g

陈皮 15g　　　冬瓜仁 15g　　　五味子 10g　　　白菊花 10g

桑白皮 10g　　　白果（炒熟去壳）30g

上药泡黄酒 3kg，密封 15 天后，每晚服 0.5～1 两。

‖ 验案 ‖

杜某,男,60岁。

病史:患者每于立冬后即发哮喘,迁延日久,已逾20载。多因感冒、劳累而诱发,发作时唇紫肢冷,难以平卧,吐白沫痰,动则更甚,需喷激素、肾上腺素方可暂时缓解。平时自觉形寒气短,腰酸腿软,夜尿频短。前日因劳累受凉,诱发喘憋,遂来门诊。

检查:苔薄白,质淡胖,脉沉细,尺部弱。面色白,呼多吸少。听诊两肺满布哮鸣音。

辨证:肺为气之主,肾为气之根。花甲哮喘,多见肺肾不足,劳则更损,喘息即发,形寒肢冷,腰腿酸软,夜尿频短,舌胖尺弱,肾阳火衰之故;气短白痰、苔白脉细乃肺气不足之征。病位在肺、肾。

中医诊断:哮喘(命门火衰,肾不纳气证)。

西医诊断:慢性喘息型支气管炎急性发作。

治法:温肾纳气,敛肺平喘。

处方:《景岳全书》右归饮化裁。生黄芪10g,生地黄15g,黄芩10g,桔梗10g,紫菀10g,肉桂3g,补骨脂10g,巴戟肉10g,川牛膝15g,五味子10g,枸杞子10g,蛤蚧粉5g(冲),制附片10g(先煎半小时)。每日1剂,水煎,分两次服。

结果:上方连服7剂,患者自觉喘息大减。效不更方,前法续进,再服14剂,喘息控制,气短不显,精神振作,肺部听诊哮鸣音消失。原方去附子、肉桂,加温通的鹿角霜10g,改为每晚服1煎。1个月后复诊,天气变化、生气时偶有轻喘,已不需西药,可自行缓解。嘱晚服原方煎,晨服金匮肾气丸6g,坚持 1 个冬季，平时多食核桃、木耳、菌类，三伏天穴位贴敷白芥子为主药的哮喘膏。两年后带家属门诊求治，自述哮喘基本控制。

按语： 朱震亨在《丹溪心法》中云："凡久喘之证，未发宜扶正气为主，扶正者以温肾为本。"可见温肾纳气乃火衰喘息的治本大法。本案患者证属命门火衰，切中右归饮方意。张介宾补肾重视阴阳互根，以温肾纳气为主，但宜阴中求阳，故在大队温阳的附子、肉桂、巴戟肉、蛤蚧、补骨脂之中稍佐枸杞子、生地黄滋阴，其温之力大增；生黄芪补气健脾；紫菀、桔梗宣肺升清，川牛膝导血下行，升降配合，平喘有力。喘息无论肾不纳气或肃降失司，调其升降气机，是平喘重要的增效之举。五味子敛肺纳气，黄芩为清金专药，且能引药入肺而平喘，不可缺少。为防附片之毒，先煎半小时祛毒存性。方证符合，遣药巧配，7 剂见效。附子、肉桂温阳而燥，恐伤其阴，故中病即换，改投鹿角霜温通有余，燥性大减，敛而平喘。坚持晚服汤剂，晨服丸药，配以冬病夏治的穴位贴敷和补肾食疗而起沉疴，缓解久喘。

痛证临证分类

痛证是临床最常见病证之一，涉及中医内、外、妇、儿、眼、耳鼻喉等多种科属的多个病种。《黄帝内经》立论最早，《素问·举痛论》早已有关于辨寒痛、热痛及寒热互见之先例。《黄帝内经》中的不少篇章还论述了头痛、心痛、胁痛、胃脘痛、腹痛、腰痛及骨痛等的脉证或治法。西医关于痛证的发生机理及临床表现也有很深的研究。痛证症状之多，不可谓之不繁杂。

中医诊治痛证历史悠久，上溯先秦，下迄当今，群贤辈出，代有发扬。

《素问·举痛论》首次提出疼痛的病机在于"小络急引""泣而不行""闭不通"。《诸病源候论》提出"久痛属虚"。《伤寒论》注重虚痛论治：中焦虚寒、腹中急痛用小建中汤；营伤腹痛用芍药甘草汤；肾虚寒痛用通脉四逆汤。《医学传真》创立"通则不痛"的治则，且提出通法不单是"下泄为通"，凡调经、和血、补虚、散寒、上举、和解、消导皆属通法。《临证指南医案》更提出"久病入络"的观点，主张用虫类药物剔络止痛。

综上所述，痛证临证必须有寒、热、虚、实之辨。至于痛证的病因，通常可概括为寒凝、气滞、热结、血瘀、痰浊、食阻、虫积、虚损等，病机则为"不通则痛"。

沈氏女科认为临证见痛证须注意疼痛部位、性质、诱因、兼症和舌脉。一般而言，实痛拒按，虚痛喜按；胀痛为气滞，刺痛为瘀血，饱痛为食阻，麻痛为痰浊，阵痛为虫积；长痛不止为实，时痛时止为虚；得食更甚为实，得食则安为虚；口润吐涎为寒，口渴引饮为热；溲清为寒，尿赤为热；喜暖畏寒为寒，喜冷畏暖为热；苔白脉迟为寒，苔黄脉弦为热；舌淡脉细为虚。临证须根据望、闻、问、切四诊合参仔细分类辨治。

‖ 验案 ‖

雷某，男，42岁。

病史：患者左侧偏头痛多年，反复发作，遇劳累及情绪不畅则发作尤甚。兼有头晕口苦、耳鸣烦躁、寐差多梦诸症。西医诊断为血管神经性头痛，服血管扩张剂及镇痛药只能暂时缓解症状。患者不堪其苦，遂来中医就诊，要求以中药调治。

检查：舌红，苔薄黄，脉弦。血压 120/80mmHg。

辨证：肝阳上扰，气滞络阻，不通则痛，发为头痛；阳亢上扰则兼见头晕口苦、耳鸣烦躁、寐差多梦诸症。舌红、脉弦亦属火炎阳亢之征。病位在肝。

中医诊断：偏头痛（阳亢气滞证）。

西医诊断：血管神经性头痛。

治法：平肝潜阳，通络止痛。

处方：《太平圣惠方》金铃子散加味。白芷 10g，川芎 10g，石决明 30g（先煎），细辛 3g，黄芩 10g，菊花 10g，川楝子 10g，延胡索 15g。每日 1 剂，水煎，分两次服。

结果：上方连服 7 剂，患者头痛显减，仍感头晕、口苦、心烦。原方加天麻 10g，夏枯草 10g，竹叶 10g。再进 7 剂，头痛全止，诸症亦减。原方去细辛、菊花、川楝子、延胡索，加炒酸枣仁 30g，连服 14 剂，症除痛瘥。随访 3 个月，未见复发。

按语：血管神经性头痛属疑难杂症，西医缺少有效药物，病人往往依赖镇痛药物缓解疼痛，甚者虽服镇痛药亦不能止痛，且容易复发，不堪其苦。本案患者头痛属肝阳上扰，气滞络阻，不通则痛。头晕口苦、耳鸣烦躁、寐差多梦、舌红、脉弦亦皆阳亢肝火上扰所致。方用白芷、川芎、细辛通络止痛，石决明平肝潜阳，黄芩、菊花清肝祛火，共奏平肝通络之功；合用金铃子散意在利气通络，增强止痛之力以治头痛。服药 1 周后头痛大减，但仍感头晕、口苦、心烦，乃火扰阳亢之病邪未彻底祛除，故加用天麻平肝、夏枯草清肝、竹叶清心（实泻其子）。再进 7 剂后病邪显退，络脉通畅，故痛止而诸症显减。原方去细辛、菊花、川楝子、延胡索，加炒酸枣仁镇静安神，巩固疗效，两周后诸症皆退。

针药并用新法镇痛

痛证始载于《黄帝内经》，《素问·举痛论》曰："经脉流行不止，环周不休，寒气入经而稽迟，泣而不行，客于脉外则血少，客于脉中则气不通，故卒然而痛。""寒气客于肠胃之间，膜原之下，血不得散，小络急引故痛。"认为致痛之因在于"寒气"，其病机则是"气不通""血不得散""小络急引"，气血不畅，所谓"不通则痛"。《黄帝内经》的这段分析对后世的温通止痛极有启迪。至张仲景的《伤寒杂病论》，镇痛的理法方药已经相当完善，创建了不少效方，如桂枝汤类、承气汤类、陷胸汤类、四逆散、芍药甘草汤、葛根芩连汤等。嗣后历代医家皆有充分的发挥和创新，使中医镇痛颇具特色又富有优势。

沈氏女科的镇痛法按性质（隐痛、胀痛、刺痛、绞痛）、部位（头、目、齿、咽喉、胸胁、脘腹、腰背、四肢）、病种（炎症性、神经性、外伤性、占位性）进行分类论治，采用针药并用的方法，既符合临床实际，又利于提高疗效，是中医镇痛的新思路、新视角、新方法。

疼痛性质

隐痛以虚证多见，分气虚和阴虚两类。气虚疼痛伴苔白质淡，脉象细弱，气短乏力。治当补益中焦脾气，兼通血行。主药：生黄芪、炒白术、云茯苓、赤芍、白芍。针刺取足三里、血海为主穴，用补法。阴虚疼痛伴苔净质红，脉象细数，五心烦热。治当补益下焦肾水，兼养营阴。主药：生地黄、黄精、山茱萸、山药、泽兰、川楝子、延胡索。针刺取三阴交、太溪为主穴，用补法。

胀痛以实证多见，分肝郁、痰浊、食阻3类。肝郁疼痛兼苔黄质红，脉象弦紧。治当疏肝开郁。主药：柴胡、香附、牡丹皮、石菖蒲、郁金、薄荷、川芎。针刺取阳陵泉、支沟为主穴，用泻法。痰浊疼痛兼苔腻，脉滑，憋闷口黏。治当祛痰降浊。主药：竹茹、枳壳、云茯苓、陈皮、全瓜蒌、丹参。针刺取中脘、丰隆为主穴，用泻法。食阻疼痛兼苔厚，脉滑，嗳腐纳呆。治当消导畅中。主药：木香、焦麦芽、焦山楂、焦神曲、生鸡内金、莱菔子、蒲公英、连翘。针刺取建里、公孙为主穴，用泻法。

刺痛以瘀血多见，兼全身血滞证（舌紫斑，脉细涩，紫绀，肌肤甲错，毛发干枯），局部血结证（肿块）和离经血溢证（血暗有块）。治当活血化瘀。主药：丹参、当归、赤芍、川芎、郁金、苏木、地龙、水蛭。针刺取膈俞、三阴交为主穴，配膻中、气海、太冲，用泻法。

绞痛除气滞血瘀外，还因寒凝诱发。兼见苔白质淡紫，脉象沉迟，痛而喜暖，畏寒，兼面色白，四肢不温。治当温通散寒。主药：炮姜、高良姜、乌药、桂枝、鹿角霜、细辛。针刺取神阙、关元为主穴，用灸法。

疼痛部位

头痛分风邪、肝阳、痰蒙和气虚4类。

风邪头痛以全头胀痛为显，伴发热、咳嗽、咽痛、骨楚。苔薄白，脉浮紧者属风寒，治当祛风散寒。主药：荆芥穗、防风、川芎、白芷、桂枝、白芍、细辛。苔薄黄，脉浮数者属风热，治当祛风清热。主药：连翘、金银花、菊花、薄荷、蝉衣、桑白皮、葛根。针刺取风池、外关、合谷、太阳为主穴，用泻法。

肝阳头痛以两颞跳痛为显，苔薄黄，舌质红，脉弦细数，伴胁满易怒，口苦尿黄。治当平肝潜阳。主药：天麻、菊花、决明子、夏枯草、珍珠母、生石决明、生栀子、川楝子。针刺取太冲、太阳为主穴，用泻法。

痰蒙头痛以头顶重痛为显，苔黄腻，脉弦滑，伴胸憋而胀，口黏纳呆。治当豁痰开窍。主药：胆南星、天竺黄、川芎、莱菔子、石菖蒲、郁金、枳壳、生薏苡仁。针刺取百会、丰隆为主穴，用泻法。

气虚头痛以全头空痛为显，苔薄白，舌质淡，脉细弱，伴气短乏力。治当升清降浊。主药：党参、黄精、白扁豆、当归、升麻、延胡索、葛根、川牛膝。针刺取四神聪、足三里为主穴，用补法。

目痛以肝火多见。苔黄质红，脉象弦数，兼口苦目赤，尿黄便秘，心烦易怒。治当清肝泻火。主药：夏枯草、生栀子、决明子、野菊花、制大黄、车前草。针刺取攒竹、行间为主穴，用泻法，或耳尖放血。

齿痛分胃火、肾虚两类。

胃火齿痛痛剧，龈肿，苔薄黄，舌质红，脉弦数，兼消谷善饥，口干引饮。治当清胃泻火。主药：生石膏、知母、生薏苡仁、升麻、川牛膝。针刺取二间、内庭为主穴，用泻法。肾虚齿痛为隐隐作痛，苔薄黄，舌淡胖，脉沉细，尺部弱，兼耳鸣腰疼。治当滋阴降火。主药：生地黄、黄柏、玄参、牡丹皮、怀牛膝、徐长卿。针刺取合谷、太溪为主穴，用补法。

咽喉痛分风热、虚火两类。

风热咽痛为肿痛明显，苔薄黄，脉浮数，兼喉如物梗，影响吞咽，甚则寒热交作。治当疏风清热。主药：连翘、金银花、蝉衣、僵蚕、野菊花、苏梗、露蜂房。针刺取少商、商阳放血，风池、上廉泉为主穴，用泻法。虚火咽痛以隐痛为主，朝轻暮重，苔净质红，脉细数，兼五心烦热，腰酸失眠。治当滋阴降火。主药：生地黄、麦冬、黄连、肉桂、马勃、川牛膝。针刺取劳宫、上廉泉，用泻法，复溜用补法为主穴。

胸胁痛分胸痹、肝郁两类。

胸痹痛而寒凝，遇冷加重，时有彻背，苔白质淡，脉弦细迟，兼四肢不温。治当温通胸阳。主药：生黄芪、桂枝、全瓜蒌、薤白、川芎、香附、鹿角霜。针刺取内关、膻中为主穴，用温针法。

肝郁疼痛见痛而气滞，恼怒发作，流窜不定，苔黄质红，脉象弦紧。治当疏泄肝郁。主药：柴胡、枳壳、赤芍、白芍、川楝子、延胡索、牡丹皮、金钱草。针刺取期门、太冲为主穴，用泻法。

脘腹痛分寒积、气滞、痰食、中虚 4 类。

寒积疼痛见苔薄白，脉弦迟，绵绵作痛，得温则减，兼食少喜热。治当温通散寒。主药：高良姜、香附、乌药、木香、豆蔻仁、小茴香、云南白药。针刺取太白，用泻法；灸神阙，补中脘。

气滞疼痛见苔薄腻，脉弦紧，胀痛时作，郁怒加重，痛引两胁，兼食少吞酸。治当疏肝和胃。主药：柴胡、枳壳、炒橘核、青皮、川楝子、延胡索、当归、生白芍、云茯苓。针刺取内关、公孙为主穴，用泻法。

痰食疼痛见苔厚腻，脉弦滑，憋闷作痛，兼呕吐涎沫，纳呆便秘。治当消导通腑。主药：莱菔子、枳壳、焦麦芽、焦山楂、焦神曲、蒲公英、制大黄、全瓜蒌、决明子。针刺取天枢、上巨虚为主穴，配支沟、照海，用泻法。

中虚疼痛见苔薄质淡，脉象细弱，隐痛时作，按之可舒，兼食欲不振，肢倦乏力。治当补气健脾。主药：生黄芪、炒白术、白扁豆、生杜仲、桂枝、生白芍。针刺取中脘、气海、太溪、太白为主穴，用补法。

腰背痛分肾虚、风湿两类。

肾虚疼痛见苔薄白，质淡胖，脉沉细，尺部弱，疼痛绵绵，兼痿弱无力，形寒滑泄。治当补肾通络。主药：生地黄、山药、鸡血藤、老鹳草、川续断、生杜仲、桑寄生、鹿角霜、桂枝。针刺取肾俞、脾俞、太溪为主穴，用温针法。

风湿疼痛见苔白腻，脉弦滑，痛重拘急，转侧加重，影响步履，变天加重。治当祛湿通络。主药：生薏苡仁、防风、防己、地龙、陈皮、鸡血藤、伸筋草、木瓜、豨莶草。针刺取三焦俞、脾俞、秩边、委中为主穴，用平补平泻法，配梅花针。

四肢痛又称痹证，其诊治参见"痹证分类辨治"一节。

疼痛病种

炎症性疼痛分阑尾炎、胰腺炎、胆囊炎、胃炎、胸膜炎、腹膜炎、盆腔炎、心肌炎8类。

阑尾炎责之湿热壅积，除清利湿热外，还应配合通腑导滞。主药：生薏苡仁、牡丹皮、制大黄、赤芍、红花、蒲公英、决明子。针刺取大椎、支沟、照海、阑尾穴为主穴，用间歇运针法或加电针。

胰腺炎责之气滞湿热，治当疏泄清利。主药：柴胡、枳壳、香附、木香、丹参、生薏苡仁、牡丹皮、陈皮、白花蛇舌草、金钱草。针刺取阳陵泉、太冲、中脘、内关为主穴，用泻法。

胆囊炎责之胆气不畅，以利胆为要。主药：茵陈、泽泻、金钱草、黄柏、生栀子、姜黄、郁金、车前草。针刺取胆俞、日月、外丘为主穴，用泻法。

胃炎责之于中焦虚寒，健运失司，以健脾温中立法。主药：生黄芪、桂枝、白芍、炒白术、云茯苓、高良姜、香附、蒲公英。针刺取上脘、太白为主穴，用灸法。

胸膜炎责之于肝阴不足，脉络失和，以柔肝和血为治。主药：当归、白芍、木香、丹参、葶苈子。针刺取三阳络、丘墟、肝俞、膈俞为主穴，用泻法。

腹膜炎责之于寒气凝结，气机受阻，治当温通散寒。主药：桂枝、木香、乌药、炒白术、干姜、生黄芪、大腹皮。针刺取公孙、内庭，用补法；再灸中脘、气海。

盆腔炎责之于胞宫虚寒，治当补虚暖宫。主药：党参、当归、炮姜、桂枝、艾叶、蛇床子、淫羊藿、鸡血藤、伸筋草。针刺取子宫、关元、阴陵泉为主穴，用灸法或补法。

心肌炎责之于痰浊痹阻，以豁痰通痹立法。主药：全瓜蒌、薤白、党参、丹参、苦参、川芎、石韦、石菖蒲、郁金。针刺取巨阙、内关为主穴，用补法，再泻丰隆。

神经性疼痛分三叉神经痛、肋间神经痛、坐骨神经痛3类。

三叉神经痛责之于风袭阳明，治当祛风通络。主药：白芷、葛根、僵蚕、红花、延胡索、薄荷、防风。针刺取阳白、攒竹、头维、率谷、地仓、颊车为主穴，用透针法或用电针。

肋间神经痛责之于痰阻胁络，治当祛痰通络。主药：苏木、姜黄、莱菔子、全瓜蒌、炒橘核、丹参、郁金、三七粉。针刺取期门、肝俞、支沟、阳陵泉为主穴，用泻法。

坐骨神经痛责之于寒湿阻络，治当温散通络。主药：制川乌、制草乌、桂枝、生薏苡仁、地龙、鸡血藤、老鹳草、川续断、木瓜、汉防己、路路通。针刺取环跳、秩边、委中为主穴，用泻法，可加用电针；或委中放血，或拔罐。

外伤性疼痛分扭伤、劳损、脱出3类。

扭伤责之于瘀血内停，治当活血通络。主药：红花、赤芍、苏木、川续断、川牛膝、鸡血藤、路路通、生栀子、云南白药。针刺取后溪为主穴，用泻法；扭伤处拔罐。

劳损责之于肾虚阳衰，治当补肾温阳。主药：蛇床子、菟丝子、补骨脂、狗脊、川续断、生杜仲、女贞子、枸杞子、桂枝、鹿角霜。针刺取肾俞、大肠俞、次髎、昆仑为主穴，用温针法。

椎间盘脱出责之于肾虚血瘀，治当温肾活血。主药：补骨脂、菟丝子、生地黄、丹参、桃仁、老鹳草、川续断、地龙、鹿角霜、三七粉。针刺取华佗夹脊穴，用梅花针或温针法。

占位性疼痛分结石、增生、肿瘤3类。

胆结石责之于胆汁瘀阻，治当利胆排石。主药：金钱草、泽泻、郁金、丹参、川楝子、生鸡内金、车前草。针刺取胆俞、至阳、阳陵泉、太冲为主穴，用电针法。

泌尿系结石责之于湿热下注，治当清利排石。主药：炒苍术、生薏苡仁、黄柏、川牛膝、金钱草、王不留行、白花蛇舌草、泽兰、桑白皮、海金砂。针刺取水分、委阳为主穴，用泻法。

骨质增生责之于肾亏，治当调肾阴阳。主药：蛇床子、补骨脂、女贞子、生白芍、威灵仙、川续断、木瓜、生杜仲。针刺取肾俞、太溪为主穴，用补法。

肿瘤责之于气滞瘀毒，治当疏导解毒。主药：丹参、白花蛇舌草、蒲公英、郁金、柴胡、桃仁、红花、仙鹤草、三七粉。针刺取气海、血海、足三里、手三里、公孙、合谷为主穴，用电针法。

上述按疼痛性质、部位、病种分类，主药相配，针药并用，是一种治疗新法，但尚不完善，仅涉及其主要病因、病机而论，临证要错杂得多，不可刻板，仍应辨证取效。

‖ 验案 ‖

张某，女，50岁。

病史：患者1年前因情绪不佳而致全头沉重胀痛。近月因生气而加重，就诊时症见全头胀痛而重，眩晕发蒙，两胁胀满，心烦易怒，夜寐不安，口苦便秘，纳谷不香。

检查：苔黄腻，质紫暗，有瘀斑，脉细滑。

辨证：怒则伤肝，肝失疏泄，故两胁胀满；肝气上逆而头痛眩晕，横克而纳谷不香，郁久化火则见口苦，扰心而失眠心烦；热灼津液而便秘难行，痰瘀互结而头重胀痛。舌紫有斑、苔腻、脉滑系痰浊内蕴。病位在肝、胃、心。

中医诊断：头痛（肝火上逆，痰瘀阻滞证）。

西医诊断：血管神经性头痛。

治法：平肝降逆，祛痰化瘀。

处方：《三因极一病证方论》温胆汤合《医统》丹栀逍遥散加减。竹茹10g，枳壳10g，云茯苓10g，川楝子10g，川芎10g，天麻10g，牡丹皮10g，生栀子10g，柴胡10g，陈皮10g，延胡索10g，决明子30g，石菖蒲10g，郁金10g，丹参30g，莱菔子

10g。每日 1 剂，水煎，分两次服。

针刺泻风池、合谷、丰隆、血海，隔日 1 次。

结果：上方连服 7 剂后，心烦好转，头痛减轻，大便已调，苔薄黄腻，质仍紫暗。痰热渐化，瘀血依存，治当加大化瘀之力，上方去决明子、生栀子、石菖蒲、郁金、柴胡，加赤芍 10g，苏木 10g，生山楂 10g，三七粉 3g（冲）。配合脑立清胶囊，每次 3 粒，每日两次。继续针刺，隔日 1 次。两周后复诊，头痛轻微，胁胀消除，夜寐已安，自汗明显，后背发凉，偶有头晕，苔薄白，质稍紫，脉沉细。肝逆平复，痰瘀渐退，然营卫不和，卫表不固之象呈现，改投《丹溪心法》玉屏风散合《伤寒论》桂枝加龙骨牡蛎汤化裁。

处方：生黄芪 15g，防风 10g，炒白术 10g，浮小麦 30g，桂枝 10g，赤芍 10g，生龙骨 30g，生牡蛎 30g，川芎 10g，天麻 10g，川牛膝 15g，白菊花 10g。每日 1 剂，水煎，分两次服。

上方连服两周，头痛头晕消失，自汗背凉亦止，服杞菊地黄胶囊、脑立清胶囊巩固，未再复诊。

按语：本案头重胀痛而眩，心烦易怒而胁满，辨为肝气上逆，心火亢盛，一般多投天麻钩藤饮，然其苔黄腻、质紫暗、脉细滑，此为痰瘀互结之征象，且有化热生火之势，痰瘀不清，肝逆难平，故治疗重点放在祛痰化瘀上，投温胆汤，佐丹栀逍遥散。痰瘀渐解，肝逆渐平，又出现表虚营卫不和之证，及时改投固表的玉屏风散及调和营卫的桂枝加龙骨牡蛎汤，辨证得当，论治有法，故能取效。沈氏女科治上部之病，重视升降理论，方中川芎、川牛膝，一升一降，升清方能降浊，利于头痛之除。莱菔子、决明子润肠缓下，给痰瘀以出路。若治头痛不通腑，则影响镇痛之效矣。

脘腹痛辨治要点

脘腹痛指胃脘以下至耻骨联合以上部位的疼痛。脘腹内居脾、胃、肝、胆、大肠、小肠、膀胱、肾和胞宫，系手三阴、足三阴、足少阳、足阳明、冲、任、带脉的循行部位。《素问》专有"举痛"篇，首次提出疼痛的病机在于"小络急引""泣而不行""闭不通"。《金匮要略》据证组方，有的至今仍属验方。如肠鸣腹痛，胸胁逆满，用附子粳米汤；痛而闭用厚朴三物汤；按之心下满痛用大柴胡汤；绕脐痛，手足厥，用大乌头煎；腹胁痛而里急用当归生姜羊肉汤；腹痛，手足不仁，逆冷兼身疼，用抵挡乌头桂枝汤。《伤寒论》重于虚痛论治，中焦虚寒，腹中急痛用小建中汤；营伤腹痛用芍药甘草汤；肾虚寒痛用通脉四逆汤。《诸病源候论》提出"久痛属虚"。《医学传真》创立"通则不痛"的治则，而且提出通法不单是"下泄为通"，凡调经、和血、补虚、散寒、上举、和解、消导均属通法。《临证指南医案》提出"久痛入络"的论点，主张虫类剔络止痛。

辨痛之寒热虚实

沈氏女科治疗脘腹痛必须有寒、热、虚、实之辨。辨痛之虚实见表1。

表1　辨脘腹痛虚实

类型	舌	脉	按	食	喜	感	度	气	面
实痛	苔黄质红	弦滑	拒	饱	寒	胀闭	暴	粗	青、黑、赤
虚痛	苔白质淡	沉细	喜	饥	热	空虚	缓	短	黄、白

实痛属热,虚痛属寒,胀痛为气滞,刺痛属血瘀,饱痛为食阻,麻痛发沉属痰浊,阵痛顶撞为虫积。总之实痛以暴痛拒按、苔黄、脉弦滑为主,中药常选制大黄、牡丹皮、赤芍、青皮、全瓜蒌、黄芩、丹参、苏木、柴胡、三七、川楝子、延胡索、生薏苡仁、蒲公英;虚痛以隐痛喜按、舌淡白、脉沉细为主,中药常选生黄芪、当归、党参、白术、白芍、炙甘草、蛇床子、饴糖。

8个兼症随症加味

泛酸:生龙骨、生牡蛎、煅瓦楞、海螵蛸、吴茱萸、川黄连、川贝母、鸡蛋皮。

呕恶:旋覆花、生赭石、伏龙肝、苏梗、竹茹、车前草、生姜。

纳呆:生薏苡仁、砂仁、白扁豆、石菖蒲、焦麦芽、焦山楂、焦神曲、生鸡内金。

腹泻:煨葛根、泽泻、山药、黄芩、五味子。

尿少:竹叶、桑白皮、白花蛇舌草、泽兰、冬瓜皮(子)。

黄疸:茵陈、金钱草、板蓝根、姜黄、生栀子、黄柏。

溃疡:白及、川贝母、百草霜、白矾。

调经:益母草、鸡血藤、伸筋草、蛇床子、女贞子、泽兰、川续断、生杜仲、桑寄生。

‖ 验案 ‖

史某,女,40岁。

病史:患者素性好胜,急躁易怒,经常胃脘凉痛,纳呆欠佳。近月因生气激动,自觉火大而贪食生冷,以致胃脘凉痛,发作加重频繁，延及胁肋，进食加重，拒按喜温，纳差，便溏，眩晕，失眠。服用多种中西药物可以暂时止痛，但情绪激动、饮食不节时可诱发，日趋加重。曾在某医院做胃镜检查诊为萎缩性胃炎。知其亲属治病后见效而同来门诊试治。

检查：苔白质红，脉弦紧。腹部平软，胃脘部拒按作痛，手感发凉。

辨证：肝胃失和，常以激动、饮食为诱因。急躁易怒，肝郁气滞，影响胃脘，贪食生冷，胃有寒凝，以致胃脘凉痛延及胁肋，纳谷不香，食入更甚，拒按喜温；肝郁横逆，以致纳差便溏；肝郁上逆，以致眩晕失眠。苔白、脉紧为有寒凝，舌红、脉弦为有化热，属实痛寒象。病位在肝、胃。

中医诊断：胃脘痛（肝胃不和，寒凝气滞证）。

西医诊断：萎缩性胃炎。

治法：调肝和胃，温中止痛。

处方：《良方集腋》良附丸加味。高良姜10g，香附10g，川楝子10g，延胡索10g，乌药10g，桂枝10g，赤芍10g，白芍10g，蒲公英10g，丹参30g，焦麦芽10g，焦山楂10g，焦神曲10g，乌梅10g，陈皮10g。每日1剂，水煎，分两次服。

结果：上方连服14剂，胃脘凉痛明显减轻，胁满已除，食纳仍差，便溏依存，夜寐不酣，苔薄白，脉小弦。肝郁得疏，寒凝渐除，胃仍失和，心神失宁，守法佐入健运和胃宁神之品，上方加白扁豆、炒白术、煨葛根、生鸡内金。再进14剂，胃脘已无凉痛，纳增便调，夜寐转酣。原方加三七6g，3剂量共研细末，早晚各服3g。坚持服用3个月，陪亲友来门诊，诉胃痛未复，胃镜复查萎缩性胃炎明显好转。嘱继续服用药末，稳定情绪，节制饮食以资根治。

按语： 萎缩性胃炎难治，且有致癌之虑。本案患者肝胃不和，寒凝气滞，属实痛、寒痛，故以良附丸为主方加味。以高良姜配乌药温中祛寒，配桂枝、白芍，温通寒凝；以香附配川楝子、延胡索疏肝行气而止脘痛；一味丹参佐赤芍和血行血，血行则气行，增强疏肝之力；白扁豆、炒白术、陈皮、焦麦芽、焦山楂、焦神曲、生鸡内金，均从和胃而设；舌质红、脉弦有化热趋势，投蒲公英、川楝子，寒性反佐防其温通助火；蒲公英、乌梅均系萎缩性胃炎效药；煨葛根系止便溏效药。本案失眠转投宁神药，且据古训"胃不和则卧不安"，从和胃着手，达到宁神之效。沈氏女科临证强调辨证要准，论治宜活，此案又可明证矣！

通则不痛可立8法

《医学传真》创立"通则不痛"之说，沈氏女科则确立通法8则如下。

调气：选用川楝子、延胡索、柴胡梢、炒橘核、青皮、陈皮、木香、香附、郁金、厚朴。

和血：选用丹参、当归、三七、川芎、苏木、乳香、没药、蒲黄、赤芍、桃仁。

散寒：选用高良姜、乌药、干姜、豆蔻仁、沉香。

温经：选用桂枝、川椒、小茴香、云南白药。

补中：选用生黄芪、党参、白芍、附片、云茯苓、黄精、大枣、仙鹤草、白扁豆。

消导：选用莱菔子、焦麦芽、焦山楂、焦神曲、生鸡内金、枳壳、大腹皮。

泄热：选用连翘、蒲公英、制大黄、全瓜蒌。

驱虫：选用乌梅、槟榔、使君子、南瓜子、醋。

总之，沈氏女科遵循《医学传真》古训，认为通法不单是"下泄为通"，应当扩大含义，上述 8 法皆属通法矣！

‖验案‖

雷某，女，17 岁。

病史：患者经事 14 岁初潮，嗣后 3 ～ 5 个月一行，量少，小腹坠痛发凉，两天即净，现今已停经半年。服活血化瘀中药近 1 个月，经亦未潮，反感腹凉，神疲乏力，气短胸闷，无精打采，纳谷尚可。由家长陪同前来门诊。

检查：苔薄白，舌质淡，脉沉细。面色白，四肢不温，形体较胖。

辨证：患者系学生，学习繁重，压力较大，加之性格内向，多思伤脾，脾气不足，运化无力，故清者不升，浊者不降，遂见腹凉、体胖、小腹坠痛；脾为后天之本，气血生化之源，水谷不能化生气血，血海不充则经少闭经；中气不足，肢体失养，则胸闷气短，倦怠乏力；脾阳不振则四肢不温，少腹发凉。苔、脉均系脾气虚弱之征。虽然经少闭经，少腹坠痛，但无瘀血气滞可辨。病位在脾。

中医诊断：闭经（脾气虚弱，血海不充证）。

西医诊断：原发性闭经。

治法：益气健脾，养血温经。

处方：《脾胃论》补中益气汤合《伤寒论》桂枝汤化裁。生黄芪 15g，当归 10g，党参 10g，炒白术 10g，桂枝 10g，生白芍 10g，生杜仲 10g，桑寄生 10g，鸡血藤 10g，香附 10g，乌药 10g，煨葛根 10g，蛇床子 10g，泽兰 10g，丹参 30g，柴胡 5g，川牛膝 15g，白扁豆 10g。每日 1 剂，水煎，分两次服。

结果：上方连服 14 剂后，昨日月经来潮，量少腹不痛，四肢转温，胸闷气短已除，精神好转。上方去煨葛根、白扁豆、乌药，嘱每晚服 1 煎。共调 3 个月经周期，月事以时下，血量渐增，5 天而净，已无明显不适。

按语： 闭经不单气滞血瘀，纵投活血化瘀，岂能通经？反致脾虚更甚。脾虚亦能致闭经，首载于《金匮要略·水气病脉证并治》："脾气衰则鹜溏……妇人则经水不通。"本案患者无气滞血瘀之象，纯属脾气虚弱，血海不充而闭经，又兼寒凝，故投补中益气汤、桂枝汤，既补中又温通，完全切中病机。补气主药生黄芪、党参、炒白术、白扁豆；当归、丹参、白芍养血以助补中；桂枝、乌药温通；鸡血藤、香附调经；柴胡、煨葛根、川牛膝升清降浊，调其气机，既利于通经，又利于止泻；蛇床子、生杜仲、桑寄生调肾，寓"益火生土"之意；泽兰系通经效药。全方补气健脾为主，气血双调，升降得法，半年闭经，14 剂药便经潮症除，获效明显。

古训"不通则痛""通则不痛"应当扩展，补中、温通皆属通法之列。沈氏女科遵古而不泥古，意在传承，更重创新矣。

结肠炎灌肠效法

结肠炎可分过敏性和溃疡性两种，常常见左下腹痛、腹泻或便带黏冻脓血，经久难愈，一般口服药难达病所，是临床治疗的难题。

沈氏女科采用辨证中药保留灌肠，可取得显效。辨证分脾虚和湿热两类。

脾虚证

主症：苔薄白，舌质淡，脉沉细，腹痛隐隐，便带黏冻，纳差气短。

方药：投以健脾的异功散加减。

党参 15g	云茯苓 15g	陈皮 15g	炒白术 15g
木香 10g	乌梅 15g	桑寄生 15g	生杜仲 15g
炒白芍 15g	煨葛根 15g	仙鹤草 15g	生地榆 30g

湿热证

主症：舌苔黄腻，脉象滑数，左下腹痛，便前更著，便带脓血，纳呆恶心。

方药：投以清里的葛根芩连汤加减。

煨葛根 30g	川黄连 15g	黄芩 10g	木香 10g
生薏苡仁 15g	马齿苋 30g	蒲公英 15g	苦参 30g
生地榆 30g	川楝子 10g	延胡索 10g	

以上两方均浓煎两次，取汁 200mL 左右。每晚灌肠 1 次，每次 100mL，肛管插入结肠部位（15cm 处），保留 1 小时以上（保留时间越长疗效越好），10 次为 1 个疗程。

‖ 验案 ‖

董某，女，45 岁。

病史：患者近两年左下腹时感隐隐作痛，大便溏薄，次数明显增多，每于进食辛辣、海鲜后即腹痛作泻，便带黏冻，时而夹血，腹泻有时多达十余次，体力日衰，纳差气短。先后在数家医院多次全面检查，诊为过敏性结肠炎。虽经中西药多方治疗效果不佳，遂来门诊求治。

检查：苔薄白，舌质淡，脉沉细，面色白。

辨证：《景岳全书》主张"泄泻之本，无不由于脾胃"，脾土中虚，运化无力，故而腹痛腹泻，纳差气短，诸症蜂起。面白舌淡、苔薄白、脉沉细乃纯虚无湿之象。病位在脾。

中医诊断：泄泻（脾土中虚，健运失司证）。

西医诊断：过敏性结肠炎。

治法：健脾止泻，益火生土。

处方：《小儿药证直诀》异功散加减。党参15g，云茯苓15g，陈皮15g，炒白术15g，桑寄生15g，炒白芍15g，生杜仲15g，仙鹤草15g，木香10g，煨葛根15g，大乌梅15g，生地榆30g。浓煎两次，取汁200mL左右，每晚1次保留灌肠1小时。早、中、晚各服参苓白术散6g。

结果：10天后复诊，患者自诉体力恢复，不觉气短，纳食转佳，前日进食海鲜，腹泻两次，腹痛不著，便无黏冻。健运渐复，宗《重订严氏济生方》二神丸方意，用肉豆蔻10g健脾止泻，补骨脂15g补肾益火，加入前方继续保留灌肠，并嘱患者忌口。如是调治3个月，患者食欲增加，精神转佳，腹痛消除，大便成形，每日1次。

按语：结肠炎属中医"泄泻"范畴，一般口服药难达病所，常反复发作，病程迁延，临床较为棘手。沈氏女科常用辨证中药保留灌肠，使药至病所，疗效较著。灌肠时注意要插入肛管15cm左右，也就是要到结肠部分，至少保留1小时以上，保留时间越长疗效越好。一般 10 次为 1 个疗程。

　　结肠炎辨证用药不外湿热、脾虚两端。本案纯虚无湿，故专以培土健脾，投异功散，并配乌梅收涩，地榆止血，木香、葛根止泻，白芍止痛，仙鹤草补气，肉豆蔻补脾。由于脾肾同源，土火互联，要伍入温补肾阳的生杜仲、桑寄生、补骨脂，益火以培脾土，利于健运的振复，所谓"火温则土厚矣"。

除痢 7 则

　　痢疾以腹痛、里急后重、痢下赤白脓血为主症，常流行于夏秋之季。《黄帝内经》名为"肠澼"，《金匮要略》名为"下利"，《重订严氏济生方》名为"滞下"，《丹溪心法》首次提出"疫痢"。《医宗必读》确立的治痢大法颇具临床价值："如因于湿热者，去其湿热；因于积滞者，去其积滞；因于气者调之；因于血者和之。新感而实者可以通因通用；久病而虚者可以塞因塞用。"《局方发挥》以有无里急后重和脓血便来鉴别泄泻和痢疾，很有临诊意义。《医学心悟》创制的"治痢散"至今仍有效：以葛根为君，提胃气上行；陈茶、苦参为臣，清利湿热；麦芽、山楂为佐，清消宿食；赤芍、陈皮为使，行血调气。

痢疾证治 4 类

　　湿热证：苔腻质红，脉象滑数，下痢赤白脓血，肛门灼热，里急后重，小溲短赤。宜清热化滞，主方葛根芩连汤。

　　疫毒证：苔黄燥，质红绛，脉滑数，急病壮热，腹部剧痛，下利脓血鲜紫，烦渴。宜清热解毒，主方白头翁汤。

寒湿证：舌苔白腻，脉来迟濡，腹痛绵绵，常有下坠，下痢色白，黏如鱼脑，白多赤少，头身困重，脘满纳呆，小溲清长。宜温中化滞，主方胃苓汤。

虚寒证：苔白质淡，脉沉细弱，腹部隐痛，久痢白黏，口淡食少，神疲肢凉，腰酸畏寒。宜温肾固涩，主方真人养脏汤。

沈氏女科治痢法

沈氏女科认为治痢大法：初痢宜通，所谓"痢无止法"；久痢宜涩，所谓"不固不止"。

初痢多为实证、热证，忌用收涩止泻之品，立法"通因通用"，其通有 7 则。

清热：葛根、黄连、黄芩、大黄、蒲公英、马齿苋。

化湿：白头翁、秦皮、苍术、厚朴、生薏苡仁、玉枢丹。

导滞：木香、槟榔、山楂、神曲、枳壳、二陈汤。

镇痛：白芍、甘草、川楝子、延胡索、香附。

凉血：生地榆、赤芍、牡丹皮、生地黄、连翘、金银花炭。

息风：钩藤、僵蚕、蝉衣、生石决明、防风炭、羚羊角粉。

开窍：水牛角、石菖蒲、郁金。偏于清热解毒、豁痰开窍用安宫牛黄丸，偏于清热镇痉用紫雪散，偏于开窍镇痉用至宝丹。

久痢多为虚证、寒证，其治一方面要温补脾肾，用四君、理中、附桂之类，如选附片、白术、桂枝、干姜、炮姜炭、党参；另一方面要收涩固脱，选用诃子、补骨脂、赤石脂、肉豆蔻、乌梅炭。尤应留意湿热的留滞不尽，仍应佐入黄连、黄芩之类。

因痢好发于夏秋，此时暑湿最盛，故治痢常佐清暑之品，如选藿香、佩兰、荷叶、薄荷、生薏苡仁、六一散、香薷、白芷、苏叶之类。痢疾最易复发，尤其是"食复""劳复"，痢止后可再服香砂六君及香连丸，以防复发。

‖验案‖

王某，女，42岁。

病史：患者腹泻两年余，暑重冬轻，晨起洒洒形寒，腹部隐痛阵作，伴轻度里急后重感，泻下脓血，赤少白多，肛门稍有灼热，面白不华，纳谷不香，手足不温，疲乏肢困，经潮量少，夜寐尚可。久经中西医治，疗效不佳，由亲属介绍，门诊试治。

检查：苔薄腻不躁，质淡白而润，脉沉细而弱。体温36.8℃，左下腹轻度压痛。查大便见黏冻脓血，白细胞10～20个/HP，红细胞5～10个/HP。大便培养见痢疾杆菌。

辨证：腹痛腹泻，黏冻脓血，肛门灼热，苔薄腻，系湿热下注，传导失司；面白不华，形寒肢凉，属寒热内阻，阳不达表；神疲纳差，月经量少，脉来沉细，为脾虚失健，四肢失养。病位在中下焦。

中医诊断：久痢（寒热错杂，虚实兼夹证）。

西医诊断：慢性细菌性痢疾。

治法：寒热并治，虚实兼顾。

处方:《伤寒论》乌梅丸，原方易汤。制附片10g（先煎半小时），肉桂5g，川椒1g，细辛3g，干姜5g，黄连10g，黄柏10g，党参10g，当归10g，乌梅10g。每日1剂，水煎，分两次服。

结果：上方连服7剂，腹泻明显缓解，泻时无腹痛，脓血已止，仍有黏冻。法证对应，效不更方，嘱再服两周，大便已成形，每日1次，已无黏冻，精神转佳，四肢复温，纳谷已香，苔薄白，脉弦细。嘱服乌梅丸早晚各6g，以资巩固，痢疾未复。

按语：本案久痢伤正，寒热错杂，虚实兼夹，正合《伤寒论》乌梅丸方意，故原方改汤，投之获效。乌梅丸系《伤寒论》"厥阴病"中治"蛔厥"效方，组方寒热并用，虚实兼顾。沈氏女科善用时方，但不忌经方，认为经方药精力宏，只要扣证常获奇效。但用经方应宗其方意，扣其方证，更要善变创新，方能保证其效。乌梅丸经方可以新用，临证可治偏头痛、眩晕、胁痛、腹泻诸症。但其投必以面白不红、口渴不饮、苔薄不燥、脉沉不数为主症，再辨证而复其用量。凡寒重于热者则4味温药加量，如制附片用15g，肉桂10g，川椒2g，干姜10g；两味凉药减量，如黄连5g，黄柏5g。反之，热重于寒者，则4味温药减量，如附片10g，肉桂5g，川椒1g，干姜5g；两味凉药加量，如黄连10g，黄柏10g。其余4味用量不变，如党参10g，当归10g，细辛3g，乌梅10g。

通便3要

便秘临床常见，有3种含义：一是大便干燥，3～5日以上才排便一次，《伤寒论》名为"不更衣"；二是次数正常，但粪坚难排，名曰"燥矢"；三是时有便意，粪质并不干燥，但排出艰难，系气虚不能化津，肠枯所致，名作"脾约"。

沈氏女科通便之法抓热、寒、虚3要。

热秘

便秘最多见者系阳结热秘，症见舌黄质红、脉象滑数、面红身热、口臭唇疮、小溲黄赤。热秘属里实热证，常投寒下法，用大黄、玄明粉，尚需佐引气下行药，如枳实、厚朴、青皮、全瓜蒌。

寒秘

阴结寒秘，症见苔白质淡、脉象沉迟、便涩尿清、面白肢冷、腹中冷痛、喜暖恶冷。寒秘属里实寒证，常投温下法，用附片、干姜、肉桂、法半夏，还须佐引气下行药，如厚朴、乌药、莱菔子、肉苁蓉。

虚秘

虚秘者，症见舌淡脉细、大便努挣难下、面白心悸。常投养血润肠法，用当归、白菊花、生地黄、桃仁、火麻仁、柏子仁、郁李仁，也须佐引气下行药，如枳壳、厚朴。另外，要依虚伍药，如气虚血亏伍人参，名黄龙汤；阴虚伍玄参、麦冬，名增液承气汤。也可用蜂蜜、甘油外导，或番泻叶泡饮，或生首乌、全当归煎服，或黑芝麻、松子仁、杏仁、核桃共研碎用蜂蜜调服。

‖验案‖

于某，女，23岁。

病史：患者平素嗜食辛辣油炸之品，易生口疮。近半月来大便干结，腹部胀满疼痛，伴小便短赤，口干口臭，遂来就诊。

检查：舌红苔黄，脉象滑数。面红身热，腹平软压痛，可扪及条索状硬块。血常规、腹透视检查均正常。

辨证：胃为水谷之海，肠为传导之官，患者素食辛辣刺激之品可致胃肠积热，耗伤津液，则大便干结；热伏于内，熏蒸于上则身热面赤，口干且臭；热积肠胃，腑气不通则腹胀腹痛；热移膀胱则小便短赤。舌红苔黄、脉象滑数均为实热之征。病位在肠。

中医诊断：便秘（胃肠积热，腑气不通证）。

西医诊断：功能性便秘。

治法：泄热导滞，润肠通便。

处方：《伤寒论》麻子仁丸化裁。制大黄10g，火麻仁10g，杏仁10g，白芍10g，枳实10g，厚朴10g，青皮10g，全瓜蒌30g，决明子30g，莱菔子10g，大腹皮10g。每日1剂，水煎，分两次服。

结果：上方连服3剂，大便已解，服至7剂，大便转润，日行1次，已无面红身热、口干口臭、腹胀尿赤诸症。效不更方，前方改为每天服1次，嘱平时清淡饮食。又服7剂，调治半月，大便正常，无明显不适。

按语： 此案患者为年轻女性，病程短，属实证便秘，系平素饮食不节，燥热内结于肠胃，属热秘。《伤寒论》有云："其脉浮而数，能食，不大便者，此为实，名曰阳结也。"阳结热秘，寒下之法，泄热导滞，润肠通便，麻子仁丸主之。大黄始载于《神农本草经》，又名"将军"，其所含大黄素有明显的导泻作用，为苦寒攻下要药，因怕热宜生用后下。但其又含大量鞣质，有涩肠作用，能致便秘。临床上用大黄攻下，多见泻后反秘，且生大黄过量有头痛、呕恶、腹部绞痛的不良反应。沈氏女科用大黄不在通便而在泄热，常投制大黄不必生用后下。现代研究证实，大黄炮制后对其蒽醌类成分，如大黄素，均有减量影响，因此泻下作用虽然减弱，但泄热作用突出了。

祛淋 3 要

"淋"者，淋沥也，指小便频数短涩，刺痛牵引腰腹。淋证计有石淋、气淋、血淋、膏淋、劳淋 5 种，合称"五淋"。淋证多见于泌尿系感染、结石、肿瘤、前列腺疾患、乳糜尿和性病。

《素问·六元正纪大论》最早记有淋证，认为土气不和于下"甚则淋"，气热相交则"其病淋"。《伤寒论》提出"淋家禁汗"，否则徒伤其阴而有便血之变。《金匮要略》专设"淋病"篇，并以"小便如粟状"（形容尿涩痛或排石）来描述淋证，而且认为淋证的主要病因是"热在下焦"。《诸病源候论》则认为其因系"肾虚则小便数，膀胱热则水下涩"，并提出"热淋"说，其系"三焦有热，气搏于肾，流入于胞"所致，补充了"五淋"的不足。《备急千金要方》主张"热结下焦"而致淋，并描述各淋的特点："凡气淋之为病，溺难涩，常有余涩。石淋之为病，茎中痛，溺不得卒出。膏淋之为病，尿似膏自出。劳淋之为病，劳倦即痛，引气冲下。热淋之为病，热即发，甚则尿血。"《证治汇补》告诫淋证忌补："气得补而愈胀，血得补而愈涩，热得补而愈盛。"《景岳全书》专有"淋浊"篇："淋之初病，则无不由乎热剧，无重辨矣。""淋久不止，乃痛涩皆去，而膏液不已，淋如白浊者，此唯中气下陷，乃命门不固之证也。"

沈氏女科认为淋证绝非纯实证。淋证初起虽然责之于膀胱湿热，属实，治宜清利，用车前草、竹叶、知母、黄柏、栀子、石韦、通草、白花蛇舌草等，然后期并非实证，责之于脾气下陷、肾气不固或肾阴亏损，治重固涩，用山茱萸、补骨脂、五味子、菟丝子、生龙骨、生牡蛎、芡实、鹿角胶等。故曰淋证辨治之要，在乎虚实之异。在分辨虚实的基础上，按"五淋"分类证治。

五淋

气淋：脾肾气虚者，苔薄白，舌质淡，脉沉细，少腹坠胀，尿有余沥。气郁化火者，苔薄黄，舌质红，脉弦数，下腹至阴囊胀痛，尿涩滞，尿后痛。主药：车前草、海金砂、青皮、川楝子、郁金、白花蛇舌草。

石淋：初则湿热下注，苔薄黄腻，脉象弦细，尿道热涩刺痛。久则阴虚火旺，苔少质红，脉象细数，脐腹拘急，两腰酸楚，阵发绞痛，连及小腹、阴部，小便不畅频痛。主药：滑石、海金砂、金钱草、生鸡内金、冬葵子、石韦、泽泻，或枸杞子、女贞子、生地黄、野菊花、牡丹皮。

血淋：属湿热下注或阴虚火旺，苔薄黄腻，脉象弦细，尿频尿痛，血尿短赤。主药：萹蓄、瞿麦、石韦、白茅根、车前草、生薏苡仁、黄柏、仙鹤草。

膏淋：属湿热下注或下元不固，苔薄黄，脉细数，尿浑如泔，溲时不畅，溲感热痛。主药：草薢、萹蓄、白花蛇舌草、土茯苓、生薏苡仁、生黄芪、泽兰、补骨脂。

劳淋：属脾肾两虚，苔薄白，舌质淡，脉沉细尺弱，尿行淋沥，尿后阴部隐痛，遇劳即发。主药：云茯苓、泽泻、炒白术、白扁豆、生黄芪、生杜仲、桑寄生、车前草。

随症加减

沈氏女科主张淋证随症加减，疗效常可倍增。

心热移肠，心烦舌红，口疮口苦者，应选加栀子、甘草梢、竹叶、大黄、琥珀。

血热妄行，舌红脉数，尿血色鲜者，应选加小蓟、牡丹皮、赤芍、生地黄、茜草、藕节炭、蒲黄、墨旱莲、野菊花、白花蛇舌草。

阴虚津亏，口渴舌红，五心烦热者，选加生地黄、玄参、芦根、龟甲、女贞子。

瘀阻癥积，苔薄黄，质紫暗，脉弦涩，淋久尿血夹块者，应选加红花、白花蛇舌草、王不留行、泽兰、丹参。

气虚阳衰，舌淡脉细，气短腰酸，食纳不振者，应选加生黄芪、当归、肉苁蓉、山药、蛇床子。

根据中药的近代药理研究，也可按西医的各种病理，在不违背辨证论治的前提下酌加有关中药，也是增效的手段。

止尿红细胞：猪苓、仙鹤草、小蓟、白茅根、蒲黄、石韦、车前草、琥珀、三七、生黄芪、石斛。

止尿白细胞：连翘、赤小豆、生薏苡仁、海藻、益母草、竹叶、瞿麦、萆薢、金银花、冬瓜皮、泽泻。

前列腺炎：生薏苡仁、王不留行、赤小豆、乌药、炒橘核、木香、丹参、红花、野菊花、金钱草。

消乳糜尿：萆薢、生薏苡仁、丹参、川牛膝、车前草、黄柏、蒲黄。

排结石：金钱草、海浮石、滑石、瓦楞子、海金砂、冬葵子。

淋证忌汗忌补

淋证常因湿热熏蒸而畏寒发热，状如表证而实异。此时如投辛散发表之物，不仅难以退热，反而劫营伤阴，有动血之虑，故有淋家忌汗之戒。但如淋证由外感诱发，症见恶寒发热，仍当表散外邪，表里同治，这就不在忌汗之列，但也要慎用汗法。两者之别，一看舌脉，湿热者苔腻脉滑，纯表证者苔薄脉浮；二重主症，湿热者汗出身热不退、阵阵畏寒，纯表证者无汗、咳痰。

总之，沈氏女科主张淋证初期绝对忌补，因此时病因以湿热为主，补之有益疾之弊。病入后期，转为虚证，此时则以益气升陷、补肾固涩为治，无忌补之说，但在施补时仍应顾及湿热之本而佐清利之品。

‖验案‖

刘某，女，48 岁。

病史：患者 1 年前出现小便不适，下肢浮肿，经某医院诊断为慢性泌尿系感染，口服西药，病情反复，近两个月病情加重，遂来门诊求治。刻下症：排尿不畅，灼热涩痛，五心烦热，腰酸且痛，少腹不适，下肢浮肿。

检查：舌暗红，苔薄黄，脉细数。血压 120/80mmHg，双下肢凹陷性浮肿（++）。尿常规：尿蛋白（++），潜血（++）。

辨证：五心烦热，腰酸且痛，舌暗红，苔薄黄，脉沉细，为肾阴亏损，相火上扰之征；阴虚火旺，热移下焦，故见小便赤涩；膀胱气化失司，水道不利，故见下肢浮肿。病位在肾、膀胱。

中医诊断：热淋（相火上扰，湿热下注证）。

西医诊断：慢性泌尿系感染。

治法：滋阴降火，泄利湿热。

处方：《兰室秘藏》滋肾通关散加味。黄柏 10g，知母 10g，肉桂 3g，车前草 30g，丹参 30g，赤芍 10g，牡丹皮 10g，王不留行 10g，海藻 10g，川楝子 10g，延胡索 10g，益母草 10g，白花蛇舌草 30g，生薏苡仁 10g，仙鹤草 10g。每日 1 剂，水煎，分两次服。

结果：上方连服 14 剂，浮肿减轻，尿蛋白减为（+），潜血仍为（++），排尿仍有不适，舌暗红，苔黄腻，脉滑数。湿热仍盛，改为茵陈温胆汤（温胆汤加茵陈、泽泻）。7 剂后浮肿已轻，不慎感冒，咽痛咳痰，黏而难出，舌尖红，苔薄黄，脉滑数，上方加三子养亲汤（紫苏子、莱菔子、炒葶苈子）祛肺痰。7 剂后双下肢浮肿消失，尿蛋白消除，潜血为（+），咽痛咳痰已除，仍

133

排尿不畅，但灼热涩痛缓解，舌暗红，苔薄黄，脉沉细。奏效守法，仍用滋肾通关散加味，腰痛加鸡血藤、老鹳草、川续断；湿热重加三妙丸（炒苍术、黄柏、川牛膝）、萆薢、土茯苓、桑白皮、冬瓜皮；潜血加白茅根、泽泻。治疗月余，小便通畅，潜血消失，五心烦热和腰酸且痛症状解除，舌淡红，苔薄白。嘱上方改为每晚服1煎巩固，未再复诊。

按语： 本案选用滋肾通关散，知母、黄柏清降虚火，肉桂引火归原；三妙丸重在清利湿热，其中川牛膝引热下行，黄柏、炒苍术清热燥湿。沈氏女科认为久病多伴气虚，选用仙鹤草既补气又治尿血；离经之血则为瘀血，泽泻、益母草、白茅根活血利尿，凉血止血；选用海藻、白花蛇舌草清热泄浊，解除尿蛋白；久病入络，活血通络加牡丹皮、丹参、赤芍，有助于消除水肿；小便不利，伴有下肢浮肿当通利三焦，上焦选桑白皮，中焦选云茯苓、生薏苡仁，下焦选白花蛇舌草、泽泻、萆薢、土茯苓、王不留行、车前草、冬瓜皮。

泌尿系感染易复发，较难治，不能单纯消炎，动用苦寒。因本病常系火邪与温邪交缠，湿热为患，苦寒过度恋湿伤胃，反而难愈，本案便是其例。故其治应当清利湿热，清者少用苦寒，利者不投温燥，"是谓至治"。

止汗法5则

汗为心液，由阳气蒸化津液，出于体表而成。汗证多见于植物神经功能紊乱、甲状腺功能亢进、风湿热、结核、一过性低血糖、某些传染病和休克。

沈氏女科所用的止汗法有分辨表里、慎用敛汗、注重养心、调理气阴及救治脱汗5则。

分辨表里

表证见汗，以调和营卫为治，桂枝汤最宜；里证见汗，要区分虚实。虚者又有"气""阴"之别，治"气"以玉屏风散为主方，尤重生黄芪；治"阴"以知柏地黄为主方，尤重知母、黄柏。实者则有"热""湿"之异，清热以白虎汤为主方，尤重生石膏；化湿以茵陈五苓散为主方，尤重茵陈。

慎用敛汗

敛汗药有浮小麦、麻黄根、煅龙骨、煅牡蛎，常常视作治疗汗证的主药，治疗因虚汗证确有其效。汗证不辨寒热虚实，单纯用敛汗药，常难以奏效，如见实热或湿热汗证，反而留邪，汗出更甚，故应慎用敛汗。

注重养心

心神得宁，常常利于止汗，故每每佐入宁心法。针对虚实，宁心各异。虚者用养心的当归、琥珀、柏子仁、云茯苓、五味子、炒酸枣仁；实者用清心的竹叶、黄连、连翘、知母、炙远志、车前草、丹参。

调理气阴

汗证必致伤气耗液，后期汗出虽止，仍应调理气阴。常投生脉散收功或选佐山药、黄精、天花粉、芦根、石斛、云茯苓、乌梅、麦冬等。

救治脱汗

脱汗危象，阳不敛阴，气随汗脱而阴阳俱亡，急宜回阳救逆，重投参附汤，并兼"四佐"：一是大量生黄芪固表，至90g以上；二是麦冬、五味子、白芍、乌梅敛阴；三是煅龙骨、煅牡蛎、浮小麦敛汗；四是艾灸神阙、关元固脱。

‖ 验案 ‖

刘某，女，49岁。

病史：患者天癸将绝，经事紊乱，量多淋漓，近旬方尽。患者经前阵发怕风，尤以后背为著，自觉烘热心烦，但测体温正常。左半侧汗多，头晕多梦，胁胀纳差，经后心慌乏力。曾经各项检查均无阳性发现，外院诊为更年期综合征。经疏肝理气、养血调经、补益心脾诸法治疗，均无疗效，症状逐月加重，由病友带来门诊求治。

检查：苔薄白，脉弦细。正值经前，烘热心烦明显，但面色正常。血压120/80mmHg。

辨证：《灵枢·脉度》云："营在脉中，卫在脉外，营周不休。"营卫不和则既不能营内又不能卫外，而见烘热心烦，怕风多汗，苔薄白，脉弦细；肝脾不调则有眩晕梦多、胁胀纳呆、心慌乏力诸症。前医不调营卫，不和肝脾，单以疏肝养血、补益心脾为治，何能奏效？

中医诊断：汗证，月经不调（营卫不和，肝脾失调证）。

西医诊断：更年期综合征。

治法：调和营卫，疏肝扶脾。

处方：《伤寒论》桂枝汤方意加减。桂枝10g，炒白芍10g，当归 10g，香附 10g，葛根 10g，生栀子 10g，木香 10g，云茯苓 15g，陈皮 15g，生龙骨 30g，生牡蛎 30g，白扁豆 10g，桑白皮 10g。每日 1 剂，水煎，分两次服。

结果：上方连服 7 剂，经行 5 天而净，量已减少，烘热汗多缓解，胁胀解除，食纳增加，舌脉如前。嘱停服汤剂，改为上午服人参养荣丸 6g，下午服丹栀逍遥丸 6g。下月临经时复诊，经前烘热心烦没有出现，背部怕风也已轻微，夜寐见梦，纳便正常，苔薄白，脉弦细。仍守前法，佐以宁心，上方去栀子、木香，加仙鹤草 10g，白菊花 10g，首乌藤 30g，再进 14 剂。经事 5 天刚尽，精神好转，体力增强，夜寐转酣。嘱如前法再调 1 个月经周期，后未再复诊。

按语： "桂枝汤"乃张仲景的"群方之冠"，功能解肌发表，调和营卫。在《伤寒论》中专治太阳中风，即外感风寒表虚证。在《金匮要略·妇人产后病脉证治》中别名"阳旦汤"，专治桂枝汤证而兼心烦口苦等里热证。本案为典型的营卫不和证，但无外感风寒表证，故减去姜、草的解肌泄邪、调和诸药之性。用桂枝温经通阳，既能和营又能和卫；芍药益血养阴，收敛阴气，以防桂枝温散太过，两者一开一合，相反相成。本案又见肝脾失调证，故以白菊花、生栀子清肝热而除心烦；当归、白芍柔肝而消胁胀；白扁豆、云茯苓、陈皮、木香健脾而扶土；葛根可除背部恶风；生龙骨、生牡蛎重镇而敛汗；首乌藤宁神而止梦；仙鹤草既可调经止漏，又可凉血和营，还能补气健脾，对经漏怕风、汗多心慌均为适宜；桑白皮清肺利水，可以止汗。全方调和营卫，又调和肝脾，是桂枝汤的妙用。服法上也较奇特，经前、行经中宜汤剂辨证论治，经净后以丸剂养荣疏肝。一般调治 2～3 个月经周期，妇科病和多汗证常可获效。

疗虚 9 法

虚劳补之，此乃常法，无可非议，然沈氏女科临诊所见并非单一脏腑虚证，常常脏腑间虚证夹杂，如不处理好常见的 9 种兼证，势必影响疗虚之效，故有疗虚 9 法之说。

心肺气虚证

益气药大多可补心肺之气，如生黄芪、党参、白术等。还应加入特效之品，如补心的肉桂、炙甘草，补肺的阿胶、山药。宜加引经药，入心经的炙远志、琥珀、生龙骨、生牡蛎，入肺经的桔梗、紫菀、全瓜蒌。还宜加重镇安神药，如云茯苓、磁石、炒酸枣仁、五味子。

心肾阳虚证

除投温阳药之外，还要注意两点：一是通阳以散寒，如用干姜、薤白、桂枝；二是健脾以利水，如用白术、泽泻、生薏苡仁、五加皮、葶苈子、生黄芪。还宜加宁心药，如石菖蒲、琥珀、麦冬、五味子；加下行药，如川牛膝、生龙骨、生牡蛎、路路通、全瓜蒌。

心脾两虚证

以气血双补为上，如参类、黄芪、白术、当归、大枣；再加心经引药，如炙远志、云茯苓、炒酸枣仁、琥珀；加醒脾药，如陈皮、木香、砂仁、生鸡内金。

心肾不交证

一方面引火归原，用川连、肉桂；另一方面清心，用黄芩、连翘、赤芍、阿胶。

肺肾气虚证

投纳气之品，如五味子、补骨脂、核桃仁、人参、蛤蚧；再加收涩的煅龙骨、煅牡蛎、白芍、乌梅；另佐健脾祛痰之品，如二陈汤，以及益肺滋润之品，如紫菀、川贝母。

肺肾阴虚证

润肺用百合、沙参、麦冬、紫菀，清肺用炙杷叶、桑白皮、地骨皮、黄芩。佐滋阴降火之品，用知母、黄柏、女贞子、墨旱莲、菊花；柔肝生金用当归、白芍。

肝肾阴虚证

养血柔肝用当归、白芍、首乌、女贞子、枸杞子、麦冬，平肝潜阳用珍珠母、菊花、天麻、钩藤、夏枯草。再佐导下药，如川牛膝、车前草、桑寄生、木瓜。

肺脾气虚证

补脾即可补肺，但要加入肺引药，如桔梗、沙参、麦冬，配温化痰湿的二陈汤、干姜、细辛、五味子。

脾肾阳虚证

温脾用参类、白术、干姜、白扁豆，佐利尿的车前草、桑白皮、陈皮、路路通、赤小豆，还要加温阳涩肠的补骨脂、肉豆蔻、五倍子、赤石脂、乌梅。配伍寒性反佐之品，用黄柏、蒲公英。

‖ 验案 ‖

任某，女，60岁。

病史：患者素有冠心病史，入冬以来经常感冒，近周低热不解，测体温37.5℃，有汗心悸，喘息难卧，胸膈不舒，面浮肢肿，纳差尿少，形寒便溏，头眩晕，身𤺊动。在某医院留观，诊为冠心病、心力衰竭，予强心利尿剂输液3天，喘息浮肿加重而来我院急诊留观，要求中药治疗。

检查：苔薄白，根稍腻，质淡胖，脉沉细，尺微弱。面色苍白，面目浮肿，下肢呈Ⅲ度凹陷性水肿。体温37.4℃，心肺听诊无阳性体征发现。腹部无移动性浊音，肝大，肋下2指，质地较硬，轻度触痛。查心电图示：Ⅰ、aVL、V1～V6导联T波倒置，心前壁广泛心肌缺血。

辨证：水为至阴，其本在肾，水唯畏土，其制在脾，脾虚失健，土不制水而反受克，肾亏气化失司，水无所主而妄行，发为水肿；水气凌心，遂有胸憋喘息、心悸眩晕之苦；脾阳不振而致身动，欲僻地，纳差便溏；阳虚不足必有形寒；风寒未除而见低热。苔薄白，风寒阳虚可见；根稍腻，水气内停之故；质淡胖、脉沉细、尺微弱均系阳损之征。病位在心、脾、肾。

中医诊断：胸痹心衰（脾肾阳虚，水气凌心证）。

西医诊断：冠心病心力衰竭。

治法：健脾温肾，利水宁心。

处方：《伤寒论》真武汤加减。桂枝10g，生白芍10g，炒白术 10g，云茯苓 15g，鹿角霜 15g，生黄芪 15g，黄精 10g，槲寄生 10g，川芎 10g，泽泻 10g，桔梗 5g，车前草 30g。每日 1 剂，水煎，分两次服。

结果：上方连服 3 剂，低热退净，尿量倍增，浮肿已去大半。服全 7 剂，喘息心悸减轻，已能平卧，苔薄白，质淡胖，脉沉细。阳气来复，水气渐退，守法再进，增强调肾温通退肿之品，上方加蛇床子、薤白、全瓜蒌、葛根、葶苈子。连进 14 剂，浮肿退净，食纳转香，低热未复，胸憋心悸轻微。同意出院，带药补心气口服液、正心泰胶囊，服 1 个月，嘱避免劳累，少进咸食，巩固其效。

按语： 仲景创 "真武汤"，用其温阳利水为脾肾阳衰之水饮内停的效方。虑及附片的温燥，用鹿角霜代之，既温而不燥，又能通阳助利水气。再投生黄芪、白术、泽泻温脾利湿，补充 "真武汤" 健脾之不足，成为脾肾双温方。风寒表证，汗出而低热不解，伍入 "桂枝汤" 方意，调和营卫而退热。桔梗、川芎、葶苈子宣肺通窍，可开鬼门；车前草、云茯苓、泽泻利尿去湿，利于水气外泄而退浮肿。张介宾强调阴阳互根，调其平衡，有 "阳中求阴" "阴中求阳" 之训，配入槲寄生，强心比桑寄生佳；黄精滋阴补气；蛇床子温肾而不燥；薤白温通而行气；葶苈子强心利尿，但其润肠对便溏不利，故伍入既强心又止泻的葛根。沈氏女科疗虚宜巧配，其妙在于此。心衰控制后，以健脾的补心气液、调肾的正心泰胶囊成药巩固，仍不失脾肾双补矣。

降脂减肥 8 法

高脂血症又称高脂蛋白血症，指血浆中一种或多种脂质成分的含量超过正常值，是临床常见病。血脂的蓄积是动脉粥样硬化的标志，因该病是引起缺血性心脑血管疾病的危险因素，故日益引起人们的重视。

高脂血症与动脉粥样硬化、肥胖、糖尿病、脂肪肝、肾病等密切相关，其基本病理是血液黏稠度增高，循环障碍，运行迟缓，以致心脑组织缺血缺氧，组织细胞变性，从而产生相应的病理改变。目前，降脂已成为防治心脑血管疾病的重要手段。沈氏女科有降脂8法。

活血化瘀法

"气为血帅，血为气母"，气血瘀阻，清阳不升，浊阴不降，聚为浊脂。症见舌质紫暗或有瘀斑瘀点，脉沉涩，头胀头痛，胸闷心痛，痛有定处，面晦唇青。治宜活血化瘀。药选三七、红花、川芎、丹参、赤芍、鸡血藤、蒲黄、五灵脂、莪术、延胡索、姜黄、王不留行、茺蔚子等（以桃红四物汤为基础）。

祛痰化浊法

痰湿壅遏，清浊不分则痰脂内聚。症见苔白腻，脉弦滑，形体丰满，偏嗜肥甘，头重胸闷，肢体麻木。治宜祛痰化浊。若痰湿郁而化热则见舌苔黄腻，心烦急躁，胸闷便干，寐少失眠。治宜清化痰热。药选瓜蒌、薤白、枳壳、云茯苓、半夏、陈皮、竹茹、白芥子、昆布、海藻、晚蚕沙、茵陈、苦参、白矾、郁金等（以温胆汤为基础）。

清热利湿法

肺、脾、肾三脏失调，三焦疏化失常，水湿停聚，郁久化热，灼耗津液，浊气壅滞，聚为脂血。症见舌红苔黄腻，脉弦滑，头重肢倦，胸胁满闷，口苦烦躁。治宜清热利湿。药选黄芩、龙胆草、生栀子、黄柏、苦参、萆薢、茵陈、泽泻、生薏苡仁、车前草等（以龙胆泻肝汤为基础）。

疏肝平肝法

肝郁气滞或肝阳上亢，致使气血阻遏，血脉不利而浊脂上升。症见苔黄脉弦，头晕时痛，项强肢麻，急躁易怒，胸胁满闷。治宜疏肝平肝。药选天麻、钩藤、黄芩、生栀子、石决明、夏枯草、郁金、决明子、柴胡、白芍等（以逍遥散、天麻钩藤饮为基础）。

滋阴养血法

阴津耗散，络脉不和，清从浊化，脂混血中。症见舌红苔少或花剥，脉细，形体消瘦，腰酸耳鸣，口干欲饮，少寐健忘。治宜滋阴养血。药选枸杞子、生地黄、熟地黄、何首乌、桑寄生、石斛、麦冬、柏子仁、丹参、山茱萸、黑芝麻等（以六味地黄汤为基础）。

温经通阳法

阳气不足，寒邪内盛，使痰湿内生，发为浊脂。症见舌淡白，脉沉弱，头晕乏力，精神倦怠，面白肢冷，腰膝酸软，面浮跗肿，纳少便溏。治宜温经通阳。药选附子、肉桂、菟丝子、巴戟天、淫羊藿、肉豆蔻、白术、云茯苓、徐长卿等（以真武汤为基础）。

补脾益气法

脾为生化之源，脾虚失健，无力运化，浊脂聚生。症见舌淡苔白，脉沉细，倦怠乏力，心悸气短，懒言声怯，纳少便溏。治宜补脾益气。药选黄芪、党参、白术、黄精、人参、五味子、云茯苓等（以补中益气汤为基础）。

消积导滞法

食积于内，输运受碍，浊聚脂生。症见苔腻脉滑，脘闷纳呆，呕吐腐酸，时欲嗳气，脘腹饱胀。治宜消积导滞。药选神曲、山楂、谷芽、麦芽、陈皮、鸡内金、莱菔子等（以保和丸为基础）。

上述 8 法涉及的诸类药物，实验和临床均证实具有不同程度降低血脂、减轻动脉内膜脂质浸润、降低血小板表面活性与聚集性、防止血管内血小板聚集、抑制血小板聚集反应、扩张动脉、增加动脉血流量等作用，临证可据中医辨证论治原则，随证灵活采用。

‖ 验案 ‖

王某，男，48 岁。

病史：患者体检发现高脂血症，平素间有胸闷微痛，余无不适，纳便正常。顾虑服用西药降脂有不良反应，要求中药降脂调治。

检查：舌紫暗有瘀斑，苔腻微黄，脉细涩。血压 125/80mmHg。查血脂：总胆固醇 7.24mmol/L，甘油三酯 3.41mmol/L，低密度脂蛋白 3.68mmol/L。心电图正常。

辨证：舌紫暗有瘀斑属气血瘀滞，苔腻乃痰湿积聚；胸闷微痛、脉细涩亦属痰瘀互结、气血失畅之征。病位在心、脾。

中医诊断：胸痹（痰瘀互结证）。

西医诊断：高脂血症。

治法：活血化瘀，祛痰化浊。

处方：桃仁 20g，红花 10g，川芎 10g，赤芍 15g，丹参 20g，陈皮 10g，云茯苓 20g，枳壳 10g，竹茹 10g，生薏苡仁 20g，黄柏 10g。每日 1 剂，水煎，分两次服。

结果：上方连服 14 剂，药后胸闷微痛消除，舌紫苔腻亦减。原方去黄柏，加郁金 12g，续服 4 周后复验血脂：总胆固醇 5.30mmol/L，甘油三酯 1.66mmol/L，低密度脂蛋白 2.67mmol/L。

按语： 本案患者经生化检验确诊高脂血症，除胸闷微痛之外并无其他症状，但据舌紫有瘀斑、苔腻、脉细涩皆可确诊痰瘀互结，故用桃红四物汤合温胆汤化裁治疗。方中桃仁、红花、川芎、赤芍、丹参活血化瘀；陈皮、云茯苓、枳壳、竹茹、薏苡仁祛痰化浊；黄柏清除里热。全方共奏活血化瘀、祛痰化浊之效。服药 6 周后唯一症状消除，脉舌基本恢复，复查血脂明显下降，治疗效果满意。

利湿退黄

沈氏女科退黄之要在于利湿。

利湿要重用茵陈，一般用量 15g，宜后下，因其活性成分怕热。湿邪之去有 4 条出路：从汗泄，选用杏仁、桔梗、蝉衣、石菖蒲；从土燥，选用苍术、川厚朴、藿香、法半夏；从尿渗，选用云茯苓、猪苓、泽泻、竹叶、豆蔻仁、生薏苡仁、车前草、六一散；从便排，选用制大黄、桃仁、全瓜蒌、决明子、莱菔子、大腹皮。利湿者，一是重用茵陈，二是分利两便，三是分辨寒热，阳黄属热加栀子、黄柏，阴黄属阴加附片、白术。

沈氏女科退黄还有对症加减的配合。

胆道被阻，气机不畅者兼见胁痛引背，便白溲赤，如属蛔虫梗阻选加乌梅、槟榔、川楝子、使君子；属胆石梗阻选加柴胡、郁金、姜黄、延胡索、川楝子、金钱草、生鸡内金。胆热及胃，升降失司兼见脘胀纳呆恶心，选加竹茹、枳壳、川连、木香、苍术、神曲、法半夏、大腹皮、生鸡内金。瘀阻日久，腹胀结块，肝脾肿大，腹筋显露，面黑肌错，选加鳖甲煎丸、丹参、莪术、海藻、夏枯草、生牡蛎。热入营血，动血扰神兼见高热神昏，斑疹显露，选加安宫牛黄丸、黄连、栀子、连翘、金银花、大青叶、牛黄粉、羚羊角粉。黄疸日久，必有虚象，选加生黄芪、党参、生杜仲、桑寄生。

中西医配合，在辨证前提下，酌加有相应药理作用之品。

降转氨酶，絮状沉淀试验转阴：野菊花、板蓝根、金银花、败酱草、白茅根、白花蛇舌草。

澳抗阳性转阴：生黄芪、当归、黄精、枸杞子、沙参、女贞子、何首乌、大枣、连翘。

消脂肪肝：泽泻、何首乌、柴胡、郁金、黄精、生山楂、决明子。

软化肝硬化：鳖甲、山甲、丹参、莪术、郁金、海藻、生牡蛎、夏枯草。

退肝硬化腹水：白术、桔梗、葶苈子、泽兰、生黄芪、莱菔子、桑白皮、大腹皮、玉米须。

验案

张某，女，21岁。

病史：半个月前，患者病起于恶寒发热，继而头身困重，呕恶乏力，经服用藿香正气水等，恶寒发热消失，但其他症状未见缓解。刻下症：头重身困，嗜卧乏力，胸脘痞闷，厌食油腻，呕恶纳呆，大便不爽，小便不利。

检查：舌苔厚腻微黄，脉象弦滑。皮肤巩膜黄染，其色不太鲜明。肝肋下1.5cm，质软，肝区叩击痛。查肝功：血清总胆红素20.4µmol/L，谷草转氨酶50U/L。

辨证：湿热交蒸于肝胆，肝失疏泄，胆液不循常道，浸淫肌肤致身目俱黄；湿为阴邪，湿重于热，故黄色不太鲜明；头身困重，为湿邪内阻，清阳不得外发之故；胸脘痞满，恶心呕吐，食欲减退乃湿困脾胃，浊邪不化所致。舌苔厚腻微黄、脉象弦滑为湿重热轻之征。病位在肝、胆。

中医诊断：黄疸（湿热内阻，浊邪不化证）。

西医诊断：急性病毒性肝炎。

治法：除湿化浊，泄热退黄。

处方：《伤寒论》茵陈五苓散加减。茵陈15g（后下），泽泻10g，猪苓10g，茯苓10g，炒白术10g，竹茹10g，郁金10g，石菖蒲10g，桔梗10g，大腹皮10g，野菊花10g，板蓝根15g。每日1剂，水煎，分两次服。

结果：上方连服14剂，皮肤巩膜黄染渐退，身重乏力减轻，已无呕恶，食欲转好，苔腻转薄，脉弦。湿热已分利下趋，因势利导，再入车前草、金钱草各30g以利小便；中土以健运为要，故加莱菔子10g，焦麦芽10g，焦山楂10g，焦神曲10g，以消胀增纳。又进14剂，黄疸全消，精神转佳，胀满全无，食纳正常，两便顺润，检查肝功指标正常。

按语： 退黄之要在于利湿，湿邪重浊黏腻，最易裹挟不去，沈氏女科所治均着眼于分利给邪以去路，而不刻意顿挫病势以留邪。综观本案利湿者，一是重用茵陈，有时可用到30g，因其活性成分怕热，故应后下存性。二是给邪出路，从汗泄用桔梗，从土燥用白术，从便排用莱菔子、大腹皮，从尿渗用猪苓、茯苓、泽泻、车前草、金钱草。本案患者寒象不彰，故不用原方桂枝之温，而以分利两便，运湿下走水道为主，此法祛湿量大而不伤正。三是对症加减，胃失和降用竹茹、郁金、石菖蒲。四是中西医配合，用野菊花、板蓝根降转氨酶。最后用莱菔子、焦麦芽、焦山楂、焦神曲健运中土，畅达中焦，以杜湿邪再生。方药次第，当方随证转，药从证投，此案自可明晰。

肝炎并非湿热一端

时下中医多认为肝炎系湿热为患，大都从湿热论治，投用茵陈蒿汤。沈氏女科认为肝炎的证类绝非单一的湿热证，有的夹痰夹瘀，有的脾胃失健，有的肾亏失调，故诊治肝炎不可只顾湿热，只有辨证论治方可提高疗效。

在急性期虽以清利湿热为治，但不要疏忽痰瘀互结的存在。清利湿热应重用茵陈、板蓝根、车前草，祛痰主药是莱菔子、竹茹，化瘀宜投丹参、桃仁。

慢性期湿热已非主要，出现脾肾之虚，要重视扶正，健脾调肾，以提高免疫力，增强体质，方能排除病毒，此乃扶正以祛邪。健脾重用参芪、白术，调肾用枸杞子、生地黄、黄精等，佐以阳中求阴，选用蛇床子、生杜仲、桑寄生等。

內科

痰瘀互结证

主症：舌苔黄腻，质紫有斑，脉象不畅，胁满头重，纳呆口黏，面暗肤糙，肝掌明显。

治法：祛痰化瘀，清利湿热。

方药：温胆汤合血府逐瘀汤。

竹茹 10g	枳壳 10g	云茯苓 10g	陈皮 10g
泽泻 10g	桃仁 10g	赤芍 10g	丹参 30g
野菊花 10g	郁金 10g	石菖蒲 10g	莱菔子 15g
车前草 30g	茵陈 15g（后下）		

脾胃失健证

主症：舌苔薄白，脉象沉细，神疲乏力，心悸气短，纳差便溏，胁脘微胀。

治法：健脾和胃，清利湿热。

方药：香砂六君子汤。

党参 15g	云茯苓 10g	陈皮 10g	炒白术 10g
生黄芪 10g	木香 10g	砂仁 10g	川楝子 10g
当归 10g	延胡索 10g	白芍 10g	金钱草 15g

肾亏失调证

主症：苔薄质淡，脉沉细弱，腰酸头晕，精神不振，形寒或烦热，纳谷不香，胁区隐痛。

治法：调肾阴阳，清利湿热。

方药：杞菊地黄汤。

枸杞子 10g	白菊花 10g	生地黄 10g	黄精 10g
生杜仲 10g	桑寄生 10g	当归 10g	泽泻 10g
蛇床子 10g	板蓝根 30g	牡丹皮 10g	山药 10g
泽兰 10g	丹参 30g	川续断 10g	连翘 10g
生鸡内金 15g	白花蛇舌草 30g		

‖ 验案 ‖

王某，女，45 岁。

病史：患者患无黄疸型肝炎近两个月。自觉肝区刺痛，纳差乏力，眩晕耳鸣，失眠多梦，晨起口苦，大便较干，小溲色黄。曾在某医院住院近 1 个月，西医治疗症状不缓解，指标不降，求治中医而来门诊。

检查：苔薄黄，舌质暗红，有紫斑，脉弦涩。面目皮肤无黄染，腹平软，无肌卫症，肝大，肋下两指，质小硬，脾未触及。查肝功：谷丙转氨酶 520U，麝香草酚浊度试验 8U。

辨证：胁为肝之分野，胁部刺痛，舌质暗紫斑，脉来弦涩，肝瘀无疑；肝郁化热，则眩晕口苦，失眠耳鸣，便干尿黄，舌苔薄黄；肝气横逆中土，健运失司而有纳差乏力之苦。病位在肝。

中医诊断：胁痛（肝热瘀阻，健运失司证）。

西医诊断：无黄疸型肝炎。

治法：行气活血，醒脾止痛。

处方：《医林改错》膈下逐瘀汤出入。桃仁 10g，红花 10g，当归 10g，川楝子 10g，延胡索 10g，赤芍 10g，牡丹皮 10g，莱菔子 10g，川芎 10g，枳壳 10g，木香 10g，车前草 30g，香附 10g，决明子 30g，茵陈 15g（后下）。每日 1 剂，水煎，分两次服。

结果：上方连服 7 剂，胁痛明显缓解，大便已畅，食纳增加，仍有多梦。瘀阻渐化，脾运渐健，守法增大化瘀宁神之力，上方加丹参 30g，首乌藤 30g。再进 14 剂，胁痛已止，舌暗好转，紫斑减轻，脉来弦细，改为每晚服 1 煎。1 个月后复诊，已无不适，纳便通调，精神振作，肝脾未及。复查肝功：谷丙转氨酶 40U，麝香草酚浊度试验 5U。嘱停汤药，服丹七片善后，未再复诊。

按语：瘀阻膈下而胁痛者最宜膈下逐瘀汤，以桃红四物汤活血化瘀；用香附、川楝子、延胡索行气止痛；因肝郁已经化热，故不用温性的乌药，改投清肝活血的牡丹皮、赤芍；木香、枳壳功能醒脾，恢复脾运；决明子、莱菔子润肠；车前草利尿，使邪有出路；茵陈清肝利湿，为治肝炎要药。全方以化瘀为主，清肝行气，通利二便，贴切病机，配伍得当，疗效显著。肝炎并非单纯湿热内蕴，其治不只清热利湿一法，辨证论治方能奏效。

肾炎不单脾肾阳虚

大凡肾炎之治，框于健脾温肾之中，大多投肾气丸、真武汤之类。沈氏女科认为肾炎的中医证类绝非单纯的脾肾阳虚，在急性期风水束肺有之，在慢性期湿热下注更有之，故肾炎之治不能单纯健脾温肾。现将两个特殊证类分述如下。

风水束肺证

主症：苔薄白腻，脉浮紧滑。头面浮肿，头晕且沉，尿少腰酸。

治法：开鬼门，洁净腑，宣肺利尿。

方药：越婢加术汤。

桔梗 10g	白菊花 10g	蝉衣 5g	桑白皮 10g
炒冬瓜皮 10g	车前草 30g	川芎 10g	川牛膝 15g

湿热下注证

主症：苔腻，脉滑。尿频量少，脘胀纳差，头重肢肿，时有腰酸。

治法：清利湿热。

方药：滋肾通关合四妙丸。

知母 10g	黄柏 10g	肉桂 3g	生薏苡仁 10g
泽泻 10g	泽兰 10g	海藻 10g	丹参 30g
葶苈子 10g	白术 10g	云茯苓 15g	泽泻 10g
炒苍术 10g	川牛膝 15g	车前草 30g	白花蛇舌草 30g

治疗肾炎不论何种证类均应配以利尿解毒和活血化瘀两法，利尿解毒常选用泽泻、云茯苓、生薏苡仁、桑白皮、冬瓜皮、车前草、白花蛇舌草；活血化瘀常选用丹参、川芎、泽兰、地龙、益母草、生山楂、三七粉、王不留行。

‖验案‖

洪某，女，38岁。

病史：患者患慢性肾炎 3 年余。腰酸浮肿，神疲乏力，眩晕耳鸣，手足心热，心烦失眠，食纳不香，小便黄短。查尿蛋白（+++），血压 120/80mmHg。西医诊断为慢性肾小球肾炎。中西医药久治不愈，浮肿始终未退，午后更显，尿蛋白（++～+++），体力更见下降，而来院门诊。

检查：苔薄黄腻，舌质较红，脉象细滑，尺部沉弱。面色不华，下肢凹陷性水肿2度，肾区无叩击痛。血压125/80mmHg，尿蛋白（+++），红细胞3～5个/HP。

辨证：苔黄质红，脉象细滑，五心烦热，眩晕耳鸣，失眠腰酸，系相火上浮所致；浮肿尿少，苔腻纳差，系湿热下注所致。病位在肾。

中医诊断：水肿（相火上浮，湿热下注证）。

西医诊断：慢性肾小球肾炎。

治法：滋肾清降，泄利湿热。

处方：《兰室秘藏》滋肾通关丸加味。知母15g，黄柏15g，生薏苡仁10g，车前草30g，泽泻10g，泽兰10g，桑白皮10g，益母草10g，肉桂3g，海藻10g，鸡血藤10g，老鹳草10g，王不留行10g，白花蛇舌草30g。每日1剂，水煎，分两次服。

结果：上方连服7剂，下肢浮肿明显减退，腰酸已除，烦热缓解。尿蛋白（++），红细胞1～2个/HP。脉仍细滑，尺脉不弱，腻苔渐退。相火渐降，湿热渐利，再增化瘀利湿之品守法缓进，上方去鸡血藤、老鹳草、泽兰，加丹参30g，石韦10g，冬瓜仁10g，川牛膝15g。再进14剂，下肢浮肿轻微，纳眠正常，两便通调，尿蛋白（+），红细胞消失，苔薄黄，脉弦细，改为每晚服1煎。又进14剂，尿蛋白（±），改服知柏地黄丸，早晚各6g，嘱坚持1个月，多次尿常规检查均正常。

按语：滋肾通关丸由滋阴降火的知母、黄柏和引火归原的肉桂3味药组成，一般以3:3:1比例投量。此方清热降火不伤胃，温通肾气不伤阴，旨在增强气化功能，使"州都之官""气化则能出焉"，为退下焦湿热浮肿的良方。慢性肾炎常以温补脾肾为治，多投附、桂、参、芪之类，但此案并非脾肾阳衰，却以相火上浮、湿热下注为患，如以温补为治，势必助长相火，留恋湿热而加重浮肿，当以滋肾通关立法。然滋肾与湿热同治，常有矛盾难解之处，《兰室秘藏》组建的"滋肾通关丸"即化解了两者的矛盾，以知母、黄柏清降相火而收滋肾目的，又不影响湿热之清，少佐肉桂振奋命门气化，利于湿热之泄，又不助相火之浮。车前草、桑白皮、生薏苡仁、冬瓜仁、泽泻、石韦均为清利湿热之佳品，泽兰活血行水，王不留行功于通利消肿，益母草行血消水，川牛膝导血下行，既降相火上浮，又助湿热下利。方中动用诸多行血之品，意在血行气畅，气行湿除，皆利于浮肿之消退。老鹳草清热利湿，佐以鸡血藤，专治湿阻腰酸；海藻苦咸入肝肾，《神农本草经》言其"下十二种水肿"；白花蛇舌草除解毒外功专清泄湿热，最宜治湿热下注的浮肿。时医治疗肾炎，框于健脾温肾，妄投肾气、真武之辈，如此守法轻证，法证不符，焉能奏效？

血证分部辨治

"血证"又称亡血，指血不循经运行而溢出脉外的病证。包括咳血（又称咯血、痰血、唾血），吐血（又称呕血），衄血（齿衄、鼻衄、大衄、舌衄、肌衄、倒经），尿血（溲血、溺血、血淋），便血（后血、血泄、远血、近血），宫血（崩漏、崩中、漏下、血崩）。

《黄帝内经》分析了血证的病因病机："胞移热于膀胱，则癃溺血。"（《素问·气厥论》）"怒则气逆，甚则呕血及飧泄。"

（《素问·举痛论》）"结阴者，便血一升，再结二升，三结三升。"
（《素问·阴阳别论》）"阳络伤则血外溢，血外溢则衄血；阴络伤
则血内溢，血内溢则后血。"（《灵枢·百病始生》）《伤寒论》指
出"亡血家""衄家"均应禁汗，否则生变证。《金匮要略》组创
4首效方："吐血不止者，柏叶汤主之"，"下血，先便后血，此远
血也，黄土汤主之"，"下血，先血后便，此近血也，赤小豆当归
散主之"，"心气不足，吐血、衄血，泻心汤主之"。朱震亨治血
证以四物汤为主方。"阳常有余，阴常不足。"血证系阴虚阳盛之
因，故以四物汤加减通治血证。《重订严氏济生方》立"血热妄
行"论。《景岳全书》以"火"和"气"论治血证："血动之由，
唯火唯气耳。故察火者，但察其有火无火；察气者，但察其气虚
气实。"《先醒斋医学广笔记》提出治血3诀："宜行血不宜止血"，
以使血循经络而不瘀；"宜补肝不宜伐肝"，以免损肝之体而血不
藏之；"宜降气不宜降火"，气有余便是火，降气即可降火。唐容
川的专著《血证论》主张治血4法："惟以止血为第一要法"，"血
止之后，其离经而未吐出者，是为瘀血……故以消瘀为第二法"，
"又恐血再潮动，则须用药安之，故以宁血为第三法"，"去血既
多，阴无有不虚者矣……故又以补虚为收功之法"。

综历代之说，血证的诊治归为4类。

血虚内热，血热妄行证：苔净质红，脉象细数，五心烦热，
血色鲜红。治以清热凉血法，用犀角地黄汤。

心血不生，脾不统血证：舌苔薄白，脉象沉细，面色白，气
短，心悸纳差，血色淡红。治以益气摄血法，用归脾汤。

瘀血阻络，血不归经证：舌见紫斑，脉来细涩，刺痛定痛，
血色瘀暗。治以祛瘀生新法，用桃红四物汤。

命门火衰，阳虚及阴证：苔薄白质淡胖，脉沉细尺部弱，形

寒浮肿，血色淡稀。治以温阳涩血法，用黄土汤。

沈氏女科主张见血不可单纯止血，更不能一味投炭。首要者，分清其因，分辨其证，分析其性，辨证论治方可奏效。一般寒象多虚证，可投益气收摄之品，如选生黄芪、参类、当归、阿胶、大枣、仙鹤草、赤石脂、乌梅炭、伏龙肝、乌贼骨等；热象多实证，可投凉血生新之品，如选生地炭、牡丹皮、赤芍、侧柏叶、茜草、墨旱莲、白茅根、生栀子、大黄炭、小蓟、丹参、血余炭、花蕊石、三七粉等。

根据不同的出血部位，依证配伍是止血的重要治法，直接关乎疗效，此即血证的分部辨治。

咳血

肺主卫，外邪常先犯肺，如兼见舌苔薄黄，脉象浮数，发热咽痒，应佐清肺祛风的桑叶、菊花、金银花、连翘、橘红、防风炭、杏仁、炙杷叶。

肺为娇脏，久咳伤阴，如兼见舌质红，脉细数，五心烦热，咽燥盗汗，应佐润肺敛阴的百合、麦冬、贝母、白芍、五味子、生牡蛎、白薇。

木火刑金，如兼见苔黄质红，脉象弦数，胁痛易怒，应佐清肝泻肝的黛蛤散、栀子、桑白皮、黄芩炭、地骨皮、白茅根、藕节炭。

咳血同咳痰关系密切，止血先止咳，止咳先祛痰，如止血粉（川贝母、三七、花蕊石、蛤壳粉研末装胶囊，每次服 3g，每天两次）。

肺与大肠相表里，肺热可以移肠，如兼见大便较干，可选加润肠的全瓜蒌、决明子、大黄炭、莱菔子、桃仁、白菊花和当归，利于增强止血之力。

吐血

胃主纳，以降为顺，应注意胃热气逆，如兼见舌苔黄腻，脉象滑数，脘胀，泛有食渣，应佐以泻胃降逆的大黄炭、川连、生石膏、生赭石、竹茹、焦麦芽、焦山楂、焦神曲、陈皮炭。

胃热的来源常有两个：一是肝火犯胃属实，兼见舌绛脉弦，胁疼口苦，应佐清肝的龙胆草、夏枯草、牡丹皮、栀子、黄芩炭；二是阴虚火旺属虚，兼见舌红脉细，五心烦热，腰酸口渴，应佐滋肾的生地炭、天冬、怀牛膝、女贞子、墨旱莲、枸杞子。

应注意酗酒过度而生痰湿和饮食不节而致食滞，要佐祛痰消导的云茯苓、木香、莱菔子、生鸡内金、连翘、焦麦芽、焦山楂、焦神曲、蛤壳粉、生龙骨、生牡蛎。

吐血同呕吐关系密切，止血先止吐，可选投陈皮、竹茹、伏龙肝、生赭石，或针内关、太冲。

鼻衄

鼻为肺窍，如兼见苔黄质红，脉数，鼻燥息热，应佐清肺的桑白皮、黄芩炭、金银花炭、炙杷叶、沙参、玄参、阿胶。

肺合大肠，如兼见舌苔黄燥，脉象细滑，便干肠燥，应佐通腑的全瓜蒌、大黄炭、桃仁、枳壳、莱菔子、决明子、白菊花和全当归。

肝火迫血，如兼见苔黄质红，脉象弦数，眩晕躁怒，应佐泻肝的龙胆草、栀子、野菊花、牡丹皮、夏枯草。

齿衄

龈属胃络，如兼见苔黄质红，脉象弦数，龈肿引饮，应佐清胃的生石膏、知母、川连、白茅根、天花粉、石斛。

齿为骨余，如兼见苔净质红，脉象细数，五心烦热，腰酸眩晕，应佐滋肾的黄柏、知母、生地炭、麦冬、山药、牡丹皮、泽泻、枸杞子、女贞子。

舌衄

舌为心窍，如兼见舌尖红，脉来数，口疮，尿赤，应佐导赤的竹叶、车前草、连翘、知母、黄柏、肉桂、白茅根、小蓟。

瘀血阻络，如兼见舌质紫斑，脉象涩数，心区刺痛，心悸不宁，应佐活血的丹参、蒲黄炭、血余炭、栀子、三七粉。

肌衄

脾主四肢肌肉，如兼见舌淡苔白，脉象沉细，乏力纳差，应佐健脾的生黄芪、参类、云茯苓、当归（气血关系）、银柴胡、青皮炭（土木关系）、阿胶珠、地骨皮、知母（肺脾关系）、附片、白术、伏龙肝（火土关系）。

心主血脉，如兼见心悸失眠，舌质紫暗，脉象涩细，应佐养心化瘀的生地炭、当归、赤芍、白芍、川芎、三七粉、炒酸枣仁、云茯苓、麦冬、仙鹤草、琥珀粉。

尿血

心热移肠，如兼见舌尖红，脉细数，口疮，应佐清心导赤的竹叶、小蓟、车前草、生地黄、六一散、琥珀粉。

膀胱湿热，如兼见舌苔黄腻，脉象滑数，尿频、尿急、尿痛，应佐清利湿热的连翘、赤小豆、泽泻、生薏苡仁、苍术、茵陈、黄柏、川牛膝、海金砂。

心肾不交，如兼见舌尖红，脉细数，五心烦热，腰酸失眠，应佐交通心肾的川连、肉桂、知母、黄柏、生地炭、墨旱莲。

气化失司，如兼见舌质淡，脉沉细，尿血色淡，尿频畏寒，腰酸神疲，应佐温肾固涩的菟丝子、杜仲炭、金樱子、生龙骨、生牡蛎、赤石脂、肉桂炭。

便血

大肠湿热，如兼见舌苔黄腻，脉象数软，大便不爽，血下污浊（脏毒）或鲜血如注（肠风），应佐清肠导湿的地榆、葛根、木香、黄芩炭、黄柏、生薏苡仁、炒苍术、苦参、银花炭。

阳虚气陷，如兼见舌淡，脉细，便溏畏寒，应佐温阳升提的伏龙肝、附片、白术、阿胶、白芍、升麻炭、炮姜炭、生黄芪、白及。

肺热移肠，如兼见舌红，脉弦，便干，鼻燥，应佐清肺润肠的全瓜蒌、黄芩炭、大黄炭、荆芥炭、炙杷叶、桑白皮、侧柏叶。

传导之官，热毒瘀结，如兼见舌苔黄腻，舌质红燥，脉象滑数，便血紫暗，污臭难闻，纳呆腹胀，应佐化瘀解毒的槐角、赤小豆、马齿苋、三七粉、白花蛇舌草、木香。

宫血

以肝为本，如兼见舌红脉弦，胁胀易怒，应佐疏肝清肝的银柴胡、生栀子、牡丹皮、黄芩炭、薄荷炭、香附、川楝子、石菖蒲、郁金。

天癸与冲任有关，如兼见舌淡脉细，腰酸背寒，烘热神疲，应佐调理冲任的女贞子、菟丝子、桑寄生、补骨脂、蛇床子、金樱子、鹿角霜、河车粉、肉桂炭。

胞宫畏寒，如兼见苔白脉迟，宫血色淡，腹凉喜暖，阵阵隐痛，应佐暖宫收涩的芡实、艾叶、炮姜炭、肉桂炭、赤石脂、乌梅炭、乌贼骨、乌药、香附、生黄芪、党参。

胞宫多瘀，如兼见舌质紫斑，脉象细涩，宫血紫块，腹痛拒按，腹部肿块，应佐祛瘀生新的益母草、丹参、三七粉、红花、当归、炒橘核、鸡血藤、焦山楂、茺蔚子、泽兰、川牛膝、桂枝。

下病上取，如兼见舌淡脉细，阴挺乏力，应佐补中升提的生黄芪、阿胶、当归、升麻炭、荆芥炭、薄荷炭。

宫血要抓经前调气，选用柴胡、木香、香附、炒橘核、牡丹皮、白芍、川楝子、石菖蒲、郁金。

根据中药的现代药理学，分部止血还可酌加下列止血药：咳血加阿胶珠、仙鹤草，吐血加白及、侧柏叶，鼻衄加黄芩炭、大黄炭，齿衄加白茅根、生石膏，肌衄加生地炭、银柴胡、牡丹皮、茜草，尿血加小蓟、连翘、琥珀、血余炭，便血加地榆、槐角、荆芥炭、伏龙肝，宫血加益母草、茜草、藕节炭、乌贼骨，提升血小板加水牛角、仙鹤草、当归、白芍、肉苁蓉、女贞子、菟丝子、石韦、鸡血藤、商陆，增加毛细血管抵抗力加槐米、白茅花、板蓝根、连翘、秦艽。

现代药理研究发现，并非一切炭药均能增加止血之力，如侧柏叶、地榆炒炭，其止血力反而减弱。血证据其寒热分别选用下列炭药则可增强止血之力：炮姜炭、肉桂炭、杜仲炭、艾叶炭、生地炭、金银花炭、黄芩炭、大黄炭、藕节炭、栀子炭、山楂炭、血余炭、陈皮炭、蒲黄炭。

血证除分部辨治外还应注意3要。

一要根据升降之理，用好上提下导法。血上溢于口、鼻、齿、肌，应佐下导之品，如川牛膝、赤石脂、滑石、竹叶、大黄炭；血下泄于二阴，应佐上提之品，如升麻炭、薄荷炭、荆芥炭、生黄芪。上提者量宜轻，下导者量宜重。

二要防止血瘀。古人有训："宜行血不宜止血。"一味止血，血虽止必致瘀。为防血止后的血瘀，可用两法：一是在止血方中稍佐和血药，如川芎、丹参、鸡血藤、三七粉，或稍佐行气药，如郁金、木香、陈皮、柴胡等。二是止血后以四物汤加减善后。如血止后见虚象可用熟地黄、砂仁、当归、白芍、川芎（小于5g），选加何首乌、大枣、生黄芪、党参、丹参、三七、木香、陈皮，以养血为主，佐以行气和血。如血止后见实象，则用生地黄、当归尾、赤芍、川芎（10g），选加三七、枳壳、青皮、木香、川牛膝、鸡血藤，以行气和血为主，佐以养血。

三要避免伤胃。见血一味追求凉血，血虽止势必伤胃气。因此古人有训："宜降气不宜降火。"为防止伤胃有4个措施：一是投用苦寒凉血药要适可而止，掌握用量和疗程；二是应用热性反佐，如加一味肉桂炭、干姜炭、炮姜炭、艾叶炭等；三是少用凉血药，多用降气药，如选沉香、降香、青皮、川牛膝、白菊花、珍珠母、生龙骨、生牡蛎等；四是加用和胃药，如选焦麦芽、焦山楂、焦神曲、生鸡内金、云茯苓、砂仁、芦根、乌梅炭、陈皮炭等。

‖ 验案 ‖

张某，女，45岁。

病史：患者1年前月经量多，经潮两旬方尽，腹凉喜暖，隐痛阵作，腰酸乏力，四肢不温，眩晕耳鸣，夜寐多梦，纳便通调。曾经西医院各项检查诊断为子宫功能性出血。近3个月来经量更多，有时用止血针剂也难止住，中西药治疗效果亦不明显。正值经行3天，由病友介绍，来院门诊试治。

检查：苔薄白，舌质淡，脉细迟，尺部弱。面色不华，四肢不温，精神较差。查血红蛋白91g/L。

辨证：胞宫虚寒，冲任不足而有崩下、腹凉隐痛之苦；腰为肾府，肾亏则腰酸；脾主四肢，脾虚则肢凉；脾肾两虚，清阳不升则眩晕耳鸣；心神失宁而见夜梦纷纭。察舌诊脉皆为虚损不足之象。病位在胞宫。

中医诊断：崩下（冲任虚损，胞宫寒凝证）。

西医诊断：子宫功能性出血。

治法：健脾温肾，调理冲任。

处方：《沈氏尊生方》艾附暖宫丸化裁。生黄芪30g，当归10g，生地黄10g，黄精10g，艾叶炭10g，肉桂炭5g，炮姜炭10g，杜仲炭10g，陈皮炭15g，川芎10g，生白芍10g，生龙骨30g，藕节炭10g，川续断15g，香附10g，三七粉3g（冲）。每日2剂，水煎，分两次服。

结果：上方连服5剂，经潮已退，7剂后复诊，腹凉隐痛已止，手足回暖，眩晕耳鸣缓解，夜梦已少。脾肾得健，冲任得调，经行复常，上方去炭，加仙鹤草、枸杞子，再增调补脾肾之力，改为每晚服1煎，临经时早晚各服1煎。共调3个月经周期，经潮正常，5天即净，已无明显不适，血红蛋白增为125g/L。改为杞菊地黄胶囊、艾附暖宫丸巩固，未再复诊。

按语： 冲任虚损，首调脾肾，重用黄芪，再配生地黄、黄精、枸杞子。胞宫寒凝，必投温经，以艾叶、炮姜、肉桂为主，免用附片，怕其温燥太过，有损肾阴，不利于调肾之治。当归为调经止崩主药，辅以6味炭药，专为止崩；香附调气止腹痛；川

162

续断补肾除腰酸；陈皮行气和胃，炒炭止崩力增；当归、白芍柔肝止崩；川芎、生龙骨既宁神除梦，又可止崩，一举两得。全方温经不燥，凉不伤胃，行气和血，充分体现沈氏女科调治宫血之巧配。

痹证分类辨治

《素问·痹论》有云："风寒湿三气杂至，合而为痹也。"沈氏女科认为痹证有5类。

痛痹

苔薄白，舌质淡，脉象沉细小弦。寒重痛着，阴天加重，着凉更甚，得温则舒，形寒肢凉。散寒活络立法，附子细辛汤为主方。

细辛 3g	桂枝 15g	鹿角霜 15g	丹参 30g
制川乌 10g（先煎半小时）		制草乌 10g（先煎半小时）	
伸筋草 10g	威灵仙 10g	五加皮 10g	赤芍 10g
白芍 10g	云南白药 1g（冲）		

湿痹

苔腻脉滑。关节肌肉酸胀肿麻，沉板不展，晨起加重，稍动缓解，纳差口黏，神疲肢困。利湿活络立法，茵陈四逆散为主方。

茵陈 15g（后下）	柴胡 10g	枳壳 10g	生薏苡仁 10g
木瓜 10g	防己 10g	海桐皮 10g	赤芍 10g

白芍 10g　　　豨莶草 10g　　　路路通 10g

热痹

苔薄黄，舌质红，脉弦数。筋骨关节红肿热痛，冷敷则缓，甚则红斑结节，口渴尿黄。清热活络立法，苍术白虎汤为主方。

炒苍术 10g　　黄柏 10g　　　生石膏 30g　　知母 10g

生薏苡仁 10g　忍冬藤 30g　　车前草 30g　　地龙 10g

秦艽 10g　　　络石藤 15g

瘀痹

苔薄白，质紫斑，脉弦涩。筋骨关节肿胀畸形，活动受阻，刺痛固定。化瘀活络立法，活络效灵丹为主方。

丹参 30g　　　当归 10g　　　红花 10g　　　苏木 10g

川芎 10g　　　郁金 10g　　　地龙 10g　　　片姜黄 10g

制乳香 10g　　制没药 10g　　三七粉 6g（冲）　水蛭粉 3g（冲）

久痹

舌苔薄白，脉象沉细。酸楚隐痛，劳累加重，晨起缓解，入暮明显，缠绵反复，体虚神疲，心悸乏力。补虚活络立法，独活寄生汤为主方。

生黄芪 15g　　当归 10g　　　生杜仲 10g　　桑寄生 10g

鸡血藤 10g　　老鹳草 10g　　川续断 15g　　桂枝 10g

白芍 10g　　　天麻 10g　　　独活 10g

沈氏女科治痹还要随症加味。

止痛：选用野木瓜、徐长卿、寻骨风、五灵脂、晚蚕沙、延胡索、牡丹皮、松节。

除麻：选用海风藤、丝瓜络、路路通、土鳖虫、泽兰、赤芍、陈皮。

退热：选用青蒿、地骨皮、银柴胡、白菊花、车前草、竹叶、白薇、秦艽。

降血沉：选用忍冬藤、川牛膝、鸡血藤、生薏苡仁、车前草、黄柏、苍术、防己、秦艽、生黄芪。

降抗"O"：选用板蓝根、生甘草、玉蝴蝶、金银花、连翘、蝉衣、僵蚕。

为提高治痹之效，沈氏女科主张要善用引经药，使药到病所。

颈椎：用葛根、升麻。

胸腰椎：用狗脊、川续断。

上肢：用桑枝、羌活。

下肢：用牛膝、独活。

足跟：用骨碎补、鹿角霜。

沈氏女科家传还有6首痹证效方。

痹证急性发作方：炒苍术10g，银柴胡10g，秦艽10g，茵陈15g（后下），生栀子10g，威灵仙10g，防己10g，枳壳10g，陈皮15g，赤芍10g，车前草30g，三七粉6g（冲）。

肾虚腰痛方：蛇床子10g，女贞子10g，生杜仲10g，桑寄生10g，补骨脂10g，肉苁蓉10g，鸡血藤15g，老鹳草10g，五加皮10g，青皮10g，川续断15g。

足跟麻痛方：生地黄10g，当归10g，川芎10g，陈皮15g，骨碎补10g，伸筋草10g，鸡血藤15g，生白芍15g，鹿角霜15g。

骨刺方：生白芍60g，威灵仙30g，川续断30g，木瓜15g，炙甘草10g。浓煎，饭后服。

痛风方：野菊花 10g，野木瓜 10g，生薏苡仁 15g，车前草 30g，泽泻 10g，石韦 10g，天麻 10g，白芷 10g，延胡索 10g，牡丹皮 15g，生龙骨 30g，生牡蛎 30g。

药酒方：桂枝 10g，生黄芪 10g，赤芍 10g，白芍 10g，制川乌 10g，制草乌 10g，当归 10g，黄柏 10g，木瓜 10g，松节 15g，威灵仙 10g，生杜仲 10g，桑寄生 10g，鸡血藤 15g，狗脊 30g，牛膝 15g，陈皮 30g，桑枝 30g。泡酒 2.5kg，15 天后，每次服 0.5～1 两。

‖ 验案 ‖

苗某，女，30 岁。

病史：患者四肢关节酸沉发板已逾 3 载。晨起尤著，稍事洗漱等活动则见缓解，但动甚加重。经血沉、抗"O"检查，均属正常，在某医院确诊为风湿性关节炎，吃药、针灸、理疗均乏效。病情日渐增重，心情烦郁，纳谷不香，头沉难寐，二便尚调。

检查：苔薄黄腻，脉弦细滑。关节无畸形，不变色，活动自如，触之不凉。

辨证：《素问·痹论》云："风寒湿三气杂至，合而为痹也。其风气胜者为行痹，寒气胜者为痛痹，湿气胜者为着痹。"本案关节以酸沉发板为主，晨起湿阻经络，证情明显，稍事活动，湿气流通反而缓解。苔腻脉滑为湿浊之象。病位在四肢、关节。

中医诊断：着痹（气滞夹湿，痹阻经络证）。

西医诊断：风湿性关节炎。

治法：理气化湿，疏通经络。

处方：沈氏女科经验方茵陈四逆散加味。茵陈 15g（后下），柴胡 10g，枳壳 10g，白芍 10g，陈皮 15g，地龙 10g，泽兰 10g，木瓜 10g，郁金 10g，石菖蒲 10g，鸡血藤 10g，生薏苡仁 15g。每日 1 剂，水煎，分两次服。

结果：上方连服 7 剂，关节酸沉，头部发沉均见减轻，心境好转，食纳仍差。加重和胃通络之力，上方去白芍，加莱菔子 10g，伸筋草 10g，路路通 10g。再进 14 剂，关节酸沉发板已不明显，夜寐好转，食纳增加，苔薄黄，脉弦细。守法续进，改为每晚服 1 煎。1 个月后，改服木瓜丸，早晚各 6g，三七粉早晚各 3g。复诊时，关节不再酸沉，纳寐正常，嘱再服木瓜丸、三七粉 1 个月，以资巩固。

按语：着痹治重化湿通络。肝主筋，行气之品有助于祛除痹阻筋骨之湿，四逆散正合其治。方中甘草虽可甘以缓急，有肾上腺皮质激素样作用，对关节痹痛有效，但着痹主要以关节酸沉发板为主，疼痛往往不明显，以湿邪为患，考虑甘草味甘，助湿满中，用之得不偿失，故弃而不用。茵陈清利湿邪是为主药，因活性成分为挥发油，故要后下存性，与柴胡、枳壳、白芍相伍，理气化湿，名为"茵陈四逆散"。清利湿邪又辅以生薏苡仁、木瓜，其力更著。鸡血藤合伸筋草舒筋活络，石菖蒲合郁金透窍和中，理气活血，均为特效的药对。地龙合泽兰剔络通痹，化瘀利水，均有利于湿邪之化。路路通、三七粉和络，治疗关节酸沉发板，莱菔子消食开胃，振奋运化，增加食欲。全方紧紧抓住化湿通痹，佐以行气和血，剔络利水，和胃消导，疏利经络湿邪，着痹乃除。

郁证首抓木郁

"郁"者，滞而不通。朱震亨创"六郁"之说，计有"气、血、痰、湿、热、食"六郁，方组"越鞠丸"治之。其实六郁中以木郁为先，指情绪抑郁而造成的气滞证。《黄帝内经》首创"木郁达之"说，成为后世治疗郁证的重要指导思想。《金匮要略》组建3首治郁效方：治"百合病"的百合地黄汤，治"脏躁证"的甘麦大枣汤，治"梅核气"的半夏厚朴汤。《景岳全书》专有"郁证"篇，认为各种病变中均可出现气滞肝郁证："凡五气之郁，则诸病皆有，此因病而郁也。至若情志之郁，则总由乎心，此因郁而病也。"《证治汇补》认为郁证"皆因气之不周流"，故提出"治当顺气为先"。《临证指南医案》强调郁证的"意疗"："郁证全在病者能移情易性。"

沈氏女科认为"气滞"是五郁之所生，肝郁为其本，治郁所谓"木郁达之"就是要重视疏肝理气法，尤以柴胡为解郁主药。"木郁达之"，计有6法：疏肝法用于气滞，药用柴胡、香附、木香、郁金、枳壳。平肝法用于肝阳上亢，药用钩藤、天麻、决明子、珍珠母、川芎。柔肝法用于肝虚，药用当归、白芍、首乌、黄精、大枣。清肝法用于肝热，药用牡丹皮、栀子、黄芩、川楝子、夏枯草。泻肝法用于肝火，药用龙胆草、大黄、青黛、黄柏、黄连。温肝法用于肝寒，药用乌药、茴香、肉桂、吴茱萸、沉香。

沈氏女科又认为郁证初起，以实为主，常见气滞证，但日久往往致虚，有3类。

伤神："悲哀愁忧则心动"，主要伤心血，心失所养，神失所舍而心神不宁。

伤脾："木郁克土"，损伤脾气，气血双亏。

伤阴：木郁水亏，既损肾阴又动虚火。

久郁致虚，但仍有木郁之象，故理虚方中不可不加解郁之品，然理气药每多香燥伤正，应入平和之品，如佛手、木香、郁金、香附、石菖蒲、陈皮等。

郁证的虚实之辨关键在于舌诊。苔薄腻质暗紫，属气滞为实，可以逍遥散为主方，抑木为主，佐以扶土，虑及气滞则血瘀，宜选加活血的丹参、红花、川芎、苏木、郁金、牛膝等；木郁能犯胃，宜选加和胃的温胆汤，尤其加石菖蒲，既解郁又和胃。苔薄质淡属气虚，可以香砂六君子汤为主方，扶土为主，佐以抑木；虑及益火生土，宜选加温补的菟丝子、补骨脂、淫羊藿、肉苁蓉、鹿角胶。此称"塞因塞用"，不少虚胀证用此法取效。

沈氏女科诊治郁证关注病因和脏腑的联系。

病因

气郁可致血瘀：主症舌紫斑，脉不畅，以痛为主，心悸胸憋。宜理气活血，投柴胡疏肝散，要选加活血的川芎、赤芍、归尾、丹参、红花、苏木等。

气郁可致痰凝：主症舌苔白腻，脉象弦滑，见梅核气，胸闷头重。宜理气祛痰，投半夏厚朴汤，要选加祛痰的法半夏、竹茹、生姜、胆南星、瓜蒌、贝母等。

气郁可致火炎：主症苔黄质红，脉象弦数，性躁易怒，口干而苦，头痛目赤。宜理气清火，投丹栀逍遥散，要选加清火的牡丹皮、栀子、龙胆草、黄芩等。

气郁可致湿阻：主症舌苔黄腻，脉象滑数，脘满纳呆，呕恶腹泻。宜理气化湿，投半夏泻心汤，要选加化湿的陈皮、藿梗、车前草、木香、生薏苡仁等。

气郁可致食停：主症舌苔厚腻，脉象滑实，脘腹胀痛，拒按腐臭，厌食嗳腐。宜理气消导，投保和丸，要选加消导的焦麦芽、焦山楂、焦神曲、生鸡内金、莱菔子、大腹皮等。

气郁可伤心神：主症苔薄白，舌质淡，脉弦细，精神恍惚，心神不宁。宜养心解郁，投甘麦大枣汤、百合地黄汤，要选加宁神的炒酸枣仁、柏子仁、云茯苓、琥珀、首乌藤、当归等。

气郁可伤脾运：主症苔白质淡，脉象沉细，多思善虑，心悸胆怯，失眠纳差。宜健脾解郁，投归脾汤，要选加健脾的参类、白术、山药、白扁豆、云茯苓等。

气郁可伤肾阴：主症苔净质红，脉象细数，五心烦热，易怒少寐，腰酸遗精，月经不调。宜滋阴解郁，投六味地黄汤，要选加滋阴的生地黄、黄精、山茱萸、杜仲、枸杞子、女贞子、知母、龟甲、牡蛎、牛膝等。

脏腑

木郁克土：一则影响胃纳，造成肝胃不和，宜疏肝和胃，投左金丸。二则影响脾运，造成肝脾不调，宜抑木扶土，投逍遥散（肝滞脾湿）；或扶土抑木，投香砂六君子汤（肝滞脾虚）。

木火刑金：造成肺阴不足，干咳带血，宜清肝润肺，投黛蛤散、丹栀逍遥散、百合固金汤之类。

肝胆湿热：造成中、下焦湿阻，黄疸，尿赤，宜泻肝利湿，投龙胆泻肝汤。

沈氏女科认为女子以肝为本，妇人病的治疗，调肝须贯彻始终。"女子以肝为先天"语出叶天士《临证指南医案》："女科病，多倍于男子，而胎产调经为主……女子以肝为先天也。"此段话对女子的生理、病理特点进行了高度的概括。从生理特点来看，正如《黄帝内经》所云"肝藏血"，肝为藏血之脏，司血海，具有贮藏血液和调节血流、血量的作用，肝血充盈，藏血功能正常，其血方可下注血海，使冲脉盛满，血海充盈。而女性的生理特征有经、带、胎、产之变，均与"血"密不可分。从女子病理特点来看，女子多伤于情志。《灵枢·五音五味》云："妇人之生，有余于气，不足于血，以其数脱血也。"所谓有余于气，主要是指女子最易为情志所伤，而致气机郁滞。唐代孙思邈在《备急千金要方》中云："女子嗜欲多于丈夫，感情倍于男子，加之慈爱恋憎，嫉妒忧恚，染着坚牢，情不自抑。"这是对"有余于气"的诠释，指出了女子多伤于情志的病理特点。在《续名医类案》中记载，女子情志病发病率高于男子一倍，而情志抑郁最易伤肝，肝气一郁，诸症起。因此，诊治女子疾病要以肝为根本，以肝为重点，重视调肝法。

‖验案‖

马某，女，70岁。

病史：患者有嗜烟史近30载，常干咳咽燥，素性多疑。近因与儿媳口角，情志忧郁，自觉胸胁有气，憋闷窜痛，善太息，常急躁，以致纳呆恶心，腰膝酸软，夜寐惊叫，3天未见腑行。在某医院各项检查除有支气管炎外，均属正常，诊为忧郁症。不敢服西医镇静药，遂来门诊，要求中药治疗。

检查：苔薄黄，舌质红，脉细数。神情忧郁，时作燥热，两肺呼吸音较粗，无明显啰音。

辨证：素体肺肾阴虚，故有干咳咽燥、腰膝酸软之苦；近因木郁，虚火更炎，故夜梦惊叫，舌红少津，脉来细数；横克中土，纳呆恶心，腑行不畅，气郁胁络，故憋闷窜痛。病位在肺、肝、肾。

中医诊断：郁证（肺肾阴亏，肝失条达证）。

西医诊断：忧郁症。

治法：养阴清热，疏肝条达。

处方：《慎斋遗书》百合固金汤加减。生地黄10g，麦冬10g，百合15g，川楝子10g，当归10g，白芍10g，延胡索10g，决明子30g，石菖蒲10g，郁金10g，桔梗5g，川牛膝15g。每日1剂，水煎，分两次服。

结果：上方连服7剂，干咳明显缓解，胸胁窜痛减轻，食纳增加，虽有腑行，但仍干结。阴亏渐复，增润肠之品，上方加白菊花10g，莱菔子10g。再进14剂，腑行转润，食纳再增，心悸好转。上方改为每晚服1煎，嘱减少吸烟，稳定情绪，多食百合、莲子、薏仁粥，未再复诊。

按语： 百合固金汤原为治阴亏咳嗽的效方，以百合、生地黄、熟地黄滋养肺肾为主药，麦冬助百合润肺，玄参助二地清滋，组方严谨。本案患者肺肾阴亏，肝郁不达，符合其方意，但需化裁：纳呆怕腻，故去熟地黄、玄参；干咳无痰，去除川贝母、甘草；保留柔肝的归芍，增加疏肝条达的石菖蒲、郁金和金铃子散；老年病常有便结，通腑去邪也是取效的关键，故用润肠的药对当归、白菊花；伍以决明子、莱菔子，腑行畅则诸症缓解。调达者也调理升降气机，上行的桔梗又治咽燥，下达的牛膝又疗腿软。升清降浊，肝郁可达。发挥"意疗"，辅以"食疗"，可以稳定病情，防止复发。

低热有虚有实

内伤发热是与外感发热相对应的一类发热，可见于多种疾病中，临床比较多见。凡由情志不舒、饮食失调、劳倦过度、久病伤正等导致脏腑功能失调、阴阳失衡所引起的发热称为内伤发热。内伤发热一般起病较缓，病程较长，热势轻重不一，但以低热为多，或自觉发热而体温并不升高。沈氏女科主张低热首辨证候虚实。

在临床上，对于低热的病人，应先根据病史、症状、脉象等辨明证候的虚实。由气郁化火、瘀血阻滞及痰湿停聚所致者属实，其基本病机为气、血、湿等郁结，壅遏化热而引起发热。由中气不足、血虚失养、阴精亏虚及阳气虚衰所致者属虚，其基本病机是气血阴阳亏虚而引起发热。

再定虚实治则。属实者，治宜解郁、活血、除湿为主，主要用温胆汤清热祛痰，配石菖蒲、郁金化湿行气，加强豁痰泄浊之功；丹参和血，配伍青蒿以增清热之功。属虚者，则应益气、养血、滋阴、温阳。除阴虚发热可适当配伍清退虚热的药物外，其余均应以补为主。《医学入门·发热》载："内伤劳役发热，脉虚而弱，倦怠无力，不恶寒，乃胃中真阳下陷，内生热，宜补中益气汤。"主要药物用生黄芪、党参、白术益气健脾，黄精、仙鹤草气阴双补，增强补气之力；佐以银柴胡、地骨皮清退虚热，柴胡、升麻既能升举阳气，又能透泄邪热。

‖验案‖

宫某，男，62岁。

病史：患者有烟酒嗜好史。素性好强，急躁易怒。12年前因家庭纠纷，痛苦异常，嗣后胃脘隐痛，胁部胀满，食欲不振，时有泛酸，入暮肢肿，餐前半小时及夜晚胃脘隐痛发热，稍进饮食即可缓解，每遇情绪激动、劳累时加重。在某医院行钡餐造影显示：十二指肠壶腹部见有 0.6cm×0.6cm 大小的龛影。服中西药对症治疗，效果不佳。经病友介绍，前来门诊求治。刻下症：低热自汗，热势或高或低，劳累后发作或加剧，头晕乏力，气短懒言，食少便溏，经常感冒。

检查：舌质淡，苔薄白，脉细弱。血压 110/80mmHg，体温 37.5℃。唇甲不华，发色不泽。

辨证：脾主升清，胃主受纳，由于脾虚下陷，清阳不能上达，故头晕；脾胃气衰，陷而不升故致发热；本有气虚，劳则耗气，故发热多在劳累后发生或加重；气虚卫表不固，则自汗，易于感冒；脾虚失健，运化失司则食少便溏，唇甲不华，发色不泽。舌质淡、苔薄白、脉沉细均为中气不足之象。病位在中焦。

中医诊断：低热，胃脘痛（中气不足，内陷不达证）。

西医诊断：神经性发热，十二指肠球部溃疡。

治法：益气健脾，甘温除热。

处方：《脾胃论》补中益气汤出入。生黄芪 15g，党参 10g，黄精 10g，炒白术 10g，防风 10g，当归 10g，升麻 5g，银柴胡 10g，地骨皮 10g，仙鹤草 10g，陈皮 10g，白菊花 10g。每日 1 剂，水煎，分两次服。

结果：上方连服 14 剂，体温下降，为 37.1℃左右，神疲气短，倦怠懒言，自汗减轻。脾气渐复，唯运化欠佳，纳少、便溏依存，前方加木香、煨葛根、生鸡内金加强健脾和胃之力。再服 14 剂，低热已除，大便成形，精神好转。因久病及肾，健脾不忘补肾，益火以生土，故前方加温润的川续断、生杜仲、桑寄生、蛇床子、淫羊藿调补肾之阴阳。嘱患者带药 14 剂，改为每日下午服 1 煎。1 个月后复诊，正气已复，低热未发，体温 36.6℃，症状消失。嘱停汤剂，改为上午服补中益气丸 3g，下午服杞菊地黄胶囊5粒，丸药缓图。坚持服药半年，低热未再出现，精神一直较佳。钡餐复查：龛影消失。

按语:《素问·至真要大论》曰:"劳者温之……损者益之。"脾胃元气虚馁，中气不足，虚火内生为本案的主要病机。生黄芪、党参、白术益气健脾，黄精、仙鹤草，气阴双补，增强补气之力；佐以银柴胡、地骨皮清退虚热；升麻、白菊花既能升举阳气，又能透泄邪热；久病要顾护脾胃，用炒白术、生鸡内金健脾和胃；用木香、陈皮理气和胃，使诸药补而不滞；当归养血活血，血为气母，增强补气之力，并使银柴胡疏肝而不损及肝血；玉屏风散中生黄芪、防风、白术补气健脾固表，专为气虚自汗所设；用生杜仲、桑寄生、蛇床子、淫羊藿益火补土，调补阴阳。气虚发热者，投甘温补气举陷之剂而除之。

更年期综合征应分证调治

更年期综合征系内分泌和植物神经功能紊乱的疾病，属于中医"脏躁""狐惑病"等范畴。沈氏女科主张按5个证类分证调治，颇具疗效优势。

肝郁化火证

主症: 苔薄黄，舌质红，脉弦数，烘热胁胀，头痛易怒。
治法: 清肝泻火。
主方: 丹栀逍遥散。

生栀子10g	牡丹皮10g	薄荷10g	柴胡10g
夏枯草15g	制大黄10g	当归10g	云茯苓10g

川楝子 10g　　车前草 30g　　赤芍 10g　　　　白芍 10g

阴虚火旺证

主症：舌净质红，脉象细数，五心烦热，腰酸腿软，头晕耳鸣。

治法：滋阴降火。

主方：知柏地黄汤。

知母 10g　　　黄柏 10g　　　生地黄 10g　　　野菊花 10g

黄精 10g　　　肉桂 3g　　　　当归 10g　　　　川牛膝 10g

泽泻 10g　　　牡丹皮 10g　　川续断 10g　　　车前草 30g

营卫不和证

主症：舌苔薄白，脉象弦细，背凉畏风，寒热往来，半侧汗多。

治法：调和营卫。

主方：桂枝加龙骨牡蛎汤。

桂枝 10g　　　白芍 10g　　　生龙骨 30g　　　生牡蛎 30g

百合 10g　　　葛根 10g　　　浮小麦 30g　　　桑白皮 10g

防风 5g　　　　大枣 10 枚　　鸡血藤 10g

痰湿中阻证

主症：苔腻脉滑，头重胸憋，口黏纳呆，形胖痰多。

治法：豁痰利湿。

主方：温胆汤。

竹茹 10g　　　枳壳 10g　　　云茯苓 10g　　　陈皮 10g

泽泻 10g　　　蒲公英 10g　　丹参 30g　　　　生牡蛎 30g

莱菔子 10g　　决明子 30g　　全瓜蒌 30g　　车前草 30g

瘀血阻宫证

主症：舌紫脉涩，经少腹痛，色深有块，周期不准，时有低热。

治法：活血调经。

主方：少腹逐瘀汤。

当归 10g　　　赤芍 10g　　　川芎 10g　　　丹参 30g

红花 10g　　　牡丹皮 10g　　木香 10g　　　香附 10g

炒橘核 15g　　鸡血藤 15g　　益母草 10g　　青蒿 15g（后下）

为提高疗效应有两个辅佐：一是选加调整皮质中枢的石菖蒲 10g，郁金 10g；二是选加调整内分泌功能的蛇床子 10g，女贞子 10g，菟丝子 10g，肉苁蓉 10g，茺蔚子 10g，枸杞子 10g，川续断 10g，龟甲 15g。

‖ 验案 ‖

段某，女，49 岁。

病史：患者月经紊乱 1 年余，经期不定，经行约 10 天，量多有块，头晕目眩，烦躁易怒，口苦口黏，恶心纳呆。

检查：舌质暗红，苔见黄腻，脉象弦滑。血压 140/90mmHg。

辨证：肝脾不和，郁而化火致头晕目眩、烦躁口苦；胃气上逆而恶心纳呆；气滞痰凝，故口黏苔腻、月经紊乱；舌暗为瘀。病位在肝、胃。

中医诊断：绝经前后诸症（肝胃不和，痰瘀阻滞证）。

西医诊断：更年期综合征。

治法：调肝和胃，祛痰化瘀。

内科

处方：《伤寒论》四逆散合《三因极一病证方论》温胆汤加减。柴胡 10g，白芍 10g，竹茹 10g，枳壳 10g，云茯苓 10g，陈皮 10g，石菖蒲 10g，郁金 10g，莱菔子 10g，生薏苡仁 10g，生栀子 10g，生山楂 10g。每日 1 剂，水煎，分两次服。

结果：上方连服 14 剂，月经来潮，已无口苦、恶心、头晕、目眩之苦，血压降为 120/80mmHg，唯口黏纳呆，苔转薄黄腻，脉细滑。肝胃渐和，痰浊依存，守法续进，增祛痰之品，前方加茵陈 15g（后下），泽泻 10g，生牡蛎 30g，改为每晚服 1 煎。又调 1 个月，已无所苦。

按语： 更年期综合征多以肾虚论治，或责之于阴虚、阳虚，或责之于阴阳两虚。然本案患者口苦口黏，恶心纳呆，烦躁易怒，并无虚证之候；而舌质暗红，苔见黄腻，实乃肝胃不和，痰瘀阻滞所致，故以调和肝胃之四逆散合祛痰之温胆汤加减治疗。四逆散原方中枳实破气之力甚，故改用枳壳，与柴胡同用调治肝胃气机，加茵陈、泽泻、生薏苡仁，名为"茵陈四逆散"，又增祛痰利湿之力。肝郁化火，故以生栀子清泻肝火，莱菔子、生山楂开胃导滞，增加胃纳，同时生山楂可活血化瘀，痰瘀同治。由于月经量多，而不予加其他化瘀药物。古训"实证易治"，信也。

更年期综合征多见，沈氏女科遵循虚者调整阴阳，调和营卫；实者调和肝脾，祛痰化瘀。只要辨证准确，疗效可靠。

巧治湿温

清代薛生白所著《湿热病篇》是辨治"湿温"的代表作。其病因为"太阴伤脾，湿饮停聚，客邪再至，内外相引，故病湿热"，是由外感湿热，内伤湿困脾胃，内外合邪而致的一种外感热病。好发于夏秋之间，相当于西医的伤寒、副伤寒等病。薛氏云："湿热病属阳明、太阴者居多，中气实则病在阳明，中气虚则病在太阴。病在二经之表者，多兼少阳三焦，病在二经之里者，每兼厥阴风木。"阳明者胃也，水谷之海，太阴者脾也，湿土之脏。此外，"膜原者外通肌表，内近胃府，即三焦之门户，实一身之半表半里也。邪由上受，直趋中道，故病多归膜原"。因为湿温以湿邪为主，病变涉及脾胃，多以中焦脾胃为中心，纵然在表，亦多归膜原，故湿温既别于伤寒，又异于温病，为特殊的外感热病。湿邪重浊腻滞属阴邪，与热蕴蒸不化而胶黏难解，故湿温病缓程长，缠绵反复，尤其久留气分阶段，临证难治。

湿温有阶段性。薛氏云："湿热证，始恶寒，后但热不寒，汗出，胸痞，舌白，口渴不引饮。"湿温初起，困遏卫阳，故也见卫分证（恶寒，身热不扬，头重如裹）；但为时短，且伴湿邪蕴脾的气分证（身重肢倦，胸闷脘痞，大便先干后溏，苔腻脉软），呈现卫气同病，表现为湿中蕴热的湿重于热证。

表证消失后（恶寒除）便进入漫长的气分阶段。此时发热渐增，朝轻暮重，稽留不退，湿邪蕴脾也更明显。分为湿重于热证（偏于脾），主症身热不扬、身重肢倦、便溏；热重于湿证（偏于胃），主症高热、纳呆、脘痞、呕恶；或湿热并重证。此阶段还可弥漫三焦，如郁蒸肌腠而外发"白痦"（湿温病的特殊体征，多发于颈、项、胸、腹处皮肤，为细白的水疱，状如水晶，破之流淡黄色浆液，也称"晶痦"。治痦常加薏苡仁、淡竹叶渗湿透热。如色白如枯称"枯痦"，为气液枯竭，难治）。如内蕴肝胆可见黄疸，上蒙清窍则生神迷，下注膀胱引发尿闭；如气分湿热蕴久不解，必化燥化火，此时同于一般温病的传变；如热在气分，多燥热伤津或胃肠腑实；热在营血可见斑疹、血证和昏厥，最易损伤肠道血络，多发便血，甚至造成气随血脱的危证。

湿温后期，顺者，一为余热正虚而气阴不足，二为胃纳未振，三为脾虚不运；逆者，阳气受损，出现肾虚水停的变证，所谓的"湿胜则阳微"。

沈氏女科对湿温总的治则有 3 要。

三法化湿：宣透化湿，湿从汗解；畅中燥湿，湿从燥解；淡渗利湿，湿从溲解。

偏重论治：湿重于热，化湿为主，湿去热孤而退；热重于湿，清热为主，兼以化湿；湿热并重，化湿清热兼施。

阶段治则：初期卫气同病，以化湿为主；入气分按偏重论治；化燥化火后，按一般温病论治；后期顺证，关键是醒胃健脾，逆证当温阳利湿。

沈氏女科把湿温病分 7 个证类诊治。

湿遏卫气证

主症：舌苔白腻，脉象软濡，身热不扬，体表初扪不太热，扪之稍久有灼手感，恶寒少汗，头重如裹（卫分证），身重肢倦，胸闷脘痞（湿邪蕴脾）。

鉴别：其与伤寒表证均见发热恶寒，头痛少汗，但有 5 点相异：其一，舌脉不同。湿温苔白腻，脉濡软；伤寒苔薄白，脉浮紧。其二，病因不同。湿温以湿邪为主，热蕴湿中，是表里同病；伤寒以寒邪为主，纯属表证。其三，寒热不同。湿温恶寒轻，为时短，属身热不扬；伤寒恶寒较发热重。其四，痛楚不同。湿温头身痛不著，以胀沉昏晕为主；伤寒头身痛明显，以痛为主。其五，兼症不同。湿温伴胸闷脘痞；伤寒不伴湿阻证。

治法：化湿为主（开上、宣中、渗下）。

方药：表湿重者用藿朴夏苓汤，湿中蕴热用三仁汤。开肺利气（杏仁），畅中燥湿（豆蔻仁、法半夏、厚朴），淡渗利尿（薏苡仁、泽泻、云茯苓、猪苓），解表湿（藿香、豆豉），泄湿热（竹叶、滑石）。

三忌：一忌辛温发汗，易上蒙清窍而神昏；二忌攻下过早，易伤脾胃阳气而洞泄；三忌滋腻阴柔，易湿滞不化而病缠。

邪伏膜原证

主症：苔白厚腻，脉软而缓，寒甚热轻，身痛有汗，手足沉重，呕逆胀满。

鉴别：症见寒重热轻，头身疼痛，苔白而类似伤寒太阳证，但以有汗湿阻（胀满呕逆）、苔腻而可鉴别。

治法：宣透膜原。

方药：《时病论》雷氏方。宣化（藿香、法半夏、生姜），疏利（厚朴、槟榔、草果），清化（黄芩）。

注意：上药性偏温燥，一旦湿化热透，热邪偏重，应及时转为清化立法。

湿郁中焦证

主症：舌苔黄腻，脉象滑数，湿热并重，交蒸郁中，发热渐高，汗出不解，朝轻暮重，渴而少饮，痞闷呕恶，便溏溲赤。

治法：化湿清热。

方药：王氏连朴饮。化湿（厚朴、法半夏、石菖蒲），清热（黄连、栀子、豆豉、芦根）。

湿热蕴毒证

主症：舌苔黄腻，脉象滑数，发热口渴，胸腹痞胀，肢倦身黄，咽肿尿赤。

治法：化湿解毒。

方药：甘露消毒丹。化湿（藿香、蔻仁、石菖蒲、滑石、茵陈），解毒（黄芩、连翘、射干、贝母、薄荷）。

痰蒙心包证

主症：湿热证兼见神志昏蒙、谵语。

鉴别：与热闭心包均见神志症状，但有 3 点不同：其一，神志程度不一。痰湿以昏蒙为主，程度较轻，谵语时作时休；热闭以昏迷为主，程度较重，谵语不休。其二，兼证不一。痰湿有湿热兼证，以湿阻为显（身热暮重，胸脘痞满）；热闭有热陷心营兼证，以热重为显（灼热肢厥）。其三，舌象不一。痰湿苔黄腻；热闭舌质红绛。

治法：清热豁痰开窍。

方药：菖蒲郁金汤。清热（栀子、连翘、菊花、牡丹皮、竹叶、滑石、牛蒡子），豁痰（石菖蒲、郁金、竹沥水、生姜汁），开窍（玉枢丹），热重（至宝丹），湿重（苏合香丸）。

下注膀胱证

主症：湿热中阻证兼见小便不利。

治法：淡渗分利。

方药：茯苓皮汤。化湿（茯苓皮、猪苓、大腹皮、生薏苡仁），清热（竹叶、通草）。

热重于湿证

主症：热盛阳明（胃）兼见湿蕴太阴（脾），苔薄黄腻，脉象滑数，壮热烦渴，身重脘闷。

治法：清气化湿。

主方：苍术白虎汤。清气（生石膏、知母），化湿（苍术、生薏苡仁）。

湿温病有 3 个变证宜妥加处置，以防生变。

化燥便血：舌质红绛，灼热烦躁，便血色鲜。急宜凉血止血，投犀角地黄汤加地榆炭、金银花炭、侧柏叶。

气随血脱：汗出舌淡，脉来微细，便血不止，面白肢冷。急宜益气固脱，独参汤救急，黄土汤温阳止血。温脾阳用附片、白术、伏龙肝，养血用生地黄、阿胶，清余热用黄芩。

湿胜阳微：苔白质胖，脉象沉细，形寒心悸，面浮肢肿，小便不利。急宜温阳利水，用真武汤。温阳用制附片、生姜，健脾用白术、云茯苓，敛阴用白芍。

湿温病要注意善后收功。身热虽退，仍有余邪，气机不畅，胸腹微痞，知饥不食，苔薄黄腻，脉象细软。应清理余邪，醒脾和胃，方用五叶芦根汤。清理余邪用芦根、冬瓜仁，醒脾和胃用五叶（藿香、薄荷、荷叶、枇杷叶、佩兰），或以芦根、菊花、乌梅煎水送保和丸，或针刺内关、足三里。

‖ 验案 ‖

曹某，女，30 岁。

病史：患者昨日晚餐过食生冷，晨起身热不扬，恶寒少汗，腹痛阵作，里急后重，泻下脓血，赤多白少，肛门灼热，头重如裹，身困肢倦，纳呆脘痞，遂来肠道门诊就医。

检查：苔白腻，脉濡软。体温 38.5℃，左下腹压痛。查粪有黏冻血液，红细胞满视野，白细胞 10～20 个/HP。大便培养见痢疾杆菌。

辨证：暑湿饮冷，身热不扬，恶寒汗出不退，头重如裹，为湿遏卫分证。湿中蕴热，困于脾胃而身困肢倦，纳呆脘痞；湿热下注而腹痛泻痢，里急后重，肛门灼热。苔脉均属热蕴湿中。病位在三焦。

中医诊断：痢疾（湿遏三焦，表里同病证）。

西医诊断：细菌性痢疾。

治法：开上、宣中、渗下、清暑、止痢。

处方：《温病条辨》三仁汤加减。杏仁 10g，白蔻仁 10g，生薏苡仁 10g，鲜藿香 30g（后下），黄连 10g，竹叶 10g，厚朴 10g，泽泻 10g，云茯苓 10g，煨葛根 15g，金银花炭 10g，六一散 30g（包）。每日 1 剂，水煎，分两次服。

结果：上方服 1 剂即热退痢减，连服 5 剂，大便成形，已无脓血，查粪红细胞 0～3 个/HP。湿邪渐清，湿温渐除，上方加芦根 15g，焦麦芽 10g，焦山楂 10g，焦神曲 10g，清理余邪，和胃善后。再进 5 剂，纳便正常，体温 36.8℃。复查大便培养，细菌未见生长。

按语：菌痢夹湿难治，如投白头翁汤，虽然热毒可清，但暑湿加重，其效受阻。湿温应注意化湿为主，上、中、下三焦分利，最宜三仁汤，开上用杏仁，宣中用白蔻仁，渗下用生薏苡仁。化湿而不能过用温燥，以防助热，故免用苍术、法半夏之类，仅以一味厚朴畅中燥湿，再佐黄连清热止痢，为防其温燥太过。血痢必以凉血的金银花炭为主药。暑湿应当清利，鲜藿香、六一散最适合，六一散如用鲜荷叶包，扎针眼入煎，则其效更佳。竹叶、泽泻、云茯苓清热利尿，一则泄利温湿之邪，二则行"利小便以实大便"之法。煨葛根专除泻痢。古训"痢无止法"，治当"通因通用"，单纯热毒易解，热毒夹暑湿则难除。湿性黏缠，极易反复，治当化湿而不温燥，清利而不寒凉。湿邪一祛，其痢易止，并注意清余邪，和胃善后，防其复发。

湿温难治，古有明训，沈氏女科遵循中医理论化湿为主，辅以清利，不温燥，少寒凉，注意防复发，巧治湿温，其效可信！

外感病分清风寒风热

感冒是感受风邪所导致的常见外感疾病，临床表现以鼻塞、流涕、喷嚏、咳嗽、头痛、恶寒、发热、全身不适等为特征。本病一年四季均可发生，尤以冬、春为多见。因冬春两季气候多变，春为风令，风为六淫之首，善行数变，故极易伤人；冬为寒水司令，朔风凛冽，风寒相合，更易伤人。外感病虽有多种证类，但沈氏女科主张主要分清风寒、风热，其鉴别指标见表2。

表2　外感病的鉴别及治疗

鉴别	风寒外感	风热外感
舌脉	苔薄白，脉浮紧	苔薄黄，脉浮数
寒热	恶寒重，发热轻	发热重，恶寒轻
咳痰	咳痰稀薄	咳痰黏稠
汗痛	无汗，头身痛	有汗，咽喉痛
治法	辛温解表	辛凉解表
方剂	荆防败毒散	银翘散

‖验案‖

案1

王某，男，16岁。

病史：患者因滑冰着凉，当晚发热，体温38.5℃，形寒无汗，鼻塞流涕，咳嗽阵作，咯痰白沫，头痛如裂，周身骨楚，不思饮食，两便尚调，来院急诊。

检查：舌苔薄白，脉象浮紧。体温38.6℃，血压130/85mmHg。咽部未见充血，两肺听诊呼吸音较粗，无明显啰音。血常规：白细胞$5.1×10^9$/L。胸透：两肺纹理较粗。

辨证：外感风寒，肺失肃降，遂见热轻寒重，头疼节楚，咳痰白沫诸症。苔白、脉浮均为风寒表证。病位在肺卫。

中医诊断：感冒（风寒束肺，太阳伤寒证）。

西医诊断：病毒性感冒。

治法：辛温解表。

处方：《摄生众妙方》荆防败毒散化裁。防风5g，紫苏子10g，柴胡10g，前胡10g，川芎10g，桔梗5g，云茯苓10g，橘红10g，荆芥穗10g，白芷10g。每日1剂，水煎，分两次服，热服取汗。

结果：上方服1剂汗出热减，3剂热退咳止痰除而愈。

按语：仲景辛温解表主方为麻黄汤，但此方发汗力宏，既虑过汗伤心阳，又恐提升血压，抑制心脏，故守法易药，改投荆防败毒散以散风寒。荆芥穗系荆芥的花穗，其表散之力更强，配防风辛温解表，共为君药。柴胡、前胡疏解表邪，桔梗宣肺祛痰，共为臣药。祛风寒咳痰，除截痰源，投云茯苓、橘红外，再佐紫苏子之温化，专祛寒痰。止风寒头痛白芷优于羌活。独特之处在于祛散风寒之中配以宣透之品，以助发汗而解风寒。宣者宣肺，透者透窍，前者用桔梗，后者投川芎。另宜渗利以使风寒从汗解之外，还从尿泄，故投一味云茯苓淡渗清利。全方以辛温解表为中心，给风寒之邪以出路，切合其证，3剂即愈。

案2

王某，男，46岁。

病史：患者鼻塞咽痛5天，伴咳嗽，痰黏难咯，发热，恶风，口渴欲饮，纳差便干。自服感冒清热冲剂、感康等药物，病情无好转，遂门诊求治。

检查：舌淡红，苔薄黄，脉浮数。体温39℃，咽部充血，扁桃体Ⅱ度肿大，无脓点，两肺呼吸音粗。胸片显示心肺正常。

辨证：肺主皮毛，主宣发肃降，开窍于鼻，风热袭肺，束之于表，正邪相争，则发热恶风，咽痛鼻塞；失于宣发、肃降则见咳嗽；热邪伤津故致痰少而黏，口渴欲饮，便秘；苔薄黄、脉浮数为风热之征。病位在肺卫。

中医诊断：感冒（风热袭肺，肺失肃降证）。

西医诊断：上呼吸道感染。

治法：辛凉解表，宣肺清热。

处方：《温病条辨》银翘散化裁。连翘10g，黄芩10g，菊花10g，桑白皮10g，牛蒡子10g，射干10g，芦根15g，全瓜蒌30g，竹茹10g，薄荷10g（后下）。每日1剂，水煎，分两次服。

结果：上方连服3剂，诸症好转，体温下降为37℃，自觉咽干、咽痒、干咳，肺热化燥。上方去薄荷加沙参，再服4剂，体温正常，诸症解除。

按语：本案为风热袭肺证，"温邪上受，首先犯肺"，清解温邪，首当清肺，本方以连翘为主药，辅黄芩、桑白皮、菊花增清肺之力；佐薄荷助解表之功。热邪最易伤津，炼液为痰，故以瓜蒌、竹茹清热祛痰；芦根退热，止渴而不滋腻；牛蒡子、射干解毒利咽，为治咽之圣药。外邪渐去，肺阴不足突显，故前方加沙参意在养阴兼祛余邪。

内伤病辨准虚证实证

中医对疾病的分类大致为外感时病和内伤杂病两门，也即表里两纲。内伤杂病在中医学里是重要的构成，虽然其证类有阴、阳、寒、热之别，但对疗效起控制作用的却是其虚实之异。沈氏女科认为，治疗内伤杂病如果虚实不辨，下药不准，非但乏效且有不良反应。试举两例为证。

例1：刘某，女，41岁，失眠乏力两载。整天无精打采，头目不清，食纳不香，夜寐不酣，乱梦纷纭，气短心悸，苔薄黄腻，脉象沉细。曾经各种检查，无阳性结果发现，被诊断为神经衰弱。前医据气短心悸、乏力纳差、失眠梦多、脉象沉细辨为心脾两虚，投以归脾汤。连进两周，患者食纳更差，乏力更显，精神不振，懒言少动，苔转黄腻。

前医只抓症脉，疏忽纳差苔腻，只据虚证论治，不知乃脾湿中阻，上扰清阳。湿困脾运者，纳差乏力，上扰清阳者失眠多梦，何虚之有？进补益之剂，助湿益火，再困中土，更扰上清，故有无效而疾增之变。痰浊化热之机宜祛宜清，改投温胆汤化裁，再吞交泰丸（黄连10g，肉桂3g，共研细末，装入1号胶囊，每晚睡前1小时吞服5粒）。连进7剂，乏力改善，食纳转香，失眠好转。稍作易药，续进7剂，夜寐7小时，精神振作，纳谷大振。以续服交泰丸巩固，再未复诊。

若只重症脉，则此例表象为"心脾两虚"，殊不知苔腻纳差者多系痰浊之患，应从实证论治，方应其证，才能奏效。可见分辨虚实之首要。

例2：袁某，男，38岁，便溏，每日3～5次，夹有赤白黏冻，已逾3载。便时下腹隐痛，纳差乏力，神萎形疲，四肢困乏，动则气促，尤以上楼为著。曾经结肠镜检查，乙状结肠红肿溃疡，诊断为慢性溃疡型结肠炎。舌质淡，苔薄黄，脉沉细。前医据"痢无止法"古训，辨为湿热下注而投葛根芩连汤并重用白头翁、马齿苋，仅服3剂，便溏更甚，腹痛反增，懒言不动，浑身酸困，萎靡不振。

追究病史，便溏而夹黏冻，纳差乏力，气短神萎，苔薄黄不腻，质淡而不红，脉象沉细，一派脾土不健之象，再以苦寒之品伤之，健运再损，虚证加剧，此犯虚虚之忌。改投香砂六君子汤加减，重在补脾健运，重用生黄芪、白术。仅7剂，便溏减为每日1次，黏冻消失，纳谷增加，精神好转。再据"益火生土"古训，加杜仲炭、蛇床子、巴戟肉之类，连服14剂而便溏止，精神佳。

此例表象"湿热下注"，殊不知苔不腻者何谓湿热之有？一派脾虚症状，舌质淡，脉沉细，四诊参合，辨为"脾不健运"，切中其证，宜从虚证论治，理法方药俱准，何忧效之不奏？可见分辨虚实之要务。

辨证论治是中医取效的基点，在内伤杂病中，分辨虚实系重中之重，其辨别之要点又在于舌诊和脉象。所谓重在"舍症从脉"，更重在"舍症从舌"。

外　科

外科不可一味苦寒解毒

中医外科病证丰富，择其主要者，乃痈、疽、疖、疔也。

外科常以毒为因，解毒排毒、内治外敷是其主要治法，常需清热解毒。但一味苦寒解毒，势必伤胃，胃气被损，影响消化吸收，不但降低抗病能力，而且降低药物吸收能力，造成药效受损而得不偿失，不得不防。

苦寒伤胃药中最甚者如龙胆草、苦参、白头翁、半枝莲、山豆根、重楼等；次甚者如知母、黄柏、金银花、黄芩、败酱草、夏枯草等；苦寒健胃者如蒲公英、连翘、白花蛇舌草、黄连、生栀子、板蓝根等。一般原则：最甚者慎用或者不用；次者少用，控制剂量，一般不超过10g，不要久服；健胃者多用，常服无妨。也可配用开胃醒脾之品，如焦麦芽、焦山楂、焦神曲、陈皮、木香、砂仁、生鸡内金、白扁豆等，以减其伤胃之弊。

毒邪有害，务必排出体外，这也是治疗外科病证取效的关键。排毒之法不外通利两便，即取润肠利尿之法。

通便者应缓下，不可峻下伤正，最切合者为决明子，既下又清，但要生用，量重取30g。制大黄也可用，用它不是攻下，而是泄热，不必生用后下。生栀子既清又润，可用到15g。白菊花配全当归是润下妙药，尤其适合老年津液不足者，所谓"增液行舟"。其他润肠药还有全瓜蒌、莱菔子、大腹皮等，都可选用。

利尿排毒最佳的是车前草，既清热又排毒，也不伤胃，全草包括子和草，重用30g。外科病证常患于肌肤，肺主皮毛，肺又通调水道，所以清肺利尿药也十分适合，如桑白皮、冬瓜皮（子）、桔梗、薄荷、炙杷叶等。利尿解毒的生薏苡仁也甚切题，可以重用30～60g，但应包煎，否则糊锅。

外科病证如位于营血者，则应凉血排毒，犀角地黄汤是效方，犀角可用水牛角粉2g（冲服）代替，配以牡丹皮、赤芍，还可选用生地黄、茜草、藕节、侧柏、白茅根、金银花等。

注意扶正方能排毒。扶正是推动力，可以促使毒邪外排，是治疗外科病证必不可缺的增效措施。扶正包括两种治法：一是健脾。主要用补气药，最适合的是生黄芪，既可补气，又可托毒，是一味主药；其他补气药，如参类、仙鹤草、白扁豆、炒白术、云茯苓等也可选用。一是调肾。主要用滋阴药，最适合者是黄精，既可滋补脾、肝、肾之阴，又可健脾补气，气阴互联，一味黄精可以双顾；其他滋阴药如生地黄、玄参、山药、枸杞子、女贞子、芦根等也可选用。另外，降相火可以滋肾阴，所以知母、黄柏既可作为清热解毒药，也可作为滋阴扶正药，具有双重药效。

外科邪毒长于肌表或留于脏腑、经络，应用引经药，使药到病所，也是增效之举。肺主皮毛，肌表同肺相关，心主火、脾属土，是脏腑、经络的中枢，所以引经药主要入肺、心、脾，而且均应选用清解之品。引肺者选用菊花，特别是野菊花解毒更宜，还有炙杷叶、桑白皮、射干、薄荷等；引心者选用黄连、炙远志、竹叶、连翘、莲子芯等；引脾者选用生薏苡仁、白扁豆、云茯苓、蒲公英、芦根等。另外，根据外科病证的病位，还可分部引经。引上者选用葛根、桑枝、蝉衣、薄荷、柴胡、升麻等；导下者选用川牛膝、木瓜、地龙、青蒿、茵陈、泽泻等。

外治法在外科治疗中有优势，其使用简便，收效较快，是内服法所不能取代的。沈氏女科选用生黄柏、生栀子、生薏苡仁、牡丹皮、制大黄、丹参、云茯苓、生黄芪等分研末，定名拔毒消肿散，醋调外敷（过敏者用浓茶调敷），夜敷晨取，配合内服，用于各类各期的外科病证，可收增效目的。

‖验案‖

陈某，男，38岁。

病史：1周前，患者后发际长一小疖，红肿作痛，初始没有在意，时值隆冬，进食两次涮羊肉，小疖日渐长大，疼痛难忍，自服3天"先锋霉素"无效。在门诊诊治高血压病时，要求中药治疗。

检查：苔薄黄，舌质红，脉弦细。血压150/90mmHg。后发际疖肿如枣大，红肿触痛灼热，未见脓豆。

辨证：热毒内蕴，风热上攻发际，故红灼触痛；痰浊阻络，邪毒结聚而肿胀高突；苔黄质红乃心火内盛。病位在心、肺。

中医诊断：痈证，发际疮（心肺热毒，痰浊壅结证）。

西医诊断：蜂窝组织炎。

治法：清热解毒，泻肺清心。

处方：《外台秘要》黄连解毒汤化裁。黄连10g，黄芩10g，桑白皮10g，生薏苡仁10g，生栀子10g，决明子30g，制大黄10g，生黄芪15g，蒲公英15g，车前草30g，野菊花10g，薄荷10g，夏枯草15g，川牛膝15g。每日1剂，水煎，分两次服。醋调拔毒消肿散外敷。

结果：上方连用7剂，发际疮明显消退，疼痛减轻，血压降为130/90mmHg，唯大便溏泻，每日3次，腹不痛。上方去决明子，加葛根 10g，莱菔子 10g，拔毒消肿散继续外敷。再进 7 剂，发际疮消尽，便溏解除，血压 130/80mmHg，苔薄黄，脉弦细，痈证治愈。

按语： 发际疮系外科常见病证，若控制不住，危害无穷。本案以热毒论治，清热解毒为主，定位泻肺清心，但不可一味苦寒。以黄连、黄芩为主药，配以扶正、润肠、利尿各法，并以薄荷、夏枯草上引达病所，且可降压。桑白皮既清肺又上行，川牛膝下导，利用升降之枢，加强降压之效。7 剂后，热毒渐除，但出现便溏，故去决明子之润肠，改用莱菔子，既润肠而不滑肠，又可降压，再以葛根解除便溏。

骨科讲究脾肾同治

治疗骨科疾病除手法、手术之外，配合内服外敷，势必提高疗效。沈氏女科调治骨科疾病有 3 要。

脾肾同治

脾主肌肉、四肢，为后天之本，肾主骨、生髓，系先天之本，对疗骨愈伤大有裨益。治脾实为健脾养脾之气血，治肾实为调肾之阴阳，前者用八珍汤，后者投肾气丸。

健脾补气主药：生黄芪、参类、炒白术、白扁豆、仙鹤草。要注意气血互联，血为气母，养血以助补气，配当归、白芍、阿胶；注意补而不滞，配木香、砂仁、陈皮之类。

调肾阴阳主药：枸杞子、生地黄、黄精、山茱萸、何首乌、川续断、生杜仲、桑寄生、骨碎补。要注意少用温燥伤阴的附子、肉桂、仙茅，多用温润的补骨脂、蛇床子、菟丝子、金樱子、肉苁蓉、淫羊藿。

活血化瘀

活血化瘀可以促进血液循环而利于骨伤的愈合，具体分两类：一是养血活血，可选丹参、鸡血藤、川芎、郁金、泽兰、益母草、三七粉；二是破血化瘀，可选地龙、土鳖虫、水蛭、红花、桃仁、苏木、赤芍、生山楂、云南白药。温通常可增强活血化瘀之力，可选用桂枝、川椒、鹿角霜。

外敷散剂

外敷散剂可以增效。沈氏女科组建疗伤散如下。

苏木 30g	丹参 60g	红花 15g	赤芍 15g
生黄芪 30g	桂枝 15g	川续断 30g	郁金 15g
补骨脂 30g	骨碎补 30g	水蛭粉 6g	三七粉 6g

共研细末，醋调敷患处，过敏者改浓茶调，晚敷晨取。

‖ 验案 ‖

王某，女，62岁。

病史：患者患2型糖尿病，门诊治疗半年血糖控制较好。两周前雪天不慎摔跌，以致右侧股骨颈骨折。住院打钉接骨尚未出院，家属来门诊要求中药配合治疗。刻下症：痛楚已轻，纳便正常。

检查（家属代诉）：患处仍有肿胀，舌苔不厚，空腹血糖升为 8.1mmol/L，体质较弱。

辨证：年过半百，肾气始衰，肾主骨生髓，疗骨者恰当调肾。患处肿胀作痛为气滞血瘀之征。病位在脾、肾。

中医诊断：骨折（脾肾亏损，血瘀阻络证）。

西医诊断：股骨颈骨折。

治法：脾肾同治，理气化瘀。

处方：《金匮要略》肾气丸合《医林改错》血府逐瘀汤加减。生黄芪30g，当归10g，枸杞子10g，生地黄15g，黄精10g，川续断15g，生杜仲10g，桑寄生10g，红花10g，柴胡10g，补骨脂10g，川牛膝15g，郁金10g，鸡血藤10g，云南白药1g（冲）。每日1剂，水煎，分两次服。疗伤散醋调患处外敷。

结果：上方连用两周，家属代诉，痛楚已止，肿胀已退，精神好转，已能下床，短时活动，空腹血糖降为6.8mmol/L。脾肾复健，瘀血渐化，上方加骨碎补10g，桂枝10g，生白芍10g。再服两周，已能来院门诊，苔薄白，质淡红，脉弦细，纳便正常，空腹血糖6.2mmol/L。脾健肾调，气血通畅，上方去云南白药、柴胡，加三七粉6g，两剂量制成水丸，早晚各服3g。连服3个月，骨折愈合。

按语：沈氏女科疗骨愈伤讲究脾肾同治，佐以活血化瘀，尤其对中老年患者更应据此立法。由于患者合并血糖较高，故生黄芪、生地黄均重用；健脾补气配以养血，故用当归。调肾阴阳，避用温燥伤阴的附子、肉桂，用温润的补骨脂、生杜仲、桑寄生。行气投郁金、柴胡，化瘀用红花、鸡血藤。因系骨伤患者配用云南白药、骨碎补、川牛膝之类。疗伤散醋调外敷，内服外敷并用，疗效明显，治疗3个多月，骨折愈、血糖降而收全功。

肛肠病清肺通腑

肛肠是大肠末端，为人体排泄祛毒的孔道，常常是细菌、病毒、污物积聚之处，故肛漏、痔疾均以毒邪为患。沈氏女科以清肺、通腑、扶正为3大治要。

清肺

肛肠科除手术外常常配合清热解毒内服以助其效。肺合大肠解大肠之毒邪，清肺为首要，清肺解毒之品一般不会损伤胃肠吸收，可选用蒲公英、生栀子、野菊花、黄芩、桑白皮、芦根、生薏苡仁等，而对于苦寒解毒但又伤胃的苦参、地榆、龙胆草等则应少用短服。

通腑

便秘对肛肠病极为不利，故治疗肛肠病除手术之外，常常配合清热解毒药内服以助其效。解大肠之毒邪，清肺胃通腑为先，可选用决明子、莱菔子、全瓜蒌、生栀子、桃仁、大腹皮、制大黄等。对中老年人可选用白菊花合全当归、肉苁蓉、何首乌等，也可加服麻仁丸。番泻叶1～2g泡饮，通便迅速，但久服易成瘾。肛肠病的通腑应当通便迅速，但久服易伤正，对中老年人可选用白菊花配合润肠缓下，不可峻泻，以防伤正。

扶正

肛肠病不可单纯着眼于解毒祛邪一法，尤其是中老年人，不扶正就难以祛邪，可选用一味扶正药配用，则祛邪之力会大增，但不可多用，以防恋邪。扶正药可选用生黄芪、炒白术、白扁豆、仙鹤草、山药和参类等。

肛肠病常有便血和疼痛两大疾苦。止便血可选用槐角、茜草、三七粉、牡丹皮、金银花、赤芍、侧柏叶等，一般炒炭可增强止血之力，但侧柏要生用，炒炭后止血力反减；镇痛可选用晚蚕沙、川楝子、延胡索、生白芍、苏木、徐长卿等。

坐浴是肛肠病取效的重要辅助治疗手段，可以用有效内服方加川椒，或薄荷，或地榆，煎 3 汁，坐浴 15 分钟。也可用槐角 15g，地榆 15g，川椒 2g，生薏苡仁 15g，苏木 15g，野菊花 10g，煎水坐浴 15 分钟。

‖验案‖

陆某，女，41 岁。

病史：患者起居失常，吃喝无度，以致血糖升高 3 年，口服西药难以控制，波动较大，一般空腹血糖在 8～9mmol/L。近日过食麻辣烫，以致内痔复发，便前出血较多，便后腹痛阵作，便秘难下，影响食欲，其苦难言。患者要求先止血镇痛，解除其苦。

检查：苔黄腻，舌质红，脉弦滑。诉便血鲜红，每次约 10～20mL，腹痛位于左下腹，腹软，轻度压痛，有结块，便时肛门有物突出，便后可以回纳。

辨证：饮食不节，湿滞内蕴，化热下注，灼伤血络，以致便血鲜红；阻结肠道，以致不通则痛；毒邪壅滞，以致有物脱出。苔黄腻乃湿毒为患，舌质红为化热之征，脉弦滑是湿热之象。病位在大肠、肛门。

中医诊断：痔疮（湿热内蕴，邪毒下注证）。

西医诊断：内痔。

治法：清热利湿，凉血镇痛。

处方:《成方便读》四妙丸合《备急千金要方》犀角地黄汤化裁。炒苍术 10g，生黄柏 10g，川牛膝 15g，生薏苡仁 10g，生地黄 10g，赤芍 10g，牡丹皮 10g，野菊花 15g，桑白皮 10g，决明子 30g，制大黄 10g，生黄芪 15g，晚蚕沙 15g（包），槐角 10g，水牛角粉 2g（冲），三七粉 3g（冲）。每日 1 剂，水煎，分两次服。上方再加地榆、苏木各 15g，煎第三汁坐浴 15 分钟。

结果：上方连服 7 剂，便血明显减少，腹痛已止，排便畅通，食欲恢复，苔薄黄，脉弦细。再服 7 剂巩固，嗣后便血时均服此方，痔疾明显好转。

按语：痔疾求诊者，常是妇内科疾病中的兼症者。本案是明显的饮食不节所致的湿热下注、毒邪壅滞证，清利湿热以四妙丸为主，凉血止血以犀角地黄汤为主，再加强清肺通腑、止血镇痛之品，又有生黄芪的扶正托毒之助，论治切题，故疗效明显。晚蚕沙止痛是沈氏女科的特色，原用于痛经之苦，凡腹痛者投之均效，但要包煎。制大黄并非通腑而是泄热，不必后下，这也是沈氏女科的特色所在。

肿瘤病先开胃口后调阴阳

中医治疗肿瘤（本篇限指恶性肿瘤）具有整体观念的特色，除抗癌消瘤之外，更着重于阴阳、气血、脏腑、经络、心身的整体调治，以达到增强机体免疫功能、提高自身抗病抑瘤能力、防止癌瘤复发转移、减轻病痛以及提高生存质量、延长寿命的目的。

中医治疗恶性肿瘤必须掌握其发病机理的共性，在此基础上再根据各病种和病情的具体情况进行治疗，方可明辨主次，成竹在胸。恶性肿瘤的共性是"局部为实，整体为虚"，凡是肿瘤不论良性、恶性，就瘤体本身而言，皆属实证。其病因是内生厥逆寒气，饮食不当，起居失节，劳伤血络，外中于寒，内伤忧怒等。其病机是气滞、血瘀、痰凝、湿浊、邪毒、寒结等。

"正气存内，邪不可干"，"邪之所凑，其气必虚"。恶性肿瘤整体为虚，正气不足为肿瘤生长发展创造了条件；癌瘤的发展又加剧了元气精血的耗损。全身虚损与局部肿瘤增长互为因果，形成恶性循环。

综上所述，恶性肿瘤的整体调治应掌握 4 大原则：攻、补、调、导。

攻局部之实

恶性肿瘤为实邪，需用攻法治之。针对气滞、血瘀、痰凝、湿浊、邪毒、寒结等病机，辨证择用利气、祛瘀、涤痰、除湿、清热、解毒、温阳、散寒、软坚、散结、消肿等药物，如白英、龙葵、蛇莓、半枝莲、半边莲、生牡蛎、山慈菇、贝母、夏枯草、丹参、斑蝥、全蝎、蜈蚣、急性子、南星、半夏、白花蛇舌草等。

补整体之虚

使用各类补益中药扶正固本，强身保健，提高机体免疫功能，增强抗瘤抑癌能力，总称"扶正"。扶正其中尤以补脾肾为最，因人体抗病的正气根源于肾，生化于脾。

调全身阴阳

正常人体保持阴阳相互协调的动态平衡，是谓健康。当平衡一旦遭到破坏，导致阴阳偏盛偏衰，就会发生疾病。因此，根据病情及时进行调整至关重要，调治应注意标本逆从、寒热盛衰，目的要使整体阴阳恢复正常协调的动态平衡。

导病态心理

人的思想情志等心理活动与机体的生理、病理密切相关，对疾病的发展预后有重大影响。肿瘤患者大多忧愁抑郁，甚至消极悲观，丧失治疗信心，医者应从医理上开导劝慰，多方鼓励，增强病人意志，树立信心，主动配合治疗，调动机体积极因素，提高疗效。

《素问·平人气象论》曰："胃气为本。"《灵枢·五味》曰："五脏六腑皆禀气于胃。"胃气在生理上代表人体的消化吸收功能，是人体抗病能力的标志之一；在病理上"有胃气则生，无胃气则死"，故保护胃气是防治疾病的首要。

恶性肿瘤无论性质为原发、继发或复发，是否发生转移、扩散，是否已做手术或放化疗治疗，在接受中医治疗时，都首先要注重"胃气"，要将开胃纳谷放在首位。纳呆会造成两种后果：一是影响正常消化吸收，降低机体抗病能力；二是影响药物吸收，降低药效。纳呆要分清两类证情：苔腻属湿阻中焦，宜芳香开胃，投温胆汤、保和丸化裁，以枳壳、竹茹、陈皮、云茯苓、半夏、连翘、鸡内金、焦麦芽、焦山楂、焦神曲、莱菔子为主；苔薄属脾失健运，宜健脾开胃，投香砂六君、养胃汤加减，以党参、白术、云茯苓、陈皮、木香、砂仁、芦根、白芍为主。经开胃施治后患者食纳振奋，待消化功能恢复后，再据"攻、补、调、导"原则投以辨证论治方药，必能事半功倍，大增疗效。

‖验案‖

孙某，女，62岁。

病史：患者行结肠癌术后半年余，近期化疗6次均已结束。现感乏力身重，头胀胸闷，纳呆恶心，食后脘胀，大便溏薄。西医复查无异常发现，要求中药调理。

检查：舌淡红边有齿痕，苔腻微黄，脉细弦。白细胞 $3.6 \times 10^9/L$，红细胞 $4.5 \times 10^{12}/L$，血红蛋白130g/L，血小板 $270 \times 10^9/L$，血压110/70mmHg。

辨证：患者痰湿积聚，气血瘀阻发为肠覃，术后又行化疗，正气耗损，脾胃失健则纳呆乏力、食后脘胀、大便溏薄；湿浊内蕴则身重头胀、胸闷苔腻；胃气上逆则恶心。舌边齿痕、脉细弦亦为正虚邪实之象。病位在脾、胃。

中医诊断：肠覃（痰湿结聚，脾胃失健证）。

西医诊断：结肠癌。

治法：除湿祛痰，健脾和胃。

处方：《三因极一病证方论》温胆汤出入。焦麦芽10g，焦山楂10g，焦神曲10g，鸡内金15g，陈皮10g，云茯苓20g，枳壳10g，生薏苡仁20g，旋覆花10g（包），木香10g，藿香10g，佩兰10g，竹茹10g。每日1剂，水煎，分两次服。

结果：上方连服1周，胃纳渐开，诸症减轻，苔腻显退。原方加白术20g，莱菔子10g。再进7剂，诸症皆退，体力亦复，纳便如常。遂以四君子汤加白英、白花蛇舌草为基础方随症加减调治至今。

按语： 结肠癌手术，病灶虽去，痰湿未净，正气已伤。术后又行化疗，更伤胃气，致使正虚邪实，脾胃失运，出现身重胸闷、纳呆脘胀、乏力便溏等症。必须先护中州，开启胃纳，然后再按前述四大原则整体调治。方中焦麦芽、焦山楂、焦神曲、鸡内金、陈皮消食和胃，云茯苓健脾化湿，枳壳、木香、竹茹理气祛痰，旋覆花和胃降逆，生薏苡仁、藿香、佩兰芳香化湿，诸药合奏除湿祛痰、健脾和胃之功。7剂后症减苔化效不更方，加用白术益气健脾，莱菔子降气化痰以增药效，待脾胃功能完全恢复后再据病情整体调治。

10 种良性肿瘤治验妙法

沈氏女科对10种良性肿瘤的辨治独具创新特色，积累了丰富的经验，收到了较好的疗效。

乳腺增生治宜补肾活络

枸杞子10g　女贞子10g　补骨脂10g　蛇床子10g
橘叶30g　丹参30g　蒲公英10g　川续断10g
路路通10g　山慈菇10g　浙贝母10g

加减：痛重选加延胡索10g，川楝子10g，三七粉3g（冲）；经期选加生地黄10g，当归10g，赤芍10g，白芍10g；苔腻选加郁金10g，石菖蒲10g，全瓜蒌30g；脉沉细选加生杜仲10g，肉苁蓉10g，冬虫夏草10g。

子宫肌瘤治宜调肾阴阳

淫羊藿5g　巴戟肉10g　当归10g　知母10g
生薏苡仁10g　炒橘核30g　黄柏10g　泽兰10g

桂枝 10g　　　云茯苓 10g　　　王不留行 10g　　　三七粉3g（冲）

加减：经量多选加茜草 10g，杜仲炭 10g，仙鹤草 10g；痛重选加炒白术 10g，鸡血藤 10g；腰酸选加川续断 10g，鸡血藤 10g，老鹳草 10g，桑寄生 10g，怀牛膝 15g。

附件囊肿治宜疏肝透络

柴胡 10g　　　枳壳 10g　　　地龙 10g　　　鸡血藤 15g

郁金 10g　　　木香 10g　　　水蛭 10g　　　夏枯草 15g

川楝子 10g　　赤芍 10g　　　白芍 10g　　　伸筋草 10g

加减：少腹痛选加香附 10g，乌药 10g，晚蚕沙 10g（包），三七粉 3g（冲）；月经不调选加当归 10g，益母草 10g，阿胶珠 15g；白带多选加蛇床子 10g，地肤子 10g，炒苍耳子 5g。

肺部炎性假瘤治宜清热润肺

芦根 30g　　　紫菀 10g　　　川贝母 10g　　　北沙参 10g

丹参 30g　　　冬瓜仁 10g　　生薏苡仁 15g　　炙杷叶 10g

鱼腥草 30g　　全瓜蒌 30g

加减：咳重选加前胡 10g，桔梗 10g，牛蒡子 10g；痰多选加竹茹 10g，莱菔子 10g，炒葶苈子 10g；胸痛选加赤芍 10g，苏木 10g，三七粉 3g（冲）；咳血选加仙鹤草 10g，黄芩炭 10g，生牡蛎 30g；低热选加青蒿 15g（后下），地骨皮 10g，车前草 30g。

肝血管瘤治重清心柔肝

连翘 10g　　　当归 10g　　　生地黄 10g　　　黄精 10g

郁金 10g　　　竹叶 10g　　　丹参 30g　　　　板蓝根 30g

川楝子 10g　　金钱草 30g　　野菊花 10g　　　赤芍 10g

白芍10g

加减：胁痛选加木香10g，柴胡10g，香附10g，沉香粉3g（冲），三七粉3g（冲）；舌紫选加制乳香10g，制没药10g，水蛭10g，苏木10g；胃胀纳呆选加砂仁10g，莱菔子10g，生鸡内金30g，焦麦芽10g，焦山楂10g，焦神曲10g。

海绵状血管瘤外敷清肺凉血

枯芩15g	薄荷15g	牡丹皮10g	赤芍10g
生栀子10g	郁金10g	丹参30g	牛蒡子10g
葶苈子10g	炙杷叶15g		

共研细末醋或浓茶调敷患部，晚敷晨取。

甲状腺瘤治宜滋水涵木

枸杞子10g	白菊花10g	生地黄10g	黄精10g
桑寄生10g	夏枯草10g	泽泻10g	天麻10g
珍珠母30g	生牡蛎30g	决明子30g	海藻15g

加减：汗多选加生黄芪15g，生龙骨30g，浮小麦30g；头晕选加蝉衣5g，葛根10g，钩藤15g；心悸选加川芎10g，石韦10g，当归10g，连翘10g，琥珀粉3g（冲）；震颤选加防风5g，磁石30g，生石决明30g；胸憋选加丹参30g，生薏苡仁10g，全瓜蒌30g。

脑瘤治宜化痰开窍

胆南星10g	枳壳10g	云茯苓10g	陈皮10g
川芎10g	天麻10g	郁金10g	石菖蒲10g
天竺黄10g	清半夏10g	三七粉3g（冲）	

加减：头痛选加白芷 5g，延胡索 10g，菊花 10g；眼花选加蝉衣 10g，薄荷 10g，决明子 30g；闭经选加泽兰 10g，丹参 30g，红花 10g。

脂肪瘤治宜温阳化浊

桂枝 10g	生地黄 10g	黄精 10g	泽泻 10g
生薏苡仁 10g	蛇床子 10g	车前草 30g	赤芍 10g
白芍 10g	制附片 10g（先煎半小时）		

外敷方如下。

归尾 10g	赤芍 10g	野菊花 10g	枳壳 10g
川椒 1g	川芎 15g	丹参 30g	决明子 30g
三七粉 60g			

共研细末，醋或茶调敷患部，晚敷晨取。

纤维瘤治宜健脾透络

党参 10g	炒白术 10g	陈皮 10g	清半夏 10g
水蛭 10g	土鳖虫 10g	地龙 10g	生薏苡仁 10g
郁金 10g	丹参 30g		

外敷方如下。

苏木 30g	牡丹皮 30g	郁金 30g	水蛭 30g
乳香 30g	没药 30g	丹参 60g	冰片 1g

共研细末，醋或茶调敷患部，晚敷晨取。

‖ 验案 ‖

徐某，女，37 岁。

病史：患者近半年来经潮如崩，近旬方尽，经行腹凉且痛，腰酸下坠，五心烦热，经后神疲乏力，形寒怕风，纳便尚调，夜寐亦酣。在某医院检查，诊断为多发性子宫肌瘤，肌瘤如怀孕 6 周大小，西医动员手术切除。患者因恐惧手术而服中药活血化瘀汤剂、百消丹等成药，经量不减、肌瘤不小而来门诊。

检查：苔薄黄，质淡红，脉沉细，尺部弱。

辨证：肾司天癸，肾阳不振，则形寒腹凉；肾阴不足，则烦热经崩；肾亏则腰酸下坠，神疲乏力。舌淡红、脉细尺弱为虚证之象。病位在肾。

中医诊断：癥瘕（肾阴阳俱亏证）。

西医诊断：子宫肌瘤。

治法：调肾阴阳。

处方：《医级》杞菊地黄汤化裁。枸杞子 10g，白菊花 10g，生地黄 10g，黄精 10g，蛇床子 10g，淫羊藿 5g，牡丹皮 10g，当归 10g，桂枝 10g，云茯苓 10g，川续断 10g，白芍 10g，仙鹤草 10g，知母 10g，巴戟肉 10g，三七粉 3g（冲）。每日 1 剂，水煎，分两次服。

结果：上方服药 1 剂，月经来潮，共服 7 剂，经行已尽，经量明显减少，烦热、腰酸均有缓解。嘱服杞菊地黄胶囊和益母草膏，至下月经临再服原方，坚持调理。3 个月后复诊，月经已正常，症状消失，苔薄黄，脉弦细。B 超复查：子宫肌瘤明显缩减，肌瘤多发仅存两个，最大 1.8cm。上方加生杜仲 10g，桑寄生 10g，山药 10g，5 剂量共研细末，装入 1 号胶囊，每次 5 粒，每日 3 次。坚持服药半年，带病友门诊，告之 B 超复查两次，子宫肌瘤完全消失。

按语： 子宫肌瘤属中医癥瘕、崩漏证，常法均按喻嘉言所云"不外水裹气结血瘀"而疏通治之，大多投王清任所创之逐瘀汤类。然本案无气滞血瘀证候可辨，反以肾亏阴阳失调所见，症脉均显，故不能绳之以疏通，以免更伤其正。用杞菊地黄汤佐"阳中求阴"而调肾之阴阳，兼以柔肝。滋阴者生地黄、黄精、枸杞子，温阳者川续断、淫羊藿、巴戟肉、蛇床子，双补者生杜仲、桑寄生，柔肝用当归、白芍、白菊花。牡丹皮清肝止血又定痛，仙鹤草补气止血又健脾，三七和血止血又疗痛。再投专治子宫肌瘤的两味主药桂枝、茯苓，桂枝温中调经、阳中求阴，云茯苓健脾宁神，配山药脾肾同治。全方突出调肾，兼顾肝脾，配伍全面，未投理气化瘀之品，同样能消癥痕，足见辨证应重于辨病。

湿疹和胃利湿

　　湿疹为皮肤科常见疾病之一，临床表现轻重不一，病情复杂，属于中医湿疮、湿毒、浸淫疮等范畴，是指皮损多种，形态多异，有瘙痒、糜烂、流液结痂等皮肤疾患。如《诸病源候论》中说："浸淫疮，是心家有风热，发于肌肤，初生甚小，先痒后痛而成疮。汁出浸溃肌肉，浸淫渐阔，乃遍体。"本病具有多形性损害、对称分布、自觉瘙痒、反复发作、易演变成慢性等特点。湿疹外因感风、湿、热之邪，内因脏腑功能失调生风引起的湿热浸淫，流窜于四肢及皮毛而成。一般可分为急性、亚急性和慢性3类。急性者以湿热为主；亚急性者多与脾虚不运、湿邪留恋有关；慢性者因病久伤血，血虚生风生燥，肌肤失去濡养而成；发于小腿伴有青筋暴露者，常由于气血运行失常，湿热蕴阻所致。其中湿邪为发病的主要因素，伤于外湿，湿邪困脾，健运失职则易形成湿浊内生，久病脾阳虚损，水湿不化，易招致外湿的侵袭,又由于湿邪重浊,湿为阴邪,易阻遏气机,湿邪黏滞,易留难去,病多缠绵难愈,病程较长或反复发作。

沈氏女科对于湿疹的治疗,从以下 4 个方面入手。

调理脾胃

《素问·平人气象论》曰:"胃气为本。"脾胃运化至关重要,脾失健运,不仅影响消化吸收,而且多致水湿停滞。或者患者过食辛辣肥甘,使肠胃积热,内不得疏泄,外不得透达,郁于皮毛腠理而发。因此要健运脾胃,利湿消肿,截断生痰之源,使营血生化有源。对于这类皮肤病,宜投经验方茵陈温胆汤加减,祛痰利湿,健运脾胃,通腑解毒。调理脾胃要从 5 个方面入手:祛痰,投莱菔子、竹茹、云茯苓;开胃,用焦麦芽、焦山楂、焦神曲、鸡内金;利湿,重用茵陈,一般用 15g,宜后下;醒脾,用木香、枳壳、陈皮、砂仁;因痰湿食阻最易蕴热,加入清热之品,如连翘、蒲公英、黄芩、栀子。根据中医理论,痰瘀互根,常常互结,故加桃仁、红花、丹参、川芎、赤芍活血散瘀,痰瘀同治,使丘疹、硬节得化。

给邪出路

皮肤病要给邪以出路。可以通过宣肺从肌表出,如用枇杷叶、桑白皮、桔梗宣肺疏风清热,透邪外出;或通过淡渗从溲溺出,尿中排邪最为安全,而且排出量大,可用车前草、泽泻、竹叶、生薏苡仁,使湿热之毒从小便而解;或通过缓泻从腑行出,如用制大黄、全瓜蒌、决明子、菊花合当归,但忌峻下,以防伤正,特别是伤脾胃之正气;或通过凉血从营血出,如用丹参、牡丹皮、赤芍活血凉血,使瘀毒从营血得解。

209

重视反佐

祛邪之品，常有偏性，反佐者可缓其烈性，防止偏差。如用热药时寒性反佐，选加蒲公英、连翘、栀子、白花蛇舌草、苦参、野菊花、败酱草、黄柏；反过来用寒药时，热性反佐，选加肉桂、乌药、淫羊藿、高良姜、干姜、川椒。

注重调护

湿疹要保持心情舒畅，避免烦躁、忧愁等，以免肝郁气滞化火而加重病情。饮食清淡，忌食辛辣肥甘厚味和鱼虾海鲜等发物；多食水果蔬菜，注意调节胃肠功能，保持大便通畅。皮损局部保持干燥、清洁，忌用热水烫洗患处和涂敷刺激性强的软膏，以防皮损范围扩大，损伤肌肤。

‖ 验案 ‖

胡某，女，30岁。

病史：患者平素过食厚味，1年前左手指皮肤发痒，搔后起红色丘疹且瘙痒不止，到社区医院诊断为皮肤过敏，予氯苯那敏、氟轻松等治疗3天症状好转，但停药2天后丘疹扩散至胸、面部及四肢，症状逐渐加重。又到另一家大医院诊断为急性湿疹，经中西医治疗，效果均不理想，朋友介绍前来就诊。症见全身皮肤红色丘疹，溃烂处渗出黄色黏液，瘙痒难忍，伴烦躁难眠，口黏纳差，时有腹胀，尿黄便干。

检查：舌苔黄腻，脉象滑数。颜面、四肢和躯干有红色丘疹及水疱，部分皮疹融合成片，有少量渗出液，双下肢部分糜烂，有脓性分泌物，周边皮肤增厚，皮肤粗糙，可见搔痕血痂。

辨证：红色丘疹，溃烂处渗出黄色黏液，瘙痒难忍，舌苔黄腻，脉象滑数，为脾胃湿热，发于肌表之象；口黏纳差，时有腹胀，为脾胃湿热，运化失司之象；热扰心神，则烦躁难眠；热移下焦，则尿黄便干。病位在中焦。

中医诊断：湿疮（脾胃湿热，发于肌肤证）。

西医诊断：湿疹。

治法：清利湿热，祛风止痒。

处方：《三因极一病证方论》温胆汤加减。竹茹10g，枳壳10g，云茯苓10g，陈皮10g，石菖蒲10g，郁金10g，白鲜皮10g，苦参10g，莱菔子10g，炒苍术10g，丹参30g，川牛膝10g，败酱草15g，生薏苡仁10g，决明子30g，车前草30g。每日1剂，水煎，分两次服。

结果：上方连服7剂后，皮疹瘙痒减轻，丘疹呈隐退之象，食欲好转，腹胀减轻，大便转调，效不更法，前方加板蓝根、紫草，清热解毒，凉血消疹，再服14剂。三诊时，全身丘疹渐退，瘙痒缓解，前方去白鲜皮、莱菔子，加土茯苓、白花蛇舌草，加大清热解毒之力。四诊时，瘙痒已止，皮疹开始大量脱痂，皮肤颜色逐渐恢复，为巩固疗效，改为每天1剂，再服14剂。嘱饮食清淡，忌服油腻辛辣之品。随访半年，未曾复发。

按语： 由于患者过食油腻辛辣之品，致脾失健运，肠胃积热，湿热郁于肌肤，毒发于表而生湿疹。用温胆汤加减治疗，清热利湿止痒，分利两便解毒。用药特点为以竹茹、枳壳、莱菔子、云茯苓、陈皮理气和胃，除烦消胀；石菖蒲、郁金开窍行气，生薏苡仁健脾渗湿，配苍术醒脾助运，疏利水湿，有利于湿热的清退；白鲜皮、苦参清利湿热，祛风止痒；土茯苓、白花蛇舌草、板蓝根、败酱草清热解毒，紫草、丹参凉血消疹，清热散结，有利于丘疹消退，溃疡面收敛，这些解毒、凉血之品苦寒伤胃，应中病即止，不能久用长服；车前草利尿泄毒，决明子润肠通便，引热下行，两味分利两便，佐以川牛膝引药下行，使湿热之毒排出体外。嘱患者忌服油腻辛辣之品，注意调节胃肠功能，辨证确当，遣药巧配，疗效满意。

荨麻疹和血清降

荨麻疹，为皮肤科常见病，发作时体表出现大小不等、色鲜红或白色风团，倏起倏消，伴有剧烈瘙痒，发作后不留任何痕迹，常常反复发作。中医称之为瘾疹，又有风疹块、风瘙瘾疹、赤疹、白疹等诸多称谓。中医文献早有记载，《素问·四时刺逆从论》曰："少阴有余，病皮痹隐轸。"《诸病源候论》曰："夫人阳气外虚则多汗，汗出当风，风气搏于肌肉，与热气并则生也。""邪气客于皮肤，复逢风寒相折，则起风瘙瘾疹。"

荨麻疹发病的根本原因在于禀赋不足，对某些物质敏感所致。因卫外不固，风寒、风热外袭，客于肌表，致使营卫失调而发；或因饮食不节，过食辛辣肥甘厚味，使肠胃积热，复感风邪，内不得疏泄，外不得透达，郁于皮毛腠理之间而发。此外，情志内伤、冲任不调、肝肾不足、血虚生风生燥阻于肌肤也可发生。其发病突然，在身体的任何部位均可发生局限性的风团，小如芝麻，大似豆瓣。多呈鲜红色，或呈淡黄白色。损害数目常随搔抓的刺激而扩大、增多，有的融合成环状、地图状等多种形态。风团一般迅速消退，不留痕迹，以后又不断成批发生，自觉灼热，瘙痒剧烈。部分患者可有怕冷、发热等症状；如侵犯消化道黏膜者，可伴有恶心、呕吐、腹痛、腹泻等症状；发生于咽喉部者，可引起喉头水肿和呼吸困难，有明显气闷窒息感，甚至可发生晕厥。根据病程的长短，可分为急性和慢性两种，急性者约经 1 周左右即可痊愈；慢性者可反复发作数月，甚至数年。

《丹溪心法》曰："色红者，兼火化也。黄瓜水调伏龙肝，去红点斑。"《医宗金鉴·外科心法要诀》曰："日痒甚者，宜服秦艽牛蒡汤，夜痒重者，宜当归饮子服之。外用烧酒浸百部，以蓝布蘸擦之，谨避风凉自效。"《外科证治全书》曰："表虚者多患之，宜用荆防败毒散去前胡、独活，加桂枝、白芷、石膏汗之。"《疡医大全》中提出"疏风、散热、托疹"的原则。

沈氏女科主张辨证论治。荨麻疹多由风、寒、湿、热之邪客于肌表，营卫不和，常治以祛风和血，方用玉屏风散加味。用生黄芪、仙鹤草既可补气，又可托毒外出，增强抗病祛邪之力。防风、麻黄、荆芥祛风邪，开腠理，透肌止痒以治其标。久病多瘀而为顽疾，佐当归、牡丹皮、赤芍、紫草、川芎、鸡血藤之类活血化瘀、养血活血之品，以开气血之郁闭，有利于热毒的化解，故古人有"治风先治血，血行风自灭"之说。

气血瘀滞型治以活血祛瘀，祛风止痒，方用血府逐瘀汤加减。胃肠失调型治以燥湿健脾，行气和胃，方用平胃散加味。肺肾不足型治以滋补肺肾，方用六味地黄汤加味。冲任失调型治以调摄冲任，方用逍遥散加减。气血两虚型治以补气养血，健脾养心，方用当归饮子加减。《素问·至真要大论》中也有"诸痛痒疮，皆属于心"的记载，故用首乌藤、炒酸枣仁、合欢皮安神止痒。皮肤病最易瘙痒，用白鲜皮、地肤子、蛇床子、炒苍耳子祛风止痒，除湿解毒，因苍耳子有毒易为炒葶苈子。荨麻疹利湿祛瘀时，要加丹参、牡丹皮、川芎、赤芍活血散瘀，痰瘀同治。凉血和营，用丹参、牡丹皮、赤芍活血凉血。肺主皮毛，主宣发肃降，除临床辨证治疗外，再用车前草、白菊花、当归、全瓜蒌分利二便，使病邪从二便出，从而达到和血清降、祛风止痒之目的。

‖验案‖

赵某，女，34 岁。

病史：患者 5 年前因产后 4 天周身突发红色丘疹风团块，奇痒难忍，曾在西医院静脉注射葡萄糖酸钙及口服氯苯那敏后，皮疹逐渐消退，但此后反复发作，此起彼伏，皮疹瘙痒难寐，抓后风团泛发，疹块得暖稍缓，遇风加剧。刻下症：红色丘疹风团块，瘙痒难忍，纳差乏力。

检查：舌淡苔白，脉象沉细。颈部四肢及腹部有散在红色丘疹，搔抓处呈红色条状隆起，丘疹高出皮肤，边界清楚。面色无华，体虚神疲。

辨证：红色丘疹风团块，舌淡苔白，脉象沉细，为气血不足之象；脾胃虚弱，运化无力则纳差；脾胃为气血生化之源，气虚无力，营血亏少，则面色无华，体虚神疲乏力。病位在脾。

中医诊断：瘾疹（气血不足，风邪外袭证）。

西医诊断：慢性荨麻疹。

治法：补气养血，疏风止痒。

处方：《内外伤辨惑论》当归补血汤加味。生黄芪 15g，当归 10g，生地黄 10g，川芎 10g，丹参 30g，赤芍 10g，荆芥 10g，防风 10g，云茯苓 10g，陈皮 10g，蛇床子 10g，白鲜皮 10g，地肤子 10g，车前草 30g，白菊花 10g。每日 1 剂，水煎，分两次服。

结果：上方连服 7 剂后，皮疹轻微泛红，瘙痒减轻，风邪已止，气血渐复，然饮食欠佳，脾胃运化未复，故前方加莱菔子、生鸡内金健脾消导、振奋食欲。再服14剂，皮疹全消，皮色正常，瘙痒解除。以上方3剂量，共研细末，装入1号胶囊，每日3次，每次6粒，巩固其效。随访半年，未见复发。

按语：本病由于气血不足，复感风邪，内不得疏泄，外不能透达，郁于皮肤腠理之间，正邪交争而发病，用当归补血汤加味滋阴和血，疏风止痒。用药特点如下：生黄芪、生地黄、当归、白芍益气滋阴，柔肝和血；云茯苓、陈皮、莱菔子、生鸡内金健脾和胃，化生气血；荆芥、防风，疏散风邪，透疹止痒；赤芍、丹参、当归凉血行血，疏风止痒，取"治风先治血，血行风自灭"之意；蛇床子、白鲜皮、地肤子祛风止痒，燥湿解毒，系沈氏女科止痒有效的药对，现代药理研究认为，蛇床子、白鲜皮、地肤子有明显的抗过敏作用。车前草利尿解毒，白菊花、当归和血清热，润肠下行，分利两便，解毒排邪。全方和血清降，使病程5年难愈的荨麻疹得以控制。为防复发，以效方3剂量，共研细末，常服得以巩固。

银屑病滋水涵木

银屑病是一种原因不明的慢性、易于复发的皮肤病。中医称之为"白疕""松皮癣"，是皮肤科的常见病、多发病。中医认为银屑病的发生原因主要有饮食不节、七情内伤、外邪浸淫等多个方面。初起多夹有风寒、风热或风湿之邪侵袭肌肤，以致营卫失和，气血不畅，阻于肌表而致；或因湿热蕴积，外不能宣泄，内不能利导，阻于肌表而发。病久风寒、风热、湿热之邪已化，而气血耗伤，则血虚风燥，肌肤失养更甚；亦有因营血不足，气血循行受阻，以致瘀阻肌表而成；或因肝肾不足，冲任失调，营血亏损而致；少数系因调治不当，兼感毒邪，风寒化热，湿邪化燥，以致燥热成毒，热毒入营，内侵脏腑，造成气血两燔之候。总之，本病成因不外乎与风、热、寒、血热、血燥、血瘀及肝肾不足等有关。《医宗金鉴》说："白疕之形如疹疥，色白而痒多不快。固有风邪客肌肤，亦由血燥难荣外。"描述了白疕的临床特征。根据临床症状表现，银屑病可分为4型：寻常型、脓疱型、红皮病型、关节病型。

沈氏女科依据中医理论，结合银屑病的病因病机及临床特征，认为银屑病与肝肾亏虚关系最为密切。

肝藏血，肾藏精，精生血，血化精，精血同源，血之化生有赖于肾中精气的气化，肾中精气的充盛亦有赖于血液的滋养。肝主筋，食气入胃，散精于肝，淫气于筋。《素问》有云："脏真散于肝，肝藏筋膜之气也。"肝属木，肾属水，水为木之母，肝木的生长需要肾水的滋养。又因肝为"体阴而用阳"之脏，即肝的功能发挥需以阴液、精血为基础，故有"精血同源""肝肾同源"之说。王清任云："无形之气不可聚结，聚结者有形之血也。"银屑病患者久治不愈，反复发作，皮疹为暗红斑片，鳞屑干燥，多有口干咽燥，腰脊酸软，舌红少苔，脉细数。肾为五脏之根本，其他脏腑病变日久，必然会影响到肾，所谓久病及肾。

对于银屑病，都要滋肾阴，养肝血，清郁热。临床用补肾的杞菊地黄汤、养血柔肝的四物汤为主治疗银屑病。方用生地黄、黄精、茯苓、山药、泽泻、山茱萸补益肝肾；枸杞子、野菊花、夏枯草清肝涵木；牡丹皮、丹参、玄参、虎杖、半枝莲、金银花凉血活血。如果银屑病患者皮疹呈现暗红斑块、浸润、鳞屑干燥，乃为气郁化火，日久灼热成瘀。中医辨证为气血瘀滞，热毒久羁。治法常以活血化瘀，清解余毒。《血证论》云："以肝属木，木气冲和调达，不致遏郁，则血脉通畅。"临床治疗用柴胡、青皮、陈皮、八月札疏肝理气；赤芍、白芍、当归、川芎、川牛膝活血养血润燥；夏枯草、半枝莲、虎杖清热解毒。对于咽干唇燥、舌红少苔加天花粉、玄参；腹胀便溏加白术、厚朴、泽泻。关节酸痛畸形者，加羌活、独活、桑寄生、秦艽、威灵仙；病久、鳞屑厚、色素沉着、舌紫者，加丹参、莪术、益母草、鸡血藤；皮疹与月经、妊娠有关者，加当归、淫羊藿、菟丝子。肝肾亏虚者，应滋补肝肾，用杜仲、续断、熟地黄、独活、桑寄生、牛膝、女贞子等，补精血，强筋骨，促进疾病早日痊愈。正如张景岳所说："壮水之主，以制阳光。"以滋补肝肾，滋水涵木，清热解毒为法，促进银屑病早日康复。

‖验案‖

王某，女，49岁。

病史：20余年前，患者初患感冒咽痛，半月后周身泛发红色皮疹，稍有鳞屑，逐渐扩大成片，瘙痒难忍，曾在当地医院诊断为银屑病，用西药治疗，症状稍有缓解，但皮疹始终不消。虽经多方治疗，仍不分季节，历久不退。近年来皮疹逐渐增多，几乎遍及全身，前来门诊求治。刻下症：全身皮肤红疹，瘙痒难忍，伴有咳嗽有痰，腰痛耳鸣，大便干燥。

检查：舌暗红，苔薄白，脉细数。头皮、脸面、躯干和四肢除双手以外，均见地图状红色皮疹，表面覆盖银白色鳞屑，强行剥离后，底部则出现筛状出血点。

辨证：患者因感风热之毒，郁而化火，入于血分，浸淫日久，伤阴耗血，而致阴虚血热，肌肤失养，故见全身皮肤红疹，表面有少量白色鳞屑；痰湿阻肺，肺失肃降，则见咳痰而黏；肺与大肠相表里，热移下焦，则大便干燥；腰为肾之府，肾主骨生髓，阴虚髓海不充，则腰痛耳鸣；舌暗红、苔薄白、脉细数为阴虚血热之象。病位在肺、脾、肾。

中医诊断：白疕（阴血亏虚，伤阴化燥证）。

西医诊断：银屑病。

治法：滋阴养血，涵木和血。

处方：《医级》杞菊地黄丸出入。枸杞子10g，菊花10g，生地黄10g，当归10g，丹参30g，泽泻10g，云茯苓10g，陈皮10g，生薏苡仁10g，紫苏子10g，莱菔子10g，炒葶苈子10g，蛇床子10g，白鲜皮10g，全瓜蒌30g。每日1剂，水煎，分两次服。

结果：上方连服14剂后，咳嗽减轻，咳痰减少，皮损有减退的迹象，腰痛未除。肺气得宣，肾虚明显，前方减紫苏子、炒葶苈子，加川续断、生杜仲、桑寄生，滋补肝肾，再服14剂。三诊时，腰痛减轻，大便通畅，四肢皮肤潮红减轻，头皮仍见鳞屑，瘙痒未减，前方加地肤子、鸡血藤，加大活血止痒之力，再服14剂。四诊时，四肢、躯干皮损渐趋消退，瘙痒减轻，微觉口干思饮，前方加天花粉生津止渴，消肿散结，再服14剂。五诊时，只留头皮几小片皮损未完全消退外，其余皮疹基本消退，皮色趋于正常，瘙痒解除，再服30剂，改为每天1煎。同时口服杞菊地黄胶囊，每天两次，每次5粒，连服半年。1年后病友来门诊，介绍其一切正常，情况良好，未见复发。

按语：本病发作20余年，久病伤阴耗血，化火化燥，因此治疗用杞菊地黄丸滋阴养血，涵木和血。用药特点为先祛邪，后扶正，祛邪不伤正，扶正不恋邪。用三子养亲汤（紫苏子、白芥子、莱菔子），炒葶苈子易白芥子泻肺平喘，三药合用，降气化痰，消食导滞，可使气顺痰消，咳喘得平；枸杞子、生地黄、当归滋阴凉血，丹参、鸡血藤活血止痒；泽泻、云茯苓、生薏苡仁淡渗利湿，除湿而不伤阴；陈皮、莱菔子，消导和胃，化生气血，使补而不滞；菊花合当归、全瓜蒌润肠通便，解毒止痒；白鲜皮、地肤子、蛇床子、炒葶苈子除湿解毒止痒，是治疗皮肤瘙痒的特效药对。诸药合用，使阴血之虚得补，风燥之实得祛，银屑病得除，并继以丸剂巩固疗效。临床上，银屑病常见血热、血燥、湿毒等证类，而本案属阴虚风燥，故治疗以滋阴凉血为主，佐以涵木和血，取得了满意疗效。可见临证不应拘泥常法，而要辨证论治，这也是沈氏女科临证取效的优势所在。

痤疮肺主皮毛

"肺主皮毛"是中医学的重要理论。肺脏隐匿于胸腔之中，"有诸内必形于诸外"，肺与皮毛在生理上相互联系，在病理上相互影响。因此，观察皮毛的病理、生理现象，可以推测肺的病理、生理状态，肺宣发的精、气、血、津液等物质濡养皮毛，使皮毛行使排汗、散热和抵御外邪的功能；同时皮毛具有散气、宣肺、助肺呼吸的作用，《黄帝内经》将其概括为"肺外合皮毛"。《素问·痿论》云："肺主身之皮毛。"《素问·咳论》曰："皮毛者，肺之合也，皮毛先受邪气，邪气以从其合也。"《素问·经脉别论》云："肺朝百脉，输精于皮毛。""肺者，气之本，魄之处也，其华在毛，其充在皮。"肺宣发卫气，外达皮肤，促使皮毛功能的发挥。即肺气功能正常，皮毛得以温煦、滋养，而发挥其卫护固表作用，腠理致密则外邪难以入侵。

皮肤病的病因病机虽然复杂，但归纳起来不外乎内因和外因。外因主要是风、湿、热、毒等；内因主要是七情内伤、饮食劳倦，特别是肝肾亏损。痤疮属于中医"粉刺"范畴，表现在颜面、胸、背等处生丘疹如刺，可挤出白色碎米样粉汁。《诸病源候论》载："面疱者，谓面上有风热气生疱，头如米大，亦如谷大，白色者是。"本病好发于青春期的男女，由于青少年阳气旺盛，气血壅盛，风热之邪侵袭肺卫，肺经风热熏蒸蕴阻肌肤，或过食辛辣、香燥、肥甘之品，胃肠积热，郁阻肌肤，或劳倦过度，耗伤肝阴，阴虚阳亢，熏灼气血致痤疮发生。然而大多数皮肤病，特别是痤疮都与风邪有着密切的关系，当人体腠理不密、卫气不固时，风邪乘虚入侵，阻于皮肤，邪毒结聚，内不得疏通，外不得表解，使营卫不和，气血运行失常，肌肤失于濡养，则可发生痤疮。

因此，沈氏女科依据"肺主皮毛"理论，从宣肺解表、散邪透毒、肃降肺气、解肌达表作为治疗痤疮病的常用方法。宜选用轻灵透达、清解发散之剂，通过宣肺从肌表出，如用枇杷叶、桑白皮、桔梗、薄荷、白芷、金银花、连翘、野菊花、蒲公英、紫花地丁、紫草、蝉蜕、升麻、防风、鱼腥草、竹叶、大青叶、败酱草等；对于湿毒血瘀（结节、囊肿）明显者，加夏枯草、浙贝母、皂角刺祛痰散结，用牡丹皮、赤芍、丹参、桃仁、红花活血化瘀；兼见咽干、口渴唇燥者，加玄参、天冬、麦冬、天花粉滋阴润燥；咳嗽、气喘或咽红肿痛等，也可选用解表宣肺平喘药物，如桂枝、薄荷、牛蒡子、蝉蜕、石膏、天花粉等；伴月经不调者，加当归、白芍、益母草养血调经。还可依据"肺与大肠相表里"，配当归、菊花、制大黄、全瓜蒌清肠通腑，以利于肺热的清除，但忌峻下，以防伤正。同时，勿忘利尿，通过淡渗从溲溺出，可用车前草、泽泻、竹叶、生薏苡仁，使湿热之毒从小便而解。

‖ 验案 ‖

张某，女，18 岁。

病史：患者两个月前开始出现颜面肤色潮红，并见散在丘疹，1 周后出现黑头丘疹，挤压后可见白色粉质物，有扩散倾向，曾在某医院门诊治疗 1 个月疗效不显，甚至出现散在脓疱，局部微肿，十分苦恼，经人介绍前来求治。刻下症：丘疹色红，散在黑头，口渴喜饮，小便短赤，大便秘结。

检查：苔薄黄，舌质红，脉弦数。

辨证：肺经有热，复感外风，郁而化热，热伤血络，故见丘疹色红，散在黑头；郁热影响脾胃运化，则见口渴喜饮，小便短赤，大便秘结；苔薄黄、舌质红、脉弦数为肺经蕴热之象。病位在肺、脾。

中医诊断：粉刺（肺经风热，郁毒上炎证）。

西医诊断：痤疮。

治法：疏风清热，凉血解毒。

处方：《医宗金鉴》枇杷清肺饮加减。炙杷叶 10g，桑白皮 10g，桔梗 10g，茯苓 10g，陈皮 10g，黄柏 10g，蒲公英 10g，败酱草 30g，牡丹皮 10g，丹参 30g，赤芍 10g，当归 10g，野菊花 10g，白花蛇舌草 30g。每日 1 剂，水煎，分两次服。

结果：上方连服 7 剂，丘疹颜色略浅，口渴减轻，小便短赤已除。肺热渐退，但仍便干不爽，前方加制大黄、全瓜蒌，通腑清肺，再服 14 剂。皮损逐渐恢复口渴已止，小便已清，大便转调，每天改服 1 次。1 个月后诸症消除，皮损恢复正常。嘱患者如有反复，仍服上方，未来复诊。

按语：痤疮是颜面、胸背等处发生的炎性丘疹，挤之有米粒碎样白色粉质而得名，好发于青年男女，与中医文献中记载的"肺风粉刺"相类似。《医宗金鉴·外科心法》中关于肺风粉刺有云："此证由肺经血热而成。每发于面鼻，起死疮，形如赤屑，色肿前，破出白粉。"沈氏女科认为肺经风热是由于肺经有热，复感外风，瘀热伤络，熏蒸肌肤而发病。在本病的发生过程中，热毒贯穿始终，因此要以清热解毒为主要法则，用枇杷叶、桑白皮、桔梗宣肺疏风清热，透邪外出；败酱草、蒲公英、野菊花、黄柏、白花蛇舌草清热解毒，引热下行；茯苓、陈皮健运脾胃，利湿消肿；丹参、牡丹皮、赤芍活血凉血，通过凉血清营使瘀毒外解；由于肺与大肠相表里，当归合菊花以及制大黄、全瓜蒌清肠通腑，利于肺热的清除。

手足皲裂醋泡效法

隋代巢元方著《诸病源候论》云："皲裂者，肌肉破也，言冬时触冒风寒，手足破，故谓之皲裂。"沈氏女科组醋泡方可治皲裂，配方如下。

茵陈 10g	牡丹皮 10g	生地黄 15g	防风 15g
丹参 30g	玄参 30g	苦参 30g	白鲜皮 10g
地骨皮 15g	皂角刺 30g		

用陈醋 1.5 ～ 2.5kg，药物放大盆中浸泡半小时后即可醋泡皲

裂处，每日 2 ～ 3 次，5 天后换一剂新药。

‖ 验案 ‖

汪某，女，48 岁。

病史：患者足跟皲裂已有半年，中西医各法治疗，均未能收口，冬重夏轻，皮肤干燥，纳便正常，夜寐亦酣，要求中药试治。

检查：苔薄黄，质暗红，脉细数。

辨证：《诸病源候论》分析皲裂之因系"冬时触冒风寒"，"肌肉破也"。本案察舌诊脉系阴燥内热而致皲裂，治宜养阴清热兼以活血生肌。

中医诊断：皲裂（阴燥内热，肌肉破损证）。

西医诊断：皲裂。

治法：养阴清热，活血生肌。

处方：醋泡方外用。5 剂，每剂用陈醋 1.5kg 浸半小时后，泡足，每日 3 次。

结果：醋泡方连用 3 周，皲裂收口，肤燥改善。来年入冬前再以原方如法泡足，皲裂未复。

按语： 皲裂常见又难愈，沈氏女科采用醋泡方试治，有较好疗效。浸泡后应当用橡皮膏贴紧手足皲裂处以利生肌，加快愈合。醋泡方中生地黄、玄参养阴，茵陈、地骨皮、牡丹皮、苦参清热，丹参、皂角刺活血生肌，正切中皲裂证因。

五官科

鼻科润肺

《素问·金匮真言论》曰："开窍于鼻，并精于肺。"《灵枢·脉度》篇又曰："肺气通于鼻，肺和则鼻能知香臭矣。"可见鼻疾跟肺关系密切，鼻塞、鼻痛、鼻渊等均以润肺通窍为治。

沈氏女科治疗鼻疾常以《医门法律》清燥救肺汤和《慎斋遗书》百合固金汤为主方。润肺者选用北沙参、麦冬、百合、紫菀、炙杷叶；通窍者选用桔梗、桑白皮、川芎、薄荷、石菖蒲。肺燥乃至升火，要佐清肺降火药，选用白菊花、黄芩、夏枯草；通窍常应下导，要配潜降下行药，选用川牛膝、川续断、旋覆花；木火常常刑金，使肺金更燥，要助泻肝清火药，选用生栀子、牡丹皮、黛蛤散。

根据经脉循行，大肠经"上夹鼻孔"，胃经"起于鼻，交中，下循鼻外"，小肠经"别颊上，抵鼻"，故治鼻疾还应顾及大肠、小肠和胃，即分利两便，有助增效，选用决明子、全瓜蒌、桃仁和车前草、冬瓜皮、生薏苡仁。

总之，沈氏女科巧治鼻疾，以润肺为主，配以降火通窍，泻肝和通利两便，常可获效。

‖ 验案 ‖

李某，女，23岁。

病史：患者素有咳喘病史。近日饮食不节，辛辣过度，以致晨起鼻血，专科检查无阳性发现，血常规亦正常。西药止血，未能根治，病友介绍，来院门诊。刻下症：晨起仍有鼻血，咳痰略喘，食纳不佳，心烦口苦，两胁不适。

检查：苔薄黄，舌质红，脉弦数。诉鼻血鲜红，口鼻热气。

辨证：肺开窍于鼻，又合大肠，肺火内蕴，灼伤阳络，迫血外溢，乃生鼻血；移热于肠，灼津伤液，而见便秘；木火内盛，口苦胁满，刑金失降，咳痰见喘，横逆中土，纳谷不香。苔黄脉数为内火炽盛，质红少津为阴液受损矣。病位在肺、肝。

中医诊断：鼻衄（肺热肝火，移肠灼津证）。

西医诊断：鼻血。

治法：润肺泻肝，润肠泄热。

处方：《医门法律》清燥救肺汤出入。北沙参10g，麦冬10g，炙杷叶10g，桑白皮10g，全瓜蒌30g，紫菀15g，夏枯草10g，黛蛤散30g（包），车前草30g，百合15g，仙鹤草10g，白茅根30g，炒葶苈子10g，白菊花10g，黄芩炭10g。每日1剂，水煎，分两次服。

结果：上方连服5剂，鼻血得止，大便转润，纳谷增加，仍有咳痰，苔薄黄，脉弦细。肺金得润，肝火渐清，肠津已复，上方加川贝母粉2g（冲）。再服7剂，诸症均除。

按语： 鼻衄当责之于肺，此案系肺热伤阴灼络所致，润肺通窍为治，十分切题，兼以泻肝除木火，润肠保津液，利尿泄热邪，理法方药对路，故5剂鼻衄即止。又兼肺失肃降，咳喘有痰，加服川贝母粉配紫菀系定喘除痰之有效药对，又投7剂而症除。方中有3味特殊用药：黛蛤散系青黛和蛤壳粉组成，泻肝清肺利于止衄；葶苈子泻肺润肠，利于泄热；黄芩炭清肺止血利于定喘。

齿科养胃

根据经络学说，"胃经入上齿中"，"大肠经入下齿中"，"小肠经经筋至齿部"。因此，齿科的龈肿、齿衄，常以胃、大肠、小肠火炎为因，其治离不开养胃、通腑、利尿，其方必投养胃汤、凉膈散、导赤散之类。

养胃乃清胃，主药选用芦根、生地黄、玄参；清火选用生栀子、知母、黄芩、生石膏；通腑选用决明子、制大黄、全瓜蒌；利尿选用车前草、泽兰、冬瓜仁。另外还应对症加味：消肿选用金银花、连翘、蒲公英、牡丹皮；止血选用仙鹤草、茜草、侧柏叶、赤芍、丹参、白茅根。还要选用两对清导药，黄连、竹叶和牡丹皮、白花蛇舌草；一对升降药，升麻、川牛膝。养胃、通腑、利尿、对症和药对，这些乃是沈氏女科治疗齿科的独到创新之处。

▌验案▐

王某，女，34岁。

病史：患者牙龈肿痛伴有出血已经半年，甚则颌下淋巴结肿痛，影响进食，经口腔医院检查为牙周炎，抗生素及内服外药治均无显效，反复发作，常以生气恼怒、过食辛辣为发作诱因，改服中药试治而来院门诊。刻下症：下龈肿，晨起齿衄较多，口渴喜冷饮，胸膈烦热，心情不佳，躁而易怒，便结溲赤。

检查：苔薄黄，舌质红，脉弦数。左颌下淋巴结肿痛，牙龈红肿，右侧为重。

辨证：《灵枢·脉度》有云"心气通于舌"，"脾气通于口"，

"胃经环口入上齿"，"大肠经入下齿"。上中二焦邪热亢盛而见胸膈烦热；心火上炎，胃津受灼而生龈肿衄血；上焦火盛烁津而渴喜冷饮；烦热结肠而致便干尿赤。察舌诊脉符合火热灼津之征。病位在心，胃，大、小肠。

中医诊断：龈肿衄血（心胃火盛，灼津烁液证）。

西医诊断：牙周炎。

治法：清胃泻火，通利两便。

处方：《温病条辨》养胃汤、《太平惠民和剂局方》凉膈散、《小儿药证直诀》导赤散合方化裁。生地黄 10g，玄参 10g，知母 10g，生栀子 10g，黄连 10g，竹叶 5g，芦根 15g，白茅根 30g，制大黄 10g，升麻 5g，牡丹皮 10g，车前草 30g，决明子 30g，川牛膝 15g，金银花 10g，白花蛇舌草 30g。每日 1 剂，水煎，分两次服。

结果：上方连服 14 剂，腑行得畅，尿量增加，色赤转淡，烦热减轻，齿衄已止，唯龈肿依存，口渴不解。此乃清胃泻火，分利两便，邪热渐泄，但胃火仍盛，守法增清胃之品，合白虎汤方意，上方去决明子、白茅根、车前草、升麻、白花蛇舌草，加生石膏 30g，生薏苡仁 10g。再进 7 剂，口渴明显缓解，龈肿基本消除，苔薄黄，脉弦细不数。心胃之火已清，守法巩固，再投 7 剂，每晚服 1 煎。连服半月，未再复诊。

按语：胸膈烦热，龈肿衄血，系心胃之火上炎，治当上清下泄，上清者投知母、栀子、牡丹皮，下泄者分利两便，凉膈散原方硝黄太峻，改投决明子润肠通便，用制大黄不在苦寒攻下，意在泄热排邪。车前草既清又利，助竹叶之泄，使邪热清而泄之。方内以小量升麻、大量川牛膝升清降浊，调节升降气机，是上清下泄的有效辅助。生地黄、玄参养胃即清胃，又佐两个药对，充分应用沈氏女科治疗齿疾的特点，故收效明显。复诊时，胃火仍盛，渴饮未除，佐入白虎汤，增其清胃之力而收功，再以每晚服一煎立法，巩固防其复发。理法方药切题，特色明显，因而收效，半年之久的龈肿，不到1个月的中医治疗就能获效，可见中医辨证论治之优势。

喉科清心

咽喉部循行的经络计有10条：心经上挟咽，肾经循喉咙，肝经循喉，脾经挟咽，小肠经循咽，胃经循喉咙，心包经经别向上循喉咙，大肠经经别向上沿喉咙，任脉至咽喉，督脉入喉。沈氏女科认为这10条循咽喉经脉中以心经、肾经、肝经为主。

喉疾包括咽喉炎症、音哑、梅核气等，治法总以上清心火、下滋肾阴、交通心肾，兼以柔肝、清肝。常以《韩氏医通》交泰丸、《医级》麦味地黄丸、《薛氏医案》丹栀逍遥散为主方。上清心火选用黄连、竹叶、莲心，下滋肾阴选用生地黄、天冬、麦冬、黄精，柔肝清肝选用当归、白芍、牡丹皮、栀子、薄荷；还可降相火以滋肾阴，选用知母、黄柏。引火归原以清心火，选用肉桂。再配利咽之品，选用桔梗、苏梗、野菊花、蝉衣、胖大海、玄参。

沈氏女科还有1首散剂吹喉验方：露蜂房、蝉衣、僵蚕、金银花、桔梗各等份比例共研细末吹喉，每日两次。

上清下滋柔肝，利咽散剂吹喉，构成沈氏女科巧治喉疾的一首效方。

‖验案‖

罗某，女，41岁。

病史：患者素有咽干、失眠、多梦史，近日因商务谈判，说话过多，恼怒用脑，加之饮酒辛辣，以致音哑咽痛，口苦便结，两胁不适，乱梦纷纭，腰酸腿软。

检查：苔薄黄，舌质红，脉弦数。咽红充血，扁桃体Ⅱ度红肿，未见脓点。

辨证：恼怒伤肝，用脑过度，君相火炎，上有咽痛口苦之疾，下见腰腿酸软之苦；苔黄质红，脉象弦数，均系心肾不交之征；辛辣过度而便结，心火扰神而多梦，灼烁津液而音哑。病位在心、肾、肝。

中医诊断：喉痹（心肝火炎，肾阴亏损证）。

西医诊断：咽炎，扁桃体炎。

治法：交通心肾，柔肝泻火。

处方：交泰丸、丹栀逍遥散合方化裁。黄连10g，肉桂3g，当归10g，生白芍10g，牡丹皮10g，野菊花10g，薄荷10g，生栀子10g，生地黄10g，麦冬10g，黄精10g，金银花10g，知母10g，桔梗10g。每日1剂，水煎，分两次服。散剂吹喉每日两次。

结果：上方连用7剂，咽痛明显减轻，音哑渐缓，腑行已通，口苦解除。仍有乱梦和腰痛，苔薄黄，脉弦细，扁桃体肿消退，咽红减轻。此乃心肝火炎已降，肾水仍亏，心神欠宁。上方去桔梗、薄荷、野菊花、金银花、当归、白芍，加滋肾的山茱萸、枸杞子、老鹳草，宁神的首乌藤、炒酸枣仁、生龙骨，再服14剂。嘱如果诸症减轻，再服麦味地黄丸和加味逍遥丸1个月巩固，未再复诊。

按语： 咽痛音哑、失眠腰酸多见于心肾不交。本案又见胁胀口苦、苔黄质红、脉象弦数，乃君相火炎，其治除交通心肾外，需佐柔肝清肝之品，治心肝在于清降，治肾在于滋阴。理法方药切题，其效明显。复诊时加强滋肾宁神之力，诸症悉除，再以丸药巩固。

耳科泻肝

胆经下耳后，其支者从耳后入耳中、出耳前。耳科疾患多因肝胆火炎夹湿而致，常见耳鸣、耳聋，甚至耳脓。其治多以泻降肝胆实火兼以清热利湿立法，主方为《太平惠民和剂局方》的龙胆泻肝汤。虽以龙胆草为主药，但其性苦寒，最易伤胃，胃纳受损，影响吸收，反而得不偿失。应当注意用量不超过10g，要中病即止，不宜久服常用。

清降肝胆实火可选用知母、黄柏、生栀子、牡丹皮、连翘。肝藏血，可佐以凉血化瘀之品，选用生地黄、赤芍、茜草、丹参、川芎。通利两便也可使泻火增效，润肠选用白菊合当归、决明子、桃仁；利尿选用泽兰、生薏苡仁、车前草。此外，还有两个增效之举，一是运用升降法则，升清降浊。升清者选用小量的柴胡、薄荷、升麻；降浊者选用重量的川牛膝、灵磁石、川续断。二是耳窍以开为顺，选加开窍行气的石菖蒲、郁金、桔梗。

清热利湿，最宜选用茵陈、泽泻、金钱草、白花蛇舌草、冬瓜仁等。

沈氏女科治疗耳疾还有两个验方：一是内服的阿胶珠、蝉衣、天麻。二是外用治脓耳的鲜蜗牛打碎取汁，先去耳脓，再用蜗牛汁滴耳，每日两次，一般3天左右便可除脓。

‖验案‖

邢某，男，56岁。

病史：近半年来，患者经常眩晕欲仆，每于剧烈运动时发作，特别是头部急转时明显，甚则难以睁眼，耳鸣如雷，呕吐苦水，食纳不佳，两胁不适，梦多便干。在西医院检查，诊为梅尼埃病，久服中西药无效。近日因生气眩晕耳鸣发作，恶心胁胀，纳差脘痞，口苦便干。由病友介绍，要求中药治疗。

检查：苔薄黄腻，脉象弦数。眼震阳性，外耳无异常。

辨证：《素问·至真要大论》云："诸风掉眩，皆属于肝。"肝者木火也，木旺克土，土不健运则湿浊内生。何以见得？眩晕耳鸣、胁胀纳呆、苔薄黄腻、脉象弦数为其征。病位在肝、胆。

中医诊断：耳鸣（湿热内蕴，木旺克土证）。

西医诊断：梅尼埃病。

治法：清降肝胆，健运利湿。

处方：龙胆泻肝汤出入。龙胆草10g，生栀子10g，牡丹皮10g，泽泻10g，阿胶珠15g，白扁豆10g，蝉衣5g，郁金10g，石菖蒲10g，生薏苡仁10g，桃仁10g，泽兰10g，灵磁石30g，炒白术10g，柴胡5g，天麻10g。每日1剂，水煎，分两次服。

结果：上方连服两周，眩晕耳鸣明显减轻，恶心口苦解除，食纳增加，苔薄黄，腻苔已退，脉弦细，数脉已除，但大便仍干。此乃肝胆实火渐清，湿热得除。守法加强通便之力，上方去龙胆草、炒白术，加莱菔子15g，决明子30g。再服1周，大便已畅，耳鸣已除，眩晕轻微，改服全天麻胶囊，巩固1个月，未再复发。

按语： 本案既有肝胆实火，又有湿热内蕴，泻实火者宜投苦寒，但易恋湿，祛湿者宜投温燥又易助热，治疗比较困难。虽投苦寒的龙胆泻肝汤，但伤胃的龙胆草中病即止，仅用10g服两周，且配苦寒并不伤胃的牡丹皮、栀子，又佐健运不助热的白扁豆、白术，且利两便。桃仁润肠又活血，泽兰利湿又化瘀，再配沈氏女科的内服验方，阿胶珠、蝉衣、天麻、灵磁石降浊，升降得调，收效明显。耳鸣难除，耳聋更难复，以泻肝立法，颇有特色，临证可以试治。

眼科滋肾

《素问·金匮真言论》曰："开窍于目，立精于肝。"《灵枢·脉度》曰："肝气通于目，肝和则目能辨五色矣。"说明肝与目关系十分密切。肝和肾有相生关系，肝的疏泄条达和调节血量的功能，必须依赖肾阴的滋养，而肾阴的再生，又需要通过肝的疏泄而入于肾，因此"肝肾同源"。眼科中的内眼病，诸如青光眼、色盲、夜盲、飞蝇症及其他眼底病，大致都可滋肾，从肝肾论治而获效。所以，内眼病常以滋水涵木立法，以杞菊地黄汤为主方。

《医级》杞菊地黄丸，以生地黄、山茱萸滋肾，枸杞子、白菊花涵木。滋水还可选用黄精、何首乌、麦冬，涵木还可选用女贞子、钩藤。另外，还应加柔肝之品，如当归、白芍，引入肝经之品如薄荷、决明子、川楝子，导血下行之品如川牛膝、川续断，以助涵木之力。滋肾为主，辅以涵木，配以柔肝，引经下导，这便是沈氏女科治疗内眼病的方略所在。

‖ 验案 ‖

胡某，男，16岁。

病史：近月来，患者出现夜盲，视力日渐减退，红黄色视觉失灵，耳鸣眼干。西医检查诊为视网膜色素变性，视野已经缩小，西药治疗近月无效，要求中医调治。

检查：苔净质红，脉象细数。双眼视力 0.6，视野 70°。

辨证：肝开窍于目，肝肾同源。肝肾不足，肝阳上亢，以致夜盲眼干，两耳轰鸣；苔净质红、脉象细数为阴虚阳亢之征。病位在肝、肾。

中医诊断：高风雀目（水不涵木，肝阳化火证）。

西医诊断：视网膜色素变性。

治法：滋水涵木，清肝潜阳。

处方:《医级》杞菊地黄丸加味。枸杞子10g，野菊花10g，生地黄10g，山茱萸10g，泽泻10g，牡丹皮10g，云茯苓10g，决明子30g，黄精10g，当归10g，白芍10g，夏枯草15g，薄荷10g，麦冬10g，丹参30g，川牛膝15g。每日1剂，水煎，分两次服。

结果：上方连服1个月，夜盲缓解，色盲解除，视力增为0.8，眼干好转，耳鸣依存，苔薄黄，脉弦细。肝肾阴复，肝阳未平，上方去麦冬，加蝉衣10g，再服1个月，夜盲更缓，视力0.8，视野80°。上方加三七粉6g，制成水丸，每次3g，每日3次，嘱连服3个月，未再复诊。

按语：视网膜色素变性难治，沈氏女科依据"肝开窍于目""肝肾同源"的中医理论，以滋水涵木，佐以柔肝立法，投杞菊地黄丸加味。其中黄精滋肝、肾、脾之阴，又补脾气，气阴互联，利于滋水；当归、白芍柔肝；薄荷、牛膝一升一降，调整升降气机，利于平肝潜阳；决明子引入肝经，增强药力，理法方药切题而获效。治疗前后5个月，使夜盲得以缓解。

儿 科

儿科消导为先

　　小儿脾胃娇弱，运化无力，加以父母爱子心切，常常饮食失节，食阻是儿科最主要、最常见的病证。消导法就成了儿科最常用、最有效的治法。沈氏女科用保和丸几乎可以通治儿科诸疾。

　　保和丸出自元代朱震亨的《丹溪心法》。消食用生山楂 15g（肉积），神曲 15g（谷积），莱菔子 10g（面积）；食积易生湿，祛湿和胃用二陈汤（陈皮 10g，法半夏 5g，云茯苓 10g）；食积易生热，清热散结用连翘 10g。全方消食和胃，主治苔腻脉滑，食积停滞，脘腹痞满作痛，嗳腐吞酸，呕恶厌食。因其性平和，功效和胃消食，故有"保和"之名。

　　凡见食积，临床必用保和丸为主方。如食积生湿重者，可合平胃散，用炒苍术 5g，厚朴 5g；如化热甚者，可加蒲公英 10g，制大黄 5g；如痰食互阻，可合温胆汤，用竹茹 10g，枳壳 5g；如大便秘结可加全瓜蒌 15g，大腹皮 5g，桃仁 5g；如食积而见脾虚则加炒白术 10g，《丹溪心法》名为"大安丸"。

‖ 验案 ‖

陈儿，男，2 岁。

病史：患儿平素喜食肥甘厚味且食量较大，近 1 周来纳食减少，并伴有声音嘶哑，曾到某医院作消化系统及喉镜检查未发现异常，遂来求治中医。刻下症：食欲下降，急躁易哭，语音沙哑，闻之似有痰梗于喉中难出，手心灼热，大便干结。

检查：舌质红，苔黄腻，脉滑数，指纹紫。形胖面红。

辨证：患儿恣食肥甘厚味而致脾运不健，食积停滞，食欲下降。"脾为生痰之源，肺为贮痰之器"，食滞中焦，脾运失健，痰浊内生，痰食互结，郁久化热，则见急躁易哭，手心灼热，大便干结，舌质红，苔黄腻，指纹紫；"喉为肺之门户"，肺胃蕴热，痰火扰喉，则有语音沙哑。病位在脾、胃、肺。

中医诊断：厌食（食阻中焦，积久蕴热证）。

西医诊断：消化不良。

治法：消食化积，清热和中。

处方：《丹溪心法》保和丸合《三因极一病证方论》温胆汤加减。竹茹 5g，枳壳 5g，云茯苓 10g，陈皮 10g，连翘 5g，白菊花 5g，桔梗 5g，金银花 5g，莱菔子 10g，车前草 15g，焦麦芽 10g，焦山楂 10g，焦神曲 10g。每日 1 剂，水煎，分两次服。

结果：上方连服 7 天后，食欲增加，声音嘶哑减轻，大便干结解除，热邪渐减，食积痰浊渐消。方证相符，守原方原法，再增消导之力，加生鸡内金 15g，改为每晚服 1 煎。再服 7 剂，食欲恢复，音哑消失，手心灼热已除，舌质由红转为淡红，苔由黄腻转为薄黄。

按语：本案患儿素体肥胖，"肥人多痰"，加之小儿脏腑娇嫩，脾胃易为饮食所伤，饮食无度或恣食肥甘厚味可致脾运失健，痰食互结，郁而化火，故治疗以祛痰、消食、清热为大法。竹茹、枳壳、云茯苓、陈皮为治痰热的精当配伍，其中云茯苓与陈皮既祛痰浊，又可健脾理气，合以焦麦芽、焦山楂、焦神曲，加强消食健脾的功效。白菊花作用有三：清肺通便，与消食积、通大便的莱菔子及利小便的车前草相配，使痰热有出路；上行头目，与连翘、金银花相配，可以疏散郁热，清热利喉；清肝火而防止木火刑金，利于咽喉病证的解除。方中的桔梗为引经药，引药至喉，清咽利喉以疗音哑。

小儿脏气未充，不仅易为邪侵，也易被药伤，沈氏女科治疗小儿疾患在药量及用法上均很考究，药量应为成人剂量的一半。本案患儿虽有厌食及音哑，但病势缓，病情轻，故汤药改为两天一剂，以图缓效，避免了药伤脾胃之弊。同时，小儿畏苦，可用蜜糖来调味，并且润肺通腑，利于肺热的清除。避免使用白糖，因白糖属蔗糖，可助热停食。

儿科治要

小儿科的病难治，一是因为儿科是哑科，小孩不能清晰地描述病情；二是小儿脏腑娇嫩，运化往往无力；三是许多父母爱子心切，使小儿饮食失节，而食阻是小儿科最常见、最主要的病，故消导法是小儿科最多用、最有效的治疗方法。

治重消导

由于小儿食阻比较多见，所以保和丸几乎成了通治儿科病的一个效方。保和丸的组成有 3 部分：一为消食积，肉和面吃多了用山楂，谷食吃多了用神曲，麦食吃多了用莱菔子；二为食积很容易生湿，所以常常用二陈汤来祛湿和胃；三为食积常常化热，所以一定要用连翘清热散结。这样既消食，又化湿、清热。12 岁以下小儿用成人量的一半，12 岁以上采用成人用量。

保和丸加减应用：小儿感冒发热非常多见，而且风热证多，风寒证少，选加金银花、板蓝根、芦根、赤芍、白菊花。若为风寒外感，选加荆芥穗、防风、苏叶、桂枝。若咽痛，感冒后扁桃体发炎，选加蝉蜕、野菊花、射干、胖大海。若咳喘，如有痰，加紫苏子、葶苈子、竹沥水、川贝母粉；如无痰，加北沙参、麦冬、竹叶、桑白皮。若小儿腹泻，山楂炒成山楂炭，再加芦根、葛根、蒲公英、车前草。若小儿风疹，加生地黄、赤芍、地肤子、紫草。若惊厥，分急惊风、慢惊风，选加制大黄、僵蚕、人工牛黄、羚羊粉。

辨便论治

大便不好是小儿科的一个常见通病，大便调不好影响小儿的消化吸收，抵抗力下降，各种病就开始滋生，所以治小儿病一定要会辨大便。大便完谷不化，要加焦麦芽、焦山楂、焦神曲、生鸡内金、大腹皮、木香、砂仁。大便水泻、发绿，要用藿香正气散，并佐以利小便以实大便，药用车前草、泽泻、桑白皮、冬瓜仁、泽兰、白花蛇舌草、炒白术、白扁豆、茯苓、陈皮，到了夏天可以用藿香。大便泡沫、脓沫为风邪夹寒，用痛泻要方，药用白术、白芍、干姜、木香、花椒。大便溏泻为脾虚，用异功散，药用人参、白术、茯苓、葛根，酌加乌梅、芡实、禹余粮、煅龙骨、煅牡蛎。便带脓血为湿热，用四妙丸，药用炒苍术、黄柏、生薏苡仁、川牛膝，酌加蒲公英、马齿苋、茵陈、泽泻。黏液血便，即平常讲的痢疾，为血热夹湿，用葛根芩连汤，药用葛根、黄芩、黄连，加牡丹皮、赤芍、生薏苡仁。

另外有 4 个炭药治痢疾效果非常好：金银花炭、地榆炭、栀子炭、山楂炭。可以用普通量的 3 倍自行炒炭。

退热辨证

小儿发热是常见病，退热一定要分清表里。表证分风热、风寒、暑湿，里证分停食和脾虚，共5个证类。风热选用连翘、板蓝根、野菊花、桑白皮、芦根、蝉蜕、仙鹤草、淡竹叶、射干、炙枇杷叶、葶苈子、车前草；风寒选用荆芥穗、防风、桔梗、杏仁、生黄芪、桂枝、莱菔子、紫苏子、川芎、陈皮、柴胡、茯苓；暑湿选用鲜薄荷、鲜藿香、杏仁、白豆蔻、生薏苡仁、茯苓、陈皮、芦根、苏叶、炒苍术、白扁豆、六一散（用荷叶包）；停食选用连翘、茯苓、陈皮、莱菔子、大腹皮、石菖蒲、郁金、焦麦芽、焦山楂、焦神曲、生鸡内金、芦根、木香、决明子；脾虚选用党参、炒白术、茯苓、陈皮、生黄芪、银柴胡、地骨皮、升麻、生杜仲、桑寄生、焦麦芽、焦山楂、焦神曲。

惊厥祛痰

惊厥分急惊风和慢惊风，发生与痰迷心窍有关，所以祛痰是治疗惊厥的主要法则。方用导痰汤，药用竹沥水、枳壳、竹茹、茯苓、陈皮、法半夏、莱菔子、胆南星、全瓜蒌、葶苈子、川贝母、海蛤壳、海浮石、桔梗、射干、青礞石、制大黄。

祛痰以外还有6个配伍：伍透窍，主要用石菖蒲、郁金、川芎；伍行气，使痰能疏泄，主要用香附、苏梗、大腹皮；伍化瘀，痰瘀同治，用丹参、牡丹皮、地龙；伍平肝，使肝风内息，用钩藤、天麻、生石决明；伍安神，用远志、首乌藤、黄连；伍分利，使痰邪可以外达，用车前草、决明子、生栀子。

治疗惊厥有个家传秘方，用干的海参肠（洗掉沙子后阴干或用烤箱烤干）、僵蚕、水蛭、荆芥炭。这4味药按2：2：1：3来配伍，共研细末，用石菖蒲 15g 煎水送服，每次 2g。年龄小的孩子喝不了，用蜂蜜调味送服；年龄大的孩子可以把药放在胶囊里服用，每次 2g，每日两次。本方不仅治疗惊厥，癫、痫、狂都可以用，但是狂证要注意重用生大黄，可以用 200g 后下，并且中病即止。

儿科食疗

小儿科要强调食疗。因为小儿服药很困难，如果利用"药食同源"理论，采用药味不重的功能性食物，也是治疗儿科疾病的重要手段，不可忽视，应当发挥。儿科的食疗剂量不限，视接受程度而定，不要吃生的，可以磨粉用蜂蜜调，还可以做成汤、粥，这样小儿容易接受。但绝对不能加食用糖，会影响小儿消化吸收，可以用蜂蜜或葡萄糖，葡萄糖是单糖，不是蔗糖，容易消化吸收。

食疗分 6 类：健脾消导，主要用生薏苡仁、山药、茯苓、生山楂、生麦芽、白扁豆、陈皮。补气养血，主要用枸杞子、山药、白扁豆、桑椹、大枣、龙眼肉。增强免疫，主要用黑木耳、香菇、百合、橘核、牛奶、豆浆。补充钙质，主要用豆制品、芹菜、海带、虾皮、各种骨头（尤其是龙骨和脊椎骨）。补充硒、锌，硒和锌是小儿生长发育重要的微量元素，补充硒、锌可以用豆芽菜（黄豆芽、黑豆芽、绿豆芽）、菜花（白菜花就可以）、芡实、银耳、莲藕、香蕉。解暑排毒，用冬瓜、西瓜、绿豆、大蒜、洋葱、生薏苡仁。

儿科一定要重视食疗，利用这个优势，配合治疗，能提高疗效。

‖验案‖

方某，女，7岁。

病史：患儿自幼受父母宠爱，饮食不节，饥饱无常，食炙煿之物太过，零食、饮料不断，以致脾胃受损，脘腹痞胀，纳呆难消，时有嗳气，大便干溏交杂，形体日瘦，抵抗力减退，经常感冒发热，扁桃体肿大。儿童医院诊为消化不良，西药助消化药临时缓解，中药消食导滞，食纳更差。其母治疗有效，遂带其来门诊。

检查：苔薄黄腻，脉沉细弱。

辨证：饮食无度，脾胃损伤，脾运失健，纳呆难消，故脘胀痞胀，苔腻脉弱；胃纳失降，故嗳气时作。病位中焦。

中医诊断：食阻（脾虚失健，胃脘停食证）。

西医诊断：小儿消化不良症。

治法：健脾和胃，消食除胀。

处方：《证治准绳》健脾丸加味，改为汤剂。白术10g，云茯苓10g，陈皮10g，焦麦芽10g，焦山楂10g，焦神曲10g，党参10g，山药5g，砂仁5g，肉豆蔻5g，黄连5g，木香5g。每日1剂，水煎，分两次服。

结果：上方连服7剂，脘胀明显减轻，食纳始增，嗳气已止，大便正常。脾运复健，胃已和降，守法增健运之力，上方加白扁豆10g，莱菔子5g。续进7剂，脘胀消失，食纳大增。嘱其注意饮食，常食山楂糕加以调养。

按语：饮食不节，是小儿停食的主因，但有虚实之别。病程短者，便干，以实证为主，可以单纯消食导滞；病程长者，便溏，则以虚证为主，消导过度，反伤脾运，宜健脾消食。本案患儿乃脾胃虚弱而食积内停。用四君子汤方意，补气健脾，再入温脾的肉豆蔻、山药，醒脾的木香、砂仁，共辅脾运之健。食阻化热居多，用黄连清热又能止泻，还能寒性反佐。焦麦芽、焦山楂、焦神曲是小儿停食的必用之药。复诊时再增健运，加入白扁豆、莱菔子，脾运得健，食阻才消，这是脾虚食阻的取效关键。小儿停食多发，常吃"药食同源"的山楂糕、果丹皮、红果酱等，既代零食，又除停食，一举两得。

诊余漫话

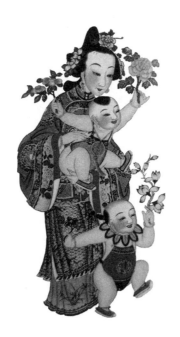

方论药论

本草是基石——方剂为样板

本草学的内涵众多，包括中药的产地、采集、保存，中药的炮制、制剂，中药的性能（四气、五味、升降沉浮、归经、毒性）及中药的用法（配伍、禁忌）等，临床时必须掌握并加以灵活应用。这是中医学的基础，不能遣药，哪能处方，故本草学是基石。

沈氏女科主张从临床实际出发，本草学的众多内涵当实用化，遣药时方能用活用准，并直接影响着药效的充分发挥。其实用药应当抓住以下3条。

一是打破性味、归经、功能主治的旧框架，结合现代的药理新知，掌握每味中药的应用特性。如麻黄的特性为发汗力大，是风寒表实证的主药，水炙麻黄利水，消头面部水肿；蜜炙麻黄缓解支气管痉挛，减少其分泌物而止咳平喘。麻黄的不良反应是升高血压、减弱心肌收缩力，高血压及心脏病患者慎用。这种特性的掌握在临证应用时就十分便捷，针对性强而且一目了然。

二是掌握有些中药的特殊炮制、煎法及特殊用量，以防减低药效或产生不良反应。比如茵陈、钩藤、薄荷、青蒿等药的有效成分是挥发油，务必要后下，以免减效；侧柏叶不能炒炭，否则丧失止血功用；远志、枇杷叶必须炙用，否则有致吐、碍咽的不良反应；南星、半夏、附片必须炮制，否则会产生毒性；细辛有毒，用量不可过钱；杜仲炒炭仅仅止血、止泻，补肾作用大减；独参汤救逆必须用 200g 以上；车前草清热利湿需用 30g；一味丹参功同四物，宜投 30g；生薏苡仁抗癌须用 120g 等。

三是注意药味间的相互作用。比如同类药配伍，相互协同，增强药效：党参配黄芪补气；附片配肉桂温肾固阳；沙参配麦冬润肺生津；龙骨配牡蛎止汗固精（煅）、祛痰化浊（生）；升麻配柴胡提升中气、引药上行；昆布配海藻软坚祛痰；乳香配没药理气散瘀止痛；金银花配连翘清热解毒解表；旋覆花配生赭石降逆止呕；羌活配独活祛风除湿止痛；青皮配陈皮理气和胃；桑叶配菊花清热祛风止咳；蒲公英配地丁清热解毒；焦麦芽、焦山楂、焦神曲消食导滞。

两类药配伍，各取所长，以增药效：苍术配厚朴燥湿除胀；半夏配陈皮祛痰畅中；竹茹配枳壳清痰止呕；黄柏配知母滋阴降火；杏仁配贝母化痰定喘；人参配附片回阳救逆。

两类药配伍，相辅相成，取得新药效：桂枝配白芍调和营卫；川楝子配延胡索理气止痛；香附配良姜温胃止痛；栀子配牡丹皮清肝凉血；瓜蒌配薤白宽胸除痹；白术配枳壳健脾消胀；黄连配肉桂交通心肾；黄连配吴茱萸泻肝制酸；黄连配木香清热利湿止痢；黄柏配苍术清热利湿；枸杞子配白菊花养肝明目；黄芪配当归补气养血；黄芪配防己补气退肿；当归配白芍柔肝和血，青蒿配鳖甲滋阴退热。

方剂也称汤头，是中医运用四诊八纲在辨证立法之后，精选药物，酌定剂量，按照配方原则配伍组成的处方，是中医论治的主要形式。中医的配方原则就是君、臣、佐、使 4 个组成。这 4 个配方原则决不能机械刻板或必须全部具备。中医配方首先要辨证精确，然后在这 4 个原则的指导下，抓住主要矛盾，针对性强地精简选药，巧妙配伍，严谨酌量方能提高疗效。沈氏女科在配方时经常因年龄大小、体质强弱、气候变化等差异而有3个灵活变化。

一是主药配伍的变化。由于主药的变化，使主治的病证也改变了。如主治外感风寒主药麻黄，如配桂枝则药力加大，配杏仁就转成治风寒咳喘，配生石膏又转成治寒邪化热的咳喘了。

二是药物加减的变化。配方中主药不变，因兼证上的不同而加减变化辅助药。如治疗血证和妇科病的四物汤，着重补血则少用或不用川芎，而在祛瘀时则加大川芎用量，并改为归尾和赤芍；如瘀血更甚则加桃仁、红花，兼气虚可加参类、生黄芪、白术，兼虚寒可加肉桂、炮姜，兼有虚热又可加黄芩、青蒿，用于止血时又可去川芎加阿胶、艾炭、藕节、仙鹤草。

三是药物用量的变化。配方中的药物组成不变，但剂量改变可以治疗不同的病证。如急腹症常用的承气汤，由大黄、枳实、川厚朴3味组成。大黄量大，枳、朴量小时以泄热攻积为主，解除便秘、烦热的病证；枳、朴量大，大黄量小时以行气通积为主，解除气滞疼痛的病证。

沈氏女科在配方时还有6个注意点：一是十八反和十九畏。虽然古今均有特意用"反"和"畏"来组方遣药并取得独特疗效者，但为避免事故瓜葛，安全起见，从临床常用实用出发，一般应注意下列4个配伍禁忌，即乌头（附子）反贝母、半夏、白及、瓜蒌；海藻反甘草；人参畏五灵脂；肉桂畏赤石脂。二是要强调用药禁忌。妊娠要禁用活血、通经、祛瘀、破气、辛热的药物，如桃红、虫类药、大黄、枳实、附子、肉桂、干姜等。还要注意每类药物的证候禁忌，补药要防止滋腻碍胃，对脾胃湿盛、邪实者要禁用。三是"忌口"要重视。如寒证服药要忌生冷，热证服药要忌辛辣油腻，疮疡皮肤病服药要忌鱼虾腥物、刺激发物，湿热证服药忌酒、油腻、辛辣，服补气药忌萝卜，癫痫等风痰病忌雄鸡、蘑菇发物。四是处方时要重视反佐和引经。如用桂附补肾阳时怕辛热太过可佐入肾经的寒药黄柏；补中益气汤中治气虚的大量药中加当归这个血分药，以便阴生方能阳长；理气的四逆散中加一味郁金调血以便血行气行。至于引经药，有两个概念：一为分部引经。上行者用桔梗、升麻、柴胡、蝉衣、石菖蒲、桑枝、姜黄、葛根；下降者用川牛膝、桑寄生、木瓜、独活、车前草。二为分脏引经。入心者用黄连、酸枣仁、琥珀、朱砂、远志；入肝者用薄荷、川楝子、柴胡；入脾者用山药、干姜、半夏、砂仁；入肺者用桔梗、百合、沙参、橘红；入肾者用肉桂、黄柏、牛膝、鹿角霜。五是配方中还要注意先煎、后下等特殊用法。如用钩藤降压、茵陈除湿要后下；生石膏清热要先煎；五味子降转氨酶要研末吞服。六是处方中直接写药名，要熟悉习惯给药。炒的有山楂、麦芽、紫苏子、杏仁、酸枣仁、薏苡仁；制的有苍术、附子、远志、半夏；蜜炙的有黄芪、桑白皮；醋制的有延胡索、香附、五味子、青皮、乳香、没药；煅的有龙骨、牡蛎；炭的有艾叶、地榆、侧柏、杜仲。

但方剂学决不能一成不变，特别不能以"汤头歌诀"死记硬背，否则临床会失于加减变化而降低疗效。沈氏女科强调方剂学只是一种组方配伍的样板，关键要掌握古今方剂的组方特点，再结合临床实际，灵活应用，巧妙配伍方能明显奏效。比如李东垣《脾胃论》的"补中益气汤"有5个组方特点：一是健脾补气，用参、芪、术；二是小量升提，用升麻、柴胡；三是补气补血，阴升阳长用当归；四是补而不滞，用陈皮；五是升提免泄利，不能用云茯苓、薏苡仁。掌握这5个组方特点，然后面对临床实际可以组成多个补中益气汤类，而且针对性更强，疗效就更高。比如临床治气虚证类的糖尿病，在健脾补气的特点中要免用党参，因为党参虽然补气，但会升高血糖；在补气补血的特点中，要改用生地黄，因为生地黄降血糖的作用要比当归强；升提的特点要改用桔梗，因为桔梗除升提外还可宣肺，肺脾同治对消渴病更有效。这样补中益气汤的 5 个组方特点没有丢，而临床更适合糖尿病，疗效自然比原方更高了。

再如《备急千金要方》中的苇茎汤，4 味药有 4 个组方特点：芦根清肺，冬瓜仁除痰，薏苡仁利湿，桃仁祛瘀，是用治肺热痰瘀的有效方剂。如果用治肺癌则可加清肺的鱼腥草、利湿的白花蛇舌草、祛瘀的丹参，疗效就会明显提高。

沈氏女科在组方时具有中西医配合观。

中药现代药理学的研究使中药的应用更具针对性，从而提高了疗效，但是也产生了负面作用，不少医生只顾其药理的一面而疏忽了中医的辨证论治。这些医者组方时只顾其现代药理效应，不顾其理法方药，比如有的医生不管高血压病的证候分类，只是以降压的药理组方，每位高血压病患者皆用钩藤、夏枯草、石决明，殊不知这 3 味药仅在肝阳上亢时奏效，别的证类因不对证常常没有效应。况且高血压病的证类不仅仅是肝阳上亢，痰瘀、阴虚、气虚皆不少见。所以，组方时还应以辨证论治为前提，然后加入与辨证不相矛盾又符合中药现代药理的中药，这种中西医配合的观点，方能确保疗效。

比如 1 型糖尿病，中医称之消渴病，其病机责之于阴虚燥热，一般投六味地黄汤有效。此时如伍入葛根，取其清热生津之功效，而葛根又含黄酮类，如葛根素有明显的降糖作用。葛根加在六味地黄汤中，治疗消渴之阴虚燥热，在辨证上不矛盾，而其现代药理的降糖效应又可增强六味地黄汤治消渴病的功效。如果糖尿病合并冠心病加入葛根就更适合，因为动物实验表明，葛根对静脉注射垂体后叶素引发的急性心肌缺血反应有明显的保护作用。

又如高血压病，属水不涵木者投杞菊地黄汤有效。此时加入决明子，其所含的蒽醌类有降压作用，而其功用清热、明目、通便，且入肝经，同滋水涵木的治法并不矛盾；再加海藻，苦咸寒入肝经，可清热软坚，消痰利水，同滋水涵木的治则也不矛盾，而海藻所含的褐藻素有降压作用，这样杞菊地黄加决明子、海藻对水不涵木证类的高血压病疗效会明显提高。

再如流感，属风热袭肺者投银翘散有效，此时加入板蓝根，其清热解毒的作用跟银翘散的散风清热作用并不矛盾，板蓝根含蒽醌类和 β-固甾醇，有广谱抗菌和抗病毒作用，加入银翘散中可以明显提高其抗流感病毒的作用；再加柴胡透表泄热，跟银翘散的疏散风热功效并不矛盾，但柴胡中含挥发油、皂苷及脂肪油都可有明显的抗菌、抗病毒作用，加入银翘散中也会显著提高疗效。再加一味生黄芪，含多种氨基酸，起扶正作用，可明显提高机体的抗病能力，所谓固表生肌。生黄芪又含 β-谷甾醇，有明显的抗菌、抗病毒作用，效古方"参苏饮"之妙，加入银翘散，所谓扶正祛邪，也可明显提高银翘散治流感的效应，特别对老年、虚人的流感更有显效。

从现代中药药理学出发，临床可归纳 22 类。

抗菌：金银花、连翘、板蓝根、黄芩、黄连、黄柏、地丁、牡丹皮、川厚朴、瓜蒌、秦艽、瞿麦、乌梅、桂枝、金樱子、玄参、桔梗、苏木、侧柏叶、生黄芪、柴胡。

抗痨：百部、夏枯草、苦参、茵陈、地骨皮、黄精、玉竹、远志、紫菀、款冬花、柴胡、升麻、枳壳、白及、阿胶。

抗痢疾杆菌：马齿苋、白头翁、秦皮、墨旱莲、仙鹤草、青蒿、荆芥、苏叶、赤芍、苦参、地榆、侧柏、山楂、乌梅、五味子、五倍子、当归。

抗绿脓杆菌：五倍子、乌梅、蒲公英、牡丹皮、白芍、老鹳草、玄参、瞿麦、大蓟、小蓟、夏枯草。

抗霉菌：桔梗、射干、白鲜皮、川楝子、苦参、茵陈、萹蓄、藁本、黄精、大黄、黄芩。

抗病毒：板蓝根、僵蚕、蝉衣、蜂房、牛蒡子、青黛、地骨皮、贯众、香薷、射干、黄精、五味子、柴胡、萆薢、苦参、生黄芪。

解热：柴胡、黄芩、桂枝、茵陈、青蒿、竹叶、葛根、薄荷、石斛、秦艽、威灵仙、地龙、牡丹皮、生石膏。

镇静：石菖蒲、郁金、五味子、云茯苓、当归、杜仲、枸杞子、浮小麦、川芎、胆南星、豨莶草、苏木、灵芝。

镇痛：延胡索、罂粟壳、白芍、防己、王不留行、白芷、细辛、郁金、香附、洋金花。

强心：北五加皮、刺五加皮、黄芪、葶苈子、木通、苦参、灵芝、何首乌、五味子、附子、补骨脂、生地黄、女贞子、三七、桂枝、山楂、仙鹤草。

降压：防己、葛根、黄芩、栀子、钩藤、菊花、珍珠母、桑寄生、黄芪、党参、黄精、丹参、川芎、杜仲、牛膝、枸杞子、益母草、炒酸枣仁、连翘、槐米、决明子、海藻、莱菔子。

降脂：何首乌、决明子、大黄、泽泻、山楂、车前草、灵芝、黄精、金樱子、当归、石菖蒲、郁金、三七、桑寄生、杜仲、川椒。

缓解支气管痉挛：炙麻黄、地龙、白果、紫苏子、石韦、鱼腥草、沉香、木香、五味子、茵陈、侧柏、川厚朴、丝瓜络、昆布。

促进胆汁分泌：茵陈、郁金、金钱草、栀子、黄芩、乌梅、玉米须、马齿苋、天麻、小蓟、姜黄。

降肝功：五味子、灵芝、丹参、当归、鸡内金、垂盆草、连翘、龙胆草、土大黄、生地黄、枸杞子、黄芪、泽泻、苦参、板蓝根、茵陈。

恢复肾功能：黄芪、山药、蝉衣、鳖甲、栀子、菟丝子、海藻、白花蛇舌草、丹参、王不留行、牛膝、杜仲、枳壳、肉苁蓉、益母草。

作用于子宫：益母草、当归、川芎、香附、王不留行、薏苡仁、山楂、五味子、枳壳、苏梗、木香、杜仲、黄芩。

调整内分泌：菟丝子、金樱子、女贞子、淫羊藿、紫河车、僵蚕、蜂乳、附子、玉竹、蛇床子、川续断、鹿茸、桑枝、泽兰。

提高免疫：人参、黄芪、紫河车、淫羊藿、桑枝、金银花、川连、板蓝根、白花蛇舌草。

降糖：生地黄、人参、生黄芪、黄精、天花粉、仙鹤草、玄参、泽泻、五倍子、云茯苓、知母、桑叶、葛根。

补血：黄芪、鹿茸、阿胶、石韦、鸡血藤、女贞子、枸杞子、丹参、当归、肉桂、郁金。

抗过敏：牡丹皮、乌梅、防己、丝瓜络、黄芪、石韦、首乌藤、苍术、柴胡、白蒺藜、当归、丹参、防风。

运用现代中药药理学使中药效应明显提高。如果在辨证论治的前提下配入组方中，既不违背辨证，又能充分发挥药效，这是一举两得的组合。

祛痰首投温胆汤

温胆汤始载于唐代孙思邈的《备急千金要方·胆腑》篇云：

"治大病后虚烦不得眠，此胆寒故也。宜服温胆汤方。"原方仅治胆寒的"虚烦不得眠"，为安神方剂。后世增加云茯苓并扩大其主治范围，如宋代陈言的《三因极一病证方论》、明代张介宾的《景岳全书》均主治"气郁生涎"，开始转成治痰方剂。直至清代张秉成的《成方便读》主治"胆虚痰扰"，正式成为治疗痰浊的主方。

胆病何以生痰？《成方便读》云："且胆为甲木，其象应春，今胆虚即不能遂其生长发陈之令，于是土得木而达者，因木郁而不达矣；土不达则痰涎易生，痰为百病之母。"此处胆虚实指胆郁。胆为中清之腑，内藏精汁，主生发疏泄，决断出焉。胆郁则失于疏泄，导致脾胃不能正常输布，运化水湿，聚而生痰，所谓"脾为生痰之源"矣。

综观各家诠释，其"温"字有 3 种含义：一是指旺盛激发胆的疏泄功能。如方药中《谈辨证论治的基本精神》所云："温胆即指胆在病因作用下而出现之功能减退，作用失职时，使之得到旺盛或激发，从而恢复正常作用的一种治疗方法。"二是指顺其胆性，取其温通、温顺畅达之义。如秦伯未《谦斋医学讲稿》所云："本方称为温胆，是根据胆的性质，以期达到升发的作用，与温脾、温肾等'温'字，意义完全不同。"三是指能系胆之温气。如清代汪昂撰《医方集解》所云："其以温胆名汤者，以胆欲不寒不燥常温为候耳。"总之，"温胆"非"温补"者，而是恢复胆的疏泄功能以达土运而祛痰矣。

经陈言的化裁，将《备急千金要方》温胆汤原方，减少生姜用量（5 片），增入云茯苓 1 味（1 两半），后人又加大枣，组成现今治痰浊的温胆汤。其中温药 3 味（半夏、陈皮、生姜）合5 两余，凉药 1 味（竹茹）合 2 两，平药 3 味（茯苓、甘草、大枣）约合 3 两，总以辛温组方为主。但其方颇具特色：寒热并用，辛苦兼施，酸甘相配。从而辛温而不热，清热而不寒，化痰而不燥，健脾而不腻。全方性平气和，由原方的温复胆气而扩大为温顺胆气，和胃化痰，清静胆腑。由原方的主治虚烦不得眠扩大为治痰浊证的主方，解除木郁土壅之痰浊内生证。

温胆汤历代医家常用，且有种种化裁，择其要者有：宋代严用和所撰《重订严氏济生方》中加胆南星、石菖蒲、党参，名为"涤痰汤"，增强益气祛痰、化浊开窍之力，善治痰迷心窍证；目前常用在心脑血管疾病、感染性传染病、癫痫狂证。明代王肯堂所撰《证治准绳》中加酸枣仁、熟地黄、人参、五味子，名为"十味温胆汤"，增大补气养血宁神之力，善治心虚胆怯的心悸不眠、肢肿诸症；目前常用在心血管病、神经衰弱、更年期综合征等气血不足之痰浊内生证。清代陆廷珍所著《六因条辨》中加黄连，名为"黄连温胆汤"，加大清热之力，专治痰热内扰证；目前常用在胃肠疾病、呼吸系统痰热证以及心血管病痰热内壅证。清代俞根初等所著《通俗伤寒论》中加青蒿、黄芩、碧玉散，名为"蒿芩清胆汤"，增加清胆利湿、和胃降逆之力，专治湿温、呕逆证；目前常用在胃肠疾病、不明原因的发热等湿热中阻证。

在内伤实证中，沈氏女科喜投"温胆汤"，用治痰化热证常能获效。使用温胆汤要掌握6个主症：头重、胸满、口黏、纳呆、苔腻、脉滑。其中尤以苔腻为要，可以"一锤定音"，所谓"但见苔腻一证便是，其余不必悉俱。"在临床应用中，对温胆汤还宜稍作加减：竹茹10g，清热化痰，是为主药；云茯苓15g，陈皮15g，健脾祛痰，截断"生痰之源"，是为辅药；枳壳10g，理气行滞，利于痰浊的排出，是为佐使药。温胆汤仅用此4味为基础药。方中半夏虽可化湿除痰，但因其燥性不利于痰浊化热；生姜虽可祛痰，但因其辛温也不利于痰浊化热；炙甘草甘味，大枣滋腻，均不利痰浊之祛，故此 4 味均应删除不用。痰浊最易闭窍，为利于祛痰应伍透窍豁痰的石菖蒲 10g，畅行气血的郁金10g。这样，祛痰主方"温胆汤"就由竹茹、枳壳、云茯苓、陈皮、石菖蒲、郁金 6 味重组。

沈氏女科在温胆汤的临床应用时还有 16 则加味选药法。

热痰黏稠：葶苈子（炒）10g，黄芩 10g，鱼腥草 15g，胆南星 10g，天竺黄 10g，竹沥水 10mL。

寒痰稀沫：白芥子 10g，桂枝 10g，干姜 5g，细辛 3g，法半夏 10g。

顽痰不化：生龙骨 30g，生牡蛎 30g，蛤壳粉 30g，海藻15g，莱菔子 10g。

癫痫：海参肠 30g，白矾 10g，钩藤 15g，荆芥 5g，野菊花10g，生牡蛎 30g。

精神分裂症：制大黄 15g，青礞石 15g，决明子 30g，桃仁10g，生栀子 10g。

神衰失眠：炒酸枣仁 30g，首乌藤 30g，知母 10g，川芎10g，黄连 10g，肉桂 3g。

眩晕耳鸣：泽泻 10g，炒白术 10g，蝉衣 5g，阿胶珠 10g，白菊花 10g，川芎 10g，天麻 10g。

高血压病：钩藤 15g（后下），莱菔子 10g，泽泻 10g，海藻15g，川芎 10g，夏枯草 15g。

冠心病：全瓜蒌 30g，薤白 10g，丹参 30g，葛根 10g，赤芍10g，苏木 10g。

胃肠症：木香 10g，砂仁 10g，焦麦芽 10g，焦山楂 10g，焦神曲 10g，蒲公英 10g，连翘 10g，生鸡内金 30g。

功能性发热：青蒿 15g（后下），银柴胡 10g，桑白皮 10g，生黄芪 10g，车前草 30g。

更年期综合征：蛇床子 10g，泽兰 10g，川续断 15g，桂枝 10g，白芍 5g，生龙骨 30g，生牡蛎 30g。

尿毒症：白花蛇舌草 30g，王不留行 10g，丹参 30g，生薏苡仁 10g，仙鹤草 10g，泽兰 10g，益母草 10g。

妇女病：鸡血藤 10g，伸筋草 10g，香附 10g，益母草 10g，丹参 30g，川楝子 10g。

良性肿瘤：夏枯草 15g，生牡蛎 30g，山慈菇 10g，丹参 30g，莱菔子 10g，生山楂 15g。

癌症：白花蛇舌草 30g，野菊花 10g，蒲公英 10g，丹参 30g，仙鹤草 10g，生薏苡仁 10g，全瓜蒌 30g，三七粉 3g（冲）。

‖验案‖

王某，女，34 岁。

病史：患者 3 年前曾患胰腺炎、支气管哮喘，经常背部疼痛，胸闷气短，间断服用西医消炎药，症状时好时坏。近月来低热连绵，测体温经常在 37.1℃～37.5℃左右，身热难耐，午后更甚，胸闷脘痞，不思饮食，口黏且苦，便溏不爽。曾经多家西医院各项检查，均无阳性发现。经病友介绍来门诊，求治中医。

检查：舌苔黄腻，脉象滑数。体温 37.8℃，形体较胖。

辨证：肥人多湿多痰，脾运失健，痰湿内停，蕴而化热，故有低热；气机阻滞，则胸闷脘痞，不思饮食；痰热乘胃，胃浊上逆则口黏且苦；湿热下注，大肠传导失司，则便溏不爽。舌脉均为痰湿蕴遏化热之象。病位在胆、胃。

中医诊断：低热（痰湿内蕴，壅遏化热证）。

西医诊断：功能性低热。

治法：清热利湿，祛痰泄浊。

处方:《重订通俗伤寒论》蒿芩清胆汤加减。青蒿15g（后下），黄芩10g，竹茹10g，枳壳10g，云茯苓10g，陈皮10g，石菖蒲10g，郁金10g，野菊花10g，决明子30g，莱菔子10g，丹参30g，焦麦芽10g，焦山楂10g，焦神曲10g，车前草30g，藿香10g。每日1剂，水煎，分两次服。

结果：上方连服7剂后，低热已降，体温不超37℃，精神转佳，纳呆脘痞有所缓解，舌苔转成薄黄腻，脉仍滑数。痰湿减轻，脾运渐旺，热象未除，再增健脾清热之力，以截生痰之源。上方加生黄芪、白术、桑白皮、银柴胡，再进两周。低热已除，测体温36.5℃，已无不适。嘱上方改为每晚服1煎，再用7剂，巩固疗效。未再复诊。

按语： 本案系脾胃失健，痰湿中阻，内蕴化热所致。沈氏女科以清热利湿、祛痰泄浊为治。方选温胆汤4味清热祛痰，用青蒿、银柴胡、桑白皮退热，但高温可破坏青蒿有效成分青蒿素，须后下。辅以黄芩、野菊花，清泄肝胆里热；石菖蒲、郁金行气化湿，加强豁痰泄浊之功；莱菔子为祛痰效药，丹参为化瘀效药，痰瘀同治矣；车前草淡渗利尿，决明子润肠泄浊，分利二便，使痰湿排出体外；藿香和胃清暑，为时令用药。复诊加生黄芪、白术健脾补中，以推动祛痰之力。全方配伍得当，君、臣、佐、使明确，合力退热而获效。

化瘀活用逐瘀汤

清代王清任所撰《医林改错》创组化瘀主方逐瘀汤，共分血府逐瘀汤、膈下逐瘀汤、少腹逐瘀汤、身痛逐瘀汤4首。血府逐瘀汤由活血逐瘀的桃仁10g，红花10g，川芎10g，赤芍10g，行气开胸的柴胡10g，枳壳10g，桔梗5g，引血下行的川牛膝15g，和血养血的生地黄10g，当归10g，以及调和诸药的甘草5g组成，活血而不伤血，逐瘀又能生新。专治瘀阻胸中，胸痛烦闷，入暮渐热，舌质暗红，边有瘀斑，脉涩弦紧。近代用治冠心病心绞痛、风心病心衰、胸部挫伤、肋软骨炎、神经官能症、脑震荡后遗症、经闭痛经等。

膈下逐瘀汤由活血逐瘀的桃仁10g，红花10g，川芎10g，赤芍10g，牡丹皮10g，行气止痛的五灵脂10g（包），延胡索10g，乌药10g，香附10g，枳壳10g，和血养血的当归10g，调和诸药的炙甘草5g组成。重在止痛，专治瘀阻膈下，胁腹胀痛，癥瘕积块，质紫脉弦。近代用治急腹症、肝硬化、肝肿瘤、脾肿大等。

少腹逐瘀汤由活血逐瘀的川芎10g，赤芍10g，温经止痛的小茴香10g，没药10g，五灵脂10g（包），蒲黄10g，肉桂5g，延胡索10g，干姜10g，和血养血的当归10g组成。重在温经，专治瘀阻少腹，积块痛经，月经不调，经少瘀块，崩漏凉痛，舌质紫暗，脉象弦涩。近代用治妇女痛经、闭经、盆腔炎、子宫肌瘤、卵巢囊肿、宫外孕、更年期综合征、神经官能症、肠粘连等。

身痛逐瘀汤由活血逐瘀的桃仁10g，红花10g，川芎10g，通痹止痛的秦艽10g，没药10g，五灵脂10g（包），地龙10g，香附10g，引药上行的羌活5g，引药下达的川牛膝15g，养血活血的当归10g，以及调和诸药的炙甘草10g组成。重在通痹，专治瘀阻经络，肢体痹痛，经久不愈，舌质紫暗，脉象弦涩。近代用治风湿、类风湿关节炎，硬皮病，结节性红斑，脉管炎等。

王清任在《医林改错》中还针对瘀阻头面组成"通窍活血汤"，由活血逐瘀的桃仁、红花、川芎、赤芍，通窍的麝香、老葱，和胃的姜、枣组成。专治头痛面青、昏晕耳鸣以及妇女的干血痨、小儿的疳积证等。

这几首逐瘀汤均以"桃红四物汤"为基础方，再据瘀阻部位的不同加减变化。其组方时遵循 3 条原则：一是"气行则血行"，常佐行气药、温通药；二是"瘀阻多致痛"，常佐止痛药；三是"逐瘀防伤正"，常佐和血药。这些行之有效的经验值得后人效仿。

沈氏女科在临床应用中，注意 3 要：一要重视止痛，瘀阻必痛。有些止痛药如蒲黄、五灵脂、乳香、没药等常常伤胃，应选川楝子、延胡索、白芍、香附、乌药、木香、三七等；二要消癥，瘀阻常致癥瘕积块，消癥药可选丹参、鳖甲、山慈菇、郁金、白花蛇舌草、泽兰、生牡蛎等；三要引经，上行下达，尤其重用川牛膝，入脏达腑，应用脏腑引经药，尤其引入肝经，如川楝子、薄荷、栀子等。

‖ 验案 ‖

杨某，女，41 岁。

病史：患者于 3 年前体检时查出子宫肌瘤，无明显不适，未加注意，近半年来小腹刺痛，遂去西医院行 B 超检查，诊为多发性子宫肌瘤。因惧怕手术，来院门诊要求中药治疗。刻下症：小腹刺痛拒按，月经延后，量少色暗，夹有血块，经前乳房胀痛，心烦易怒。

检查：苔薄黄，质紫暗，有瘀斑，脉沉涩。面色晦暗，B超检查子宫颈部有数个 0.5～1.0cm 无回声区，前壁有 3.8cm×3.4cm、2.22cm×2.21cm、1.7cm×1.7cm 低回声区。

辨证：患者因瘀血凝滞胞宫，气机受阻，积久成癥，故小腹刺痛拒按；脉络不通，血行失常，上不荣面，外不荣肌，故面色晦暗；瘀血内阻，冲任失调，故月经延后，量少色黑。舌脉均为瘀血内阻、脉络不通之象。病位在胞宫。

中医诊断：癥瘕（瘀血阻宫，聚久成癥证）。

西医诊断：多发性子宫肌瘤。

治法：活血化瘀，缓消癥块。

处方：《金匮要略》桂枝茯苓丸合《医林改错》少腹逐瘀汤加减。桂枝 10g，云茯苓 15g，蛇床子 10g，菟丝子 10g，丹参 30g，泽兰 10g，当归 10g，赤芍 10g，川续断 10g，川楝子 10g，延胡索 10g，山慈菇 10g，牡丹皮 10g，蒲公英 10g，夏枯草 15g，炒橘核 30g，香附 10g，郁金 10g，莱菔子 10g，生牡蛎 30g。每日 1 剂，水煎，分两次服。

结果：上方连服 7 剂，小腹刺痛，乳房胀痛减轻。续服 14 剂，面色好转，小腹刺痛，乳房胀痛消除，已无明显不适。1 个月后 B 超复查，肌瘤未见增大增多，去川楝子、延胡索、夏枯草、香附、郁金，以防活血化瘀久服耗伤气血，加生黄芪、生杜仲、桑寄生，健脾调肾。连服 3 个月后，月经期、量、色正常，复查 B 超肌瘤部分消失，子宫前壁有 2.5cm×2.2cm，1.72cm×1.7cm 低回声区，已明显缩小。嘱汤药改为每晚服 1 煎。3 个月后复查，月经已正常来潮，苔薄黄，质淡红，脉弦细，B超未见肌瘤。

按语：《金匮要略·妇人妊娠病脉证并治》中投"桂枝茯

苓丸"专治"妇人宫有癥病"。方中桂枝温通血脉，茯苓渗利下行而益心脾之气，活血逐瘀的丹参、赤芍，加凉血的牡丹皮、泽兰，温经止痛的川楝子、延胡索，行气化瘀的香附、郁金，和血养血的当归。消肌瘤，沈氏女科主张要调肾阴阳，投蛇床子、菟丝子、生杜仲、桑寄生，调肾基础上配以软坚散结的夏枯草、生牡蛎、山慈菇，提高消癥疗效。用蒲公英配橘核通乳络，利于除乳胀，又可反佐桂枝之温燥。有瘀必夹痰，莱菔子一味祛痰而提高化瘀之力。肌瘤乳胀同内分泌紊乱有关，选加调整内分泌紊乱的蛇床子、菟丝子、泽兰、川续断，有利于肌瘤乳胀的消退。此案体现沈氏女科化瘀活血用逐瘀汤之巧妙之处。

补虚调肾地黄类

地黄汤（丸）又名六味地黄丸，出自宋代钱乙所撰《小儿药证直诀》，由熟地黄、山茱萸、干山药、泽泻、牡丹皮、白茯苓6味组成。滋补肾阴，专治肾阴不足，虚火上炎的五心烦热，腰酸头晕，咽干耳鸣，盗汗遗精，苔净质红，脉沉细数证。

该方由三补三泻组成。熟地黄滋补肾阴（改用生地黄补而不腻，10～15g），山药滋补脾阴（用10g），山茱萸滋补肝阴（以黄精代之，肝脾兼顾且价廉，用10g）。补中有泻，泽泻10g清泻肾火，防熟地黄之滋腻；云茯苓10g淡渗脾湿，助山药之益脾，温中有清；牡丹皮10g清泻肝火，制山茱萸之温。6味合用，三补三泻，其中补药用量重于"泻药"，是以补为主；肝、脾、肾三阴并补，以补肾阴为主，这是本方的配伍特点。六味地黄本从《金匮要略》的肾气丸减温燥的桂枝、附子而成，原名"地黄丸"，用治肾怯诸证。《小儿药证直诀笺正》说："谓小儿阳气甚胜，因去桂附而创立此方，以为幼科补肾专药。"原治小儿发育不良的"五迟"证，现今广泛用于肾阴不足证，特别治疗糖尿病、慢性肾炎、肺结核、高血压病、神经衰弱、功能性子宫出血、甲状腺功能亢进等属肾亏证类，为补肾之效方。

东汉张仲景所撰《金匮要略》中，还有桂枝、附子两味，名为"肾气丸"或称"金匮肾气丸"，又称"附桂八味丸"，加强温补肾阳之力，成为肾阳不足证类的代表方。宋代严用和撰《重订严氏济生方》，以桂枝易官桂，再加车前子（用车前草30g）、川牛膝（5g），名为"济生肾气丸"，除温阳外，增强利水之力，而治阳虚水肿之证。《重订严氏济生方》将肾气丸中增鹿茸（用散剂，1～3g冲服）、五味子（10g），名为"十补丸"，主治肾阳衰微，腰酸面黑，足冷且肿，形瘦神疲之证。清代杨乘六辑《医宗己任编》，以六味丸加五味子，名为"七味都气丸"，简称"都气丸"，以五味子酸敛纳气而治肾阴不足，肾不纳气的喘息难卧证。清代吴谦等编《医宗金鉴》，以六味丸加知母、黄柏（各10g），名为"知柏地黄丸"，增强清降相火之力，善治阴虚火旺证。清代董西园撰《医级》，以六味加枸杞子、菊花（各10g），名为"杞菊地黄丸"，增加养肝明目之力，善治水不涵木证；加麦冬、五味子（各10g），名为"麦味地黄丸"，增加润肺清肺之力，善治肺肾阴虚，劳热咳血证；加当归、白芍（各10g），名为"归芍地黄丸"，增加柔肝之力，善治肝肾阴虚，胁痛眩晕证；加人参（3g，另煎兑服）、麦冬（10g），名为"参麦地黄丸"，增加补气养阴之功，善治气阴两虚，久咳喘息证；加菖蒲（用石菖蒲 10g）、磁石（10g）、五味子（5g），名为"耳聋左慈丸"，增加通窍之力，善治肾虚耳鸣。明代张介宾著《景岳全书》，以六味丸去泽泻、牡丹皮，加枸杞子（10g）、炙甘草（5g），名为"左归饮"，既补真阴，又养肝血，组成滋肾养肝益脾之方，为单纯"壮水之剂"，适治肾、肝、脾三阴之虚，腰酸遗泄，口渴欲饮，咽燥盗汗，舌质光红，脉象细数之症。《景岳全书》还有"左归丸"组方，除用三补的熟地黄、山药、山茱萸之外，还加枸杞子、川牛膝、菟丝子、鹿角胶和龟甲胶，其滋补之力大增，为培补元阴，填充精血之剂，适于精髓亏虚，津液枯涸之证。《景岳全书》还以"肾气丸"去三泻（牡丹皮、泽泻、云茯苓），加入枸杞子 10g，生杜仲 10g，炙甘草 3g，组成"右归饮"，其温补之力更大，专治命门火衰证。右归饮去炙甘草，加菟丝子、鹿角胶、当归，名为"右归丸"，温补之力更强，尤治年迈久病的火衰证，如畏寒肢冷，气衰神疲，腰膝酸软，阳痿滑泄。

中医补虚历来有补脾、补肾之争。沈氏女科主张对虚证健脾不如补肾。补肾更要强调阴阳互根，应遵张景岳古训"阳中求阴"和"阴中求阳"，因此补肾重在调肾。调肾主方乃上述地黄类矣。

‖ 验案 ‖

时某，女，20 岁。

病史：患者 9 个月早产，15 岁初潮，量少。17 岁起月经日益稀少，B 超检查，诊为多囊卵巢综合征。服用黄体酮月经可以来潮，不服则闭经。因惧怕黄体酮不良反应，自行停服，时下已闭经 3 个月，小腹间断性隐痛，面部痤疮，腰膝酸软，偶感形寒眩晕，纳便尚调，来门诊要求中药调治。

检查：苔薄白，质淡暗，脉沉细，尺部弱。形体较肥胖。

辨证：患者先天禀赋薄弱，阴阳失衡，天癸受阻，经来稀少，转而闭经。经闭不通而小腹隐痛，血郁生热而面起痤疮；肾为先天之本，主骨生髓充脑，肾虚不足，骨髓失充而腰膝酸软，脑髓不充而眩晕，先天空虚而形寒。察舌诊脉皆为肾亏之证。病位在肾、胞宫。

中医诊断：闭经（阴阳失调，天癸受阻证）。

西医诊断：多囊卵巢综合征。

治法：调肾阴阳，温通胞脉。

处方：《景岳全书》右归丸加减。枸杞子10g，野菊花10g，生地黄10g，黄精10g，当归10g，蛇床子10g，菟丝子10g，泽兰10g，川续断10g，鸡血藤10g，香附10g，丹参30g，石菖蒲10g，郁金10g，川芎10g，生山楂15g，鹿角霜15g，生杜仲10g，桑寄生10g。每日1剂，水煎，分两次服。

结果：上方服用18剂后月经来潮，行经腹痛腰酸，守上法加川楝子、延胡索止腹痛，加老鹳草、伸筋草止腰酸，加牡丹皮、败酱草除痤疮。连续服用3个月经周期后，改为每晚服1煎，经期早晚各服1煎。月经每月定期来潮，腰酸、腹痛明显缓解，痤疮消退，半年后B超复查，卵巢未见囊肿。改用杞菊地黄胶囊，早晚各服5粒，嘱其调整心态，加强锻炼，注意饮食，未再复诊。

按语： 本案肾虚不足，胞宫失养，治以右归丸调肾阴阳，辅以活血调经。投枸杞子、生地黄滋肾阴，黄精滋肝、脾、肾之阴，且益脾气，气阴互联。蛇床子、菟丝子、生杜仲、桑寄生从阳求阴，互调阴阳；鸡血藤、香附调理冲任；伸筋草为治卵巢囊肿引经效药；丹参、生山楂既活血又消肿；鹿角霜温通而不燥，免损肾阴；石菖蒲、郁金行气活血通窍，调节大脑皮层功能，调整内分泌，利于稳定情绪；川芎、野菊花升清，川续断、当归下导，调节升降气机，利于月事之潮；牡丹皮、败酱草专除痤疮；老鹳草专疗腰酸。全方调肾阴阳为主，配伍得当，囊肿消除，月经来潮。

镇痛通用金铃子散

　　宋代王怀隐等编《太平圣惠方》，有录自《袖珍方》的金铃子散，仅川楝子（别名金铃子）、延胡索各1两，两味为末，每服3钱。方以川楝子疏肝泄热，行气止痛，辅佐延胡索活血行气，增其止痛之力，主治肝郁化火的诸般疼痛，症见舌红苔黄、脉弦或数、胸脘胁腹疼痛、痛经、疝痛等。

　　临证时川楝子、延胡索各投10g，系镇痛主方。沈氏女科在应用时稍作加味：如头痛加川芎10g，天麻10g；项痛加葛根10g，白菊花10g；胸痛加苏木10g，全瓜蒌30g；脘痛加木香10g，厚朴10g；胁痛加柴胡10g，枳壳10g；腹痛加大腹皮10g，鸡血藤10g；痛经加香附10g，丹参30g；疝痛加炒橘核10g，荔枝核15g；热痛加生栀子、赤芍、牡丹皮各10g；寒痛加乌药、桂枝各10g。

　　因金铃子散药性平和，沈氏女科认为虚痛时也可用之，唯应加生黄芪15g，当归10g，白芍10g，扶正为宜。

‖验案‖

任某，女，42岁。

病史：患者两天前与丈夫大吵一架，继而出现胁肋胀痛，嘈杂吞酸，呕吐口苦，脘痞嗳气。

检查：舌红苔黄，脉弦数。

辨证：怒则伤肝，肝郁化火，火热上冲，故胁痛口苦；肝火犯胃，胃失和降，则胃中嘈杂，呕吐吞酸，脘痞嗳气。舌脉均为肝火之象。病位在肝、胃。

中医诊断：胁痛（肝郁化火，胃失和降证）。

西医诊断：肋间神经痛。

治法：疏肝泄热，行气止痛。

处方：《太平圣惠方》金铃子散合《丹溪心法》左金丸加味。川楝子10g，延胡索10g，黄连10g，柴胡10g，吴茱萸10g，生栀子10g，枳壳10g。每日1剂，水煎，分两次服，并嘱患者稳定情绪。

结果：上方连服7剂，胁痛呕吐诸症缓解，仅晨起略感口苦。前方续进7剂，已无不适，嘱平时用白菊花5g煎水代饮，后未再诊。

按语： 痛证镇痛，金铃子散首当其冲，尤其适合肝热实痛。金铃子即川楝子，性味苦寒，归入肝经，实为清肝泻火、疏肝止痛和引药入肝经的妙药。张山雷在《脏腑药式补正》中赞其"川楝清肝，最为柔驯刚木之良将"。唯其所含川楝素有小毒，内服不可过量。中毒者轻则头晕心悸、呼吸困难、呕吐腹泻，重则震颤、痉挛、麻痹，甚至死亡。"用药如用兵"，安全为第一要务，故一般用10g以下为妥。玄胡通称延胡索，亦称元胡，《本草纲目》称其："能行血中气滞，气中血滞，故专治一身上下诸痛，用之中的，妙不可言。盖延胡索活血化气，第一品药也。"两药组成金铃子散，合辛开苦降之左金丸，并配疏肝行气之柴胡、枳壳，清泻肝火之生栀子。全方苦寒泻火为主，另少佐苦辛大热的吴茱萸于大剂寒凉者中，相反相成，监制苦寒，使泻火而无凉遏之弊。然实证论治应中病即止，故获效后及时停药，并以意疗、食疗善后收功，此中深意，悉当领会。

小陷胸汤能治胸痹病

小陷胸汤出自《伤寒论》，由黄连、半夏、全瓜蒌3味组成，以全瓜蒌为主药，清化痰热，下气宽胸，辅以黄连清热降火，半夏祛痰降逆，突出清热化痰开痞。治小结胸证，即痰热互结轻者，仅限于心下，按之始痛，属痞结范围，全方重在开痞。《伤寒论》另有大陷胸汤，重在破结。两方汤有大小，证有轻重，破开大异。沈氏女科用小陷胸汤治疗痰热互结的胸痹病。凡胸痹病症见苔黄腻、脉弦滑者均可投之而获效。

‖验案‖

韩某，女，53岁。

病史：患者患冠心病3年，常因劳累、生气、厚味诱发，胸憋痞闷，时感胀痛，每天发作2～3次，每次持续3～5分钟，胃脘胀满，食纳减少，痰出黄黏，口干心烦。曾服补气活血、芳香温通之中药及舌下含服硝酸甘油片，效果不甚明显，遂来门诊。

检查：苔黄腻，脉滑数。形体肥胖，时作呵欠。心电图检查示 I、aVL、V3～V5 导联 ST 段下移，心前侧壁供血不足。

辨证：痰热互结，痹阻胸阳，气机不畅而有胸憋胀痛之苦；

中阻脾运而致脘胀食少，口干饮少；肺失清肃，痰吐黄稠；干扰神明而有心烦之症。苔黄腻、脉滑数为痰浊化热征象。病位在心。

中医诊断：胸痹（痰热互结，胸阳痹阻证）。

西医诊断：劳累性稳定型冠心病心绞痛。

治法：清热祛痰，宽胸理气。

处方：《伤寒论》小陷胸汤加味。黄连10g，竹茹10g，枳壳10g，郁金10g，法半夏10g，全瓜蒌30g，车前草30g，丹参30g，石菖蒲10g，莱菔子10g，野菊花10g，桑白皮10g。每日1剂，水煎，分两次服。

结果：上方连服7剂，黄痰已除，胸憋明显减轻，苔转薄黄腻。痰热渐清，守法续进，上方去法半夏，加薤白10g，生牡蛎30g，再服14剂。苔转薄黄，脉象小弦，情绪激动时稍有胸憋，已能自行缓解。痰热虽清，恐其复发，守法易药，上方去黄连、桑白皮，加云茯苓10g，陈皮10g，改为每晚服1煎。1个月后复查心电图已正常。

按语：冠心病之治，绝非活血化瘀或补气活血一法。辨证论治是取效的保障，有其证，立其法，遣其药，乃取效之道。本案症脉合参，无瘀无虚，纯属痰热互结，故以清热祛痰立法，宽胸理气为辅，仲景的小陷胸汤十分切合，原方投用。清热者黄连，祛痰者全瓜蒌、半夏，药精证符。再佐竹茹、桑白皮、野菊花、车前草之清化，石菖蒲、郁金之透窍，丹参、郁金之行气活血，互结之痰热得以化解，胸憋之苦随缓而获效。本例退腻苔为关键，加牡蛎、薤白是其所用。为善其后，佐入云茯苓、陈皮以截生痰之源，乃图本之策。

香砂六君子汤巧治虚性胃脘痛

香砂六君子汤溯其源流，由健脾补气之祖方"四君子汤"演变而成。四君子汤出自《太平惠民和剂局方》，由人参、白术、茯苓、炙甘草4味组成。专治脾胃中虚，运化不健的舌淡、脉细、气短乏力、食少便溏等症。嗣后，宋代钱乙撰《小儿药证直诀》加陈皮一味，名为"异功散"，加强理气和胃之力，尤消脘胀，可治脾虚纳少、胸脘痞胀证；明代虞抟所撰《医学正传》中再加半夏、姜、枣，名为"六君子汤"，加强温化痰湿之力，尤治脾虚痰湿的咳痰、呕逆证；《时方歌诀》中再加木香、砂仁，名为"香砂六君子汤"，加强理气散寒之力，可治脾胃虚寒、痰湿中阻之痞痛吐泻证，特别是溃疡病、慢性腹泻和妊娠恶阻。

胃脘痛究其成因有三，多为情志波动，肝气犯胃；次为饮食不节，损伤脾胃；再次为气候骤变，寒中脾胃。其证分虚实两类，虚者多见脾胃虚寒，实者常为肝气犯胃，其治或温中健脾或疏肝和胃。脾胃为中枢，脾胃功能失常，脾失健运，胃失和降，虚寒内生，化源不足，转输无力，常致湿肿、泻痢、衄血诸证蜂起，消化系统疾病临床脾胃虚寒者并不少见。

沈氏女科临证时多投香砂六君子治之。辨虚寒首抓苔薄白、舌淡白、脉沉细，然后再究其症。如舌脉与证情不符，或无症可辨时，强调"舍症从脉"，更要"舍症从舌"，特别以舌苔薄而淡白，定其虚寒之有，所谓"但见一症便是，他症不必悉俱"。经济条件许可者用人参，甘温补中，尤其可用西洋参，其效力更佳，常以5～10g另煎兑服，血糖高者不用党参，可以重用太子参 30g 替代。白术炒用健脾燥湿，可用到 15g；茯苓健脾渗湿，亦可用到 15g；"补而不滞"用陈皮、木香，运脾和胃；热性反佐用砂仁 10g。方中因有人参、白术之甘，又虑燥性而致脾虚，故甘缓之炙甘草、温燥之法半夏弃之不用。

临床应用时还有两个配伍：一为脾肾同本，土火互联，伍入调肾的生杜仲、桑寄生等益火生土，利于脾胃虚寒的振复；二为肝脾、肝胃的相生、相克，伍入柔肝的当归、白芍，疏肝的川楝子、香附，抑木扶土，平肝和胃，减轻脾胃压力，利于健运之复。

‖验案‖

黄某，女，45 岁。

病史：患者患胃病两年余，常感胃脘隐痛，胁部胀满，食欲不振，阵发泛酸，晨起便溏，入暮肢肿，餐前 1 小时左右脘部隐痛发凉，稍进食即缓解。每于情绪激动、思虑过度时加重。神疲乏力，气短肢困，日渐消瘦。在某医院行上消化道钡餐造影示：十二指肠壶腹部见有 0.5cm×0.5cm 大小的龛影。曾经中西药治疗，疗效不显，来院门诊。

检查：苔薄白，舌质淡，脉沉细，关小弦。

辨证：肝郁不舒，胁满泛酸，木旺克土，脾虚失健，故胃脘隐痛，便溏肢肿。苔白质淡、脉沉细、关小弦均系肝旺脾虚之征。病位在肝、脾。

中医诊断：胃脘痛（木旺克土，肝郁脾虚证）。

西医诊断：十二指肠壶腹部溃疡。

治法：抑木扶土，疏肝健脾。

处方：《时方歌括》香砂六君子汤出入。党参 10g，云茯苓

10g，陈皮 10g，炒白术 10g，木香 10g，砂仁 10g，蒲公英 10g，川楝子 10g，延胡索 10g，郁金 10g，石菖蒲 10g，生牡蛎 30g。每日 1 剂，水煎，分两次服。

结果：上方连服 7 剂，脘痛缓解，泛酸已除，便溏如旧。守法再佐健脾调肾之品，加煨葛根 10g，生杜仲 10g，桑寄生 10g。续进 14 剂，便溏即止。上方 5 剂剂量，共研细末装入 1 号胶囊，早晚各服 6 粒。坚持服用近半年，钡餐复查龛影消失。

按语： 香砂六君子汤是抑木扶土效方，本案肝郁脾虚，正合方意。投之去炙甘草和法半夏，以防甘碍抑木，燥损脾虚。伍入金铃子散既助抑木又能止痛，生牡蛎制酸，石菖蒲、郁金疏肝行气，加强扶土之力，现代药理证实这个药对有调整大脑皮层功能，对稳定情绪、放松脑力有利，可以帮助克服致痛的诱因。蒲公英苦寒但不伤胃，用作寒性反佐，现代药理证实其能促进溃疡面的愈合。沈氏女科认为中西医应当配合，取长补短，组方中要提倡采用现代药理研究的成果，但以不违背辨证论治为原则，这是提高临床疗效的一个途径。复诊时症缓而便溏，守法并加强健脾调肾，脾肾同治，佐煨葛根、生杜仲和桑寄生而止便溏。最后以效方 5 剂剂量研末服用半年而溃疡愈合。溃疡病因情绪波动和饮食不节而容易复发，沈氏女科常以效方研末，缓图防复。

乌贝散可消溃疡病

溃疡病包括胃或十二指肠溃疡两种，常以饥饿性胃痛和泛酸为主症。由于胃内湿润，溃疡面较难愈合，故治溃疡病以制酸和保护胃黏膜为要。沈氏女科组建经验方"乌贝散"，可治溃疡泛酸。方中制酸用海螵蛸（别名乌贼骨）15g，凤凰衣 3g；保护胃黏膜用白及 10g；清热解毒、消痈散结用蒲公英 10g，浙贝母 10g；热性反佐，健胃止痛用甘松 3g。共 6 味药粉碎为散，装入 1 号胶囊（3g），每服 5 粒，每天两次。

‖验案‖

刘某，女，20 岁。

病史：患者大学一年级，平素饮食不甚规律，喜好凉饮，自高中起经常胃脘隐痛，伴烧灼感，口中酸苦，嗳气吞酸，食少便干，曾经某医院上消化道钡餐造影证实为胃溃疡。由于学业紧张，未经系统治疗，病状时好时坏。近 1 个月，上述症状加重，发作频繁，其苦难忍，遂来门诊。

检查：舌红，脉数。痛苦面容，剑突下轻度压痛。

辨证：饮食不节，胃失和降，胃火内蕴，遂有胃痛吞酸、食少便干之苦。舌红、脉数亦可为证。病位在胃。

中医诊断：吞酸（胃热内盛，胃失和降证）。

西医诊断：胃溃疡。

治法：清热和胃，制酸止痛。

处方：沈氏女科经验方"乌贝散"原方。海螵蛸 15g，蒲公英 10g，浙贝母 10g，凤凰衣 3g，白及 10g，甘松 3g。以上 6 味药 5 剂量共研细末，装入 1 号胶囊（3g），每服 5 粒，每日两次。

结果：由于患者上学住校，不便服用汤剂，故只能以乌贝散研末装胶囊权宜处之，并嘱其稳定情绪，豁达心胸，节制饮食，避免油炸、凉食及韭菜、辛辣。坚持服用半年，胃痛吞酸已瘥，钡餐复查溃疡愈合。

按语：海螵蛸又名乌贼骨，凤凰衣也即鸡蛋壳，两者均含碳酸钙，可以制酸，常用于溃疡病的疼痛泛酸治疗，为方中君药。臣以白及收敛生肌，不仅能止血，更有制酸和促进溃疡病灶愈合的作用。前贤有论，吐酸之证，无论寒因，总为热化，故佐清热解毒、消痈散结的蒲公英、浙贝母。恐其苦寒，投以甘松热性反佐，和胃止痛。全方药简意深，切中辨证。沈氏女科临证除药物治疗外，尚重视意疗与食疗，此案可证。

交泰丸治梦遗证

梦遗一证责之于心肾不交。五脏中心属火，肾属水，互相制约，互相关联，形成对立统一。心阳下降至肾，温养肾阳，肾阴上升至心，涵养心阴，水火相济，以维持正常的生理动态平衡。一旦肾水不足，水不济火，致使心火独旺，出现遗精、心烦、失眠诸症。凡肾水亏于下，心火亢于上，出现心肾不交的证候，治宜滋肾于下，清心于上，交通心肾，以便达到新的动态平衡。沈氏女科用《韩氏医通》的交泰丸治之。此方仅两味组成：用黄连上清心火，用肉桂引火归原，下济肾水，药精力宏，为交通心肾、滋水降火主方。

两者用量3:1，即黄连10g，肉桂3g。为增强疗效，还应配滋肾的枸杞子、生地黄、黄精，降相火的知母、黄柏，宁神的炒酸枣仁、首乌藤。此方成为临床通治心肾不交型神经衰弱的特效方。

‖验案‖

许某，男，31岁。

病史：患者近年来因工作紧张，压力较大，时有梦遗，继而出现阳痿乏力，逐渐丧失性欲要求，导致夫妇感情不和，思想负担沉重。曾服补肾汤剂和中成药，效果不明显。自进壮阳之品，症状反而加剧，由病友介绍，来院门诊。刻下症：腰酸腿软，时有梦遗，阳痿不起，心烦失眠，乱梦纷纭，手足心热，口苦纳差，尿赤便干，精力不支，性趣全无。

检查：苔薄黄，舌质红，脉细数。

辨证：肾水不足，既使相火上浮，又致心火亢盛，必见心肾不交、君相火盛之证，如梦遗阳痿、腰酸腿软、心烦失眠、乱梦不断、纳差口苦。苔薄黄、舌质红、脉细数均属阴虚火旺之象。病位在心、肾。

中医诊断：梦遗，阳痿（心肾不交，水不济火证）。

西医诊断：性功能障碍症。

治法：交通心肾，清降君相。

处方：《韩氏医通》交泰丸加味。黄连10g，肉桂3g，蛇床子10g，女贞子10g，黄柏10g，生地黄10g，金樱子10g，川牛膝15g，云茯苓10g，郁金10g，石菖蒲10g，生山楂15g。每日1剂，水煎，分两次服。

结果：上方连服14剂，梦遗明显减少，阳痿也见改善，心烦口苦缓解，纳谷亦已转香，信心大为增加。方药中的，守法易药续进，以枸杞子10g易女贞子，芡实10g易金樱子，川续断10g易川牛膝，黄精10g易生地黄，琥珀粉3g易生山楂。又进14剂，梦遗已止，阳痿显好，纳眠正常，夫妇感情缓和。嘱以黄连30g，肉桂10g，金樱子60g，蛇床子30g，女贞子30g，琥珀粉15g，共研细末，装入1号胶囊，早晚各服5粒，巩固疗效，未再复诊。

按语：《丹溪心法》云："主闭藏者肾也，可疏泄者肝也。两者皆有相火。"交泰丸仅黄连、肉桂两味组成，本案取3∶1剂量，前者清心降火，后者引火归原，交通心肾，实为妙方。加入枸杞子、女贞子、生地黄、黄精，增其滋肾之力。再宗《景岳全书》所训："善补阴者，必于阳中求阴。"辅以金樱子、蛇床子，既可阳中求阴，增滋阴之效，又可助芡实涩精止遗之力。黄柏、川续断、川牛膝，均可助其清降君相之功。云茯苓、琥珀、山楂又可清心宁神，除梦止遗。石菖蒲配郁金，透窍解郁，和血宁心也助清降。石菖蒲、郁金还可升清。川牛膝、川续断则可降浊止梦遗，抓住升降枢纽也为增效之举。前医疏于辨证，一见梦遗、阳痿，即投补肾壮阳药，难切心肾不交之病机，故诸症反增，实属临证时的教训矣。

玉屏风散治盗汗证

《医方类聚》载有玉屏风散，方用黄芪益气固表为君，白术健脾益气为臣，二药相须为用，一可止汗，二可御风；佐以防风，既可协助脾中清阳达表以实卫，又可疏散风邪。全方补而兼疏，寓散于补，既可实卫，又可御风，多治虚人腠理不固，易感风邪者。

理论上所谓"阳虚则自汗，阴虚则盗汗"，沈氏女科临证应用玉屏风散补气温阳固表，用于盗汗亦常获效，方用生黄芪15g，炒白术10g，防风5g。

‖验案‖

李某，女，48岁。

病史：患者近两年来常感心区隐痛，持续 3～5 分钟，每天痛作 2～3 次，痛时含硝酸甘油临时止痛。以劳累、受寒、生气为发作诱因，经某医院查心电图示 V3～V5T 波倒置，心前壁供血不足，诊断为劳累型心绞痛。曾服活血化瘀中药，其效不著，反而气短加重。现心悸气短，食纳不香，入睡困难，醒后盗汗，湿透衣被，二便通调。检查：苔薄白，舌质淡，脉沉细。

辨证：心气虚损，鼓动无力而心痛频作，时感心悸气短；表阳不固而醒后盗汗，湿透衣被。纳少眠难、苔白质淡、脉来沉细均属气之亏虚表现。病位在心。

中医诊断：胸痹，盗汗（心气虚损，卫阳不固证）。

西医诊断：冠心病，劳累型心绞痛。

治法：补益心气，固表止汗。

处方：《医方类聚》玉屏风散加味。生黄芪 15g，白术 10g，防风 5g，生牡蛎 30g，桂枝 10g，白芍 10g，云茯苓 10g，生龙骨 30g，黄精 10g，川楝子 10g，延胡索 10g，首乌藤 30g，三七粉 3g（冲），琥珀粉 2g（冲）。每日 1 剂，水煎，分两次服。

结果：上方连服 7 剂，心痛显减，每日仅作 1 次，痛时减为 1 分钟左右，盗汗已轻，不湿衣被，唯心悸、气短如故。心气得复，鼓动有力，通则痛轻，治守前法，稍作调整，再增补心之力，去龙骨、牡蛎，加扁豆衣 10g，仙鹤草 10g。连服 15 剂，心痛已止，盗汗亦停，心悸、气短明显缓解，苔薄白，脉小弦。原方 5 剂量，三七加为 6g，共研细末，装入 1 号胶囊，早晚各服 5 粒。坚持服药两个月，复查心电图已正常，精神、体力明显增强，心痛、盗汗未再复发。

按语： 盗汗绝非仅仅阴虚所致，卫阳虚而不固，盗汗湿被者屡见不鲜。本案脉症无阴虚可究，心悸、气短、食少、心痛皆系心气虚损所致，验舌淡白，诊脉沉细，气虚无疑。前医只据"不通则痛"，未见瘀血证类，妄投化瘀之品，焉能取效？活血之品常伤正气，故气短反重，此乃中药之不良反应矣。全方生黄芪既补心气又固卫阳，一味两用是为君药；辅以白术健脾而助气血生化之源，利于气充血旺；佐以防风走表，既祛表虚易感之风邪，又引芪术达表而固卫阳；再合和营收敛的桂枝加龙骨牡蛎汤，营卫既和，胸阳得通，心痛见缓，盗汗显减；云茯苓、扁豆衣、仙鹤草均为心气虚损所设，增其补心之力；黄精气阴双补，阴生阳长也；金铃子散、三七粉冲服均为心痛所设，增其镇痛之功；首乌藤、琥珀粉养心宁神，神宁气复，为重要的佐使药。全方突出补气，兼调营卫，辨证精当，论治灵活，其效乃显。

百合固金汤治忧郁证

百合固金汤出自《慎斋遗书》，功用滋养肺肾，止咳化痰。主治肺肾阴亏，虚火上炎证候。症见舌红少苔，脉象细数，咳嗽气喘，痰中带血，咽喉燥痛，手足心热，骨蒸盗汗。

全方君以生、熟地黄滋阴补肾，壮水以制虚火；肺燥伤阴，故用百合养阴清肺，润肺止咳。臣以玄参养阴清热而补肾水，既助二地滋阴液而降虚火，又补肾水上潮以润肺燥；麦冬养阴生津，清热润肺，既助百合滋燥保肺，又增化痰止咳之效。佐以当归、芍药滋阴养血柔肝，既补阴血之虚，又寓"抑木保肺"之义；桔梗宣肺化痰，载药上行；贝母清热润肺，化痰止咳；甘草润肺止咳，兼和诸药为使。

郁证多由情志内伤，气机阻滞所致，初起属实，日久易由实转虚，影响脏腑气血，治疗应理气开郁，调畅气机。虚则补之，或养心安神，或补益心脾，或滋养肝肾。

沈氏女科对于郁证，特别是中老年女性且辨证多为肺肾阴亏者，巧投百合固金汤加减治疗，常常获效。

‖ 验案 ‖

马某，女，70岁。

病史：患者嗜烟史近30载，经常干咳咽燥，素性多疑。近因与儿媳发生口角，情志忧郁，自觉胸胁有气，憋闷窜痛，善太息，常急躁，以致纳呆恶心，腰膝酸软，夜寐惊叫，3天未见腑行。在某医院各项检查除有支气管炎外，均属正常，诊为忧郁症。不敢服西医镇静药，遂来门诊，要求中药治疗。

检查：苔薄黄，舌质红，脉细数。神情忧郁，时作燥热。两肺听诊呼吸音较粗。

辨证：素体肺肾阴虚，故有干咳咽燥、腰膝酸软之苦；近因木郁，虚火更炎，故夜梦惊叫，舌红少津，脉来细数；横克中土，故纳呆恶心，腑行不畅，气郁胁络，憋闷窜痛。病位在肺、肝、肾。

中医诊断：郁证（肺肾阴亏，肝郁不达证）。

西医诊断：忧郁症。

治法：养阴清热，疏肝条达。

处方：《慎斋遗书》百合固金汤加减。生地黄10g，麦冬10g，百合15g，川楝子10g，当归10g，白芍10g，延胡索10g，决明子30g，桔梗5g，郁金10g，石菖蒲10g，川牛膝15g。每日1剂，水煎，分两次服。

结果：上方连服7剂，干咳明显缓解，胸胁窜痛减轻，食纳增加，虽有腑行，但仍干结。阴亏渐复，再增润肠之品，上方加白菊花10g，莱菔子10g，再进14剂，腑行转润，食纳又增。上方改为每晚服1煎，嘱减少吸烟，稳定情绪，多食百合、莲子、薏苡仁粥。未再复诊。

按语： 百合固金汤以百合及生地黄、熟地黄滋养肺肾为主药，麦冬助百合润肺，玄参助二地清滋，组方严谨，原治阴亏咳嗽的效方。本案肺肾阴亏，肝郁不达，完全符合其方意，可以借用，但作化裁：纳呆怕腻，不用熟地黄、玄参；干咳无痰，去除川贝母、甘草；保留柔肝的归、芍；增以疏肝条达的石菖蒲、郁金和止痛的金铃子散；老年病常有便结，通腑去邪也是取效的关键，故用当归、白菊花润肠的药对，伍以决明子、莱菔子，腑行一畅，诸症缓解。调达者也可调理升降气机，上行的桔梗，又治咽燥，下达的牛膝又疗腿软，升清降浊，肝郁可达。忧郁易复，发挥意疗，辅以食疗，再用药物常服防复，可以稳定病情。

酸枣仁汤治贫血证

酸枣仁汤由张仲景组方，在《金匮要略·血痹虚劳病脉证并治》中，以酸枣仁18g，知母6g，茯苓6g，川芎3g，甘草3g，共5味组成，主治"虚劳虚烦不得眠"。

此处虚劳者，乃肝阴不足，虚烦者乃阴虚内热，故以酸枣仁养肝血、宁心神为主药。辅以川芎，养中有行，酸收辛散伍用，相反相成，增其养血安神之力。茯苓既健脾补气，气为血帅，利于酸枣仁之养血，又宁心安神，利于酸枣仁之宁神，为重要的辅佐药。用知母清虚热，甘草调诸药，形成养血安神、清热除烦之剂。

贫血一病属中医的"虚劳""血证"范畴，临床以虚证为多，心肝血虚为重要病机。沈氏女科常用酸枣仁汤治疗贫血之心肝血虚证而获效。其组方宜用炒酸枣仁30g，云茯苓15g，知母10g，川芎10g。

沈氏女科临证十分推崇酸枣仁，指出：酸枣仁一味，今人只知其为心家要药，功专宁心敛汗，殊不知其柔肝养血之力，正如《本草图介》所言："酸枣仁酸性收，故其主治多在肝胆二经。肝虚则阴伤而烦心不卧；肝藏魂，卧则魂归于肝，肝不能藏魂，故目不得暝。酸枣仁酸味归肝，肝受养，故熟寐也。"可见酸枣仁安眠之效，实系其柔肝养血所致。

‖ 验案 ‖

尤某，女，68岁。

病史：患者素体虚弱，经常心悸气短，面白纳差，夜梦纷纭，时有惊吓，醒后盗汗，阵发烘热，烦躁不安，近年来疲乏明显，诸症加重。在某医院检查，血红蛋白仅为60g/L，诊断为缺铁性贫血。服西药补铁剂近半载，血红蛋白波动在60~80g/L，食纳更差，改服中药补气养血，效果也不明显，随亲属来门诊求治。

检查：苔薄黄，舌尖红，脉细数。贫血容貌，唇爪淡白，精神不振，心尖区2级SM杂音。验血红蛋白70g/L。

辨证：烘热，心悸且烦，舌尖红，此乃心阴不足，血不养心之征；夜梦惊吓盗汗，诊脉细数，心血不足，神失所舍也。

病位在心，阴血不足，血不养心。

中医诊断：心悸（阴血不足，心神不宁证）。

西医诊断：缺铁性贫血。

治法：养心宁神。

处方：《金匮要略》酸枣仁汤加减。知母10g，云茯苓10g，首乌藤30g，炒酸枣仁30g，生黄芪10g，当归10g，石韦10g，鸡血藤10g，川芎10g，生龙骨30g，琥珀粉3g（冲）。每日1剂，水煎，分两次服。

结果：上方连服14剂，夜梦明显减少，烘热、心悸减轻，验血红蛋白长为100g/L。唯盗汗依存，再增养心之力，加大枣10枚（擘），浮小麦30g，再服14剂，验血红蛋白140g/L，盗汗显减。改为每晚服1煎，1个月后验血红蛋白140g/L，嘱停服汤剂，用大红枣、花生仁、赤小豆、龙眼肉、枸杞子煮食，睡前1小时冲服琥珀粉3g以资巩固。后经常陪亲属就诊，每月验血红蛋白保持在140～150g/L。

按语： 贫血一病，大多以补气养血为治。此案以心阴不足，血不养心，心神不宁为病机。单纯补养而不宁神，其效不著，改投养心宁神的酸枣仁汤，其效始显。方中鸡血藤、石韦和血养心，系升血象有效的药对；龙骨、琥珀助宁神镇惊之功；生黄芪、当归系当归补血汤，在养心宁神方中，仅为辅佐之品；原方中生甘草之清热已有知母可代，虑其甘腻碍胃故去之。酸枣仁汤，仲景初意治肝血不足、虚火扰神的失眠良方。伍入补气养血、镇惊宁神之品，治贫血证获效。可见方剂不可刻板，古今效方仅仅设立组方之样板，吸收其组方特点，抓住辨证关键，灵活变通更能提高其效。

加减二仙汤调整内分泌

"二仙汤"是出自上海曙光医院的经验方，由仙茅、淫羊霍、当归、巴戟天、黄柏、知母6味组成。温肾阳，滋肾阴而泻虚火，调冲任。原治更年期高血压，既可明显降压，又能改善症状，实为效方。后又应用于更年期综合征、精神分裂症、闭经、肾炎、肾盂肾炎、神经衰弱、糖尿病及众多慢性病属肾亏阴阳两虚、虚火上炎者。其组方十分精当，十分严谨，以仙茅、淫羊霍、巴戟天温肾补精，知母、黄柏滋阴泻火，当归调理冲任。

内分泌系统是人体的重要调节系统，其主要功能是调节体内的代谢过程及各脏器功能、生殖衰老、生长发育等众多生理活动，以维持人体内环境的相对稳定和适应复杂多变的体内外变异。

内分泌紊乱是指其功能紊乱。如见苔黄质红，脉沉细数，头痛且晕，五心烦热，腰酸膝软，尿频失眠，月经不调，属肾亏精损，阴阳失调，虚火上炎。无论男女，均可投以之沈氏女科改组二仙汤"加减二仙汤"试治。方用淫羊霍5g，因仙茅温燥有小毒，故以蛇床子10g代之，保留知母10g，黄柏10g，当归10g，巴戟天10g。临证时还可加味：增加行气透窍，调整大脑皮层功能的石菖蒲10g，郁金10g；增加调肾阴阳的生杜仲10g，桑寄生10g，川续断10g；增加调理冲任的泽兰10g，鸡血藤10g；增加升清降浊的川芎10g，川牛膝15g；增加宁心安神的炒酸枣仁30g，首乌藤30g，生龙骨30g；增加补而不滞、淡渗的云茯苓10g，泽泻10g。

‖验案‖

曹某，男，56岁。

病史：患者患慢性肾小球性肾炎6年，查尿常规有蛋白（＋～＋＋），偶见红细胞，每年体检查肾功能尚在正常范围，一直忌口咸食，谨防感冒，并常服六味地黄浓缩丸维持。近半年时常头眩，有发空感。血压始终高于 160/100mmHg，久服中西药，头晕可减，血压不降，腰酸腿软，频感形寒，失眠心烦，有时手心觉热，但四肢不麻，食纳尚可，小便不多，腑行较干。来门诊试治。

检查：苔薄黄，质淡胖，脉细数，尺部弱。血压 170/110mmHg，下肢轻度凹陷性水肿。验尿蛋白（++），红细胞 5～10 个/HP，未见管型。血肌酐 1.2mg/dL，尿素氮 19mg/dL。

辨证：肾阳不足，气化不利，故尿少浮肿，腰酸形寒，舌质淡胖，尺部脉弱；肾阴亏损，阴虚内热，故手心觉热，心烦失眠，腑行发干，眩晕发空，舌苔薄黄，脉来细数。病位在肾。

中医诊断：眩晕，水肿（肾阳衰损，肾阴不足证）。

西医诊断：肾性高血压。

治法：温阳补肾，滋阴降火。

处方：上海曙光医院经验方二仙汤出入。巴戟天 10g，黄柏 10g，淫羊藿 5g，蛇床子 10g，知母 10g，当归 10g，生杜仲 10g，桑寄生 10g，葛根 10g，川续断 15g，车前草 30g。每日 1 剂，水煎，分两次服。

结果：上方连服 7 剂后，血压降为 150/100mmHg，眩晕、项强减轻，浮肿已消，腑行仍干，验尿蛋白（+），红细胞 3～5 个/HP。舌苔如前，脉已不数，守方加益母草 10g，泽泻 10g，决明子 30g。自服 14 剂，血压降为 140/90mmHg，大便已润，验尿蛋白（±），红细胞 1～2 个/HP。嘱晨服金匮肾气丸 6g，晚服上方 1 煎。两月余后，其带病友就诊，称血压始终未高于 130/90mmHg，验尿已正常，验血肌酐 1.1mg/dL，尿素氮 17mg/dL，已无明显症状，苔薄白，脉弦细。停服汤剂，嘱仍服六味地黄浓缩丸，加正心泰胶囊善后。

按语： 二仙汤调理冲任，原为妇女更年期综合征或高血压所设，既补肾阳，又滋肾阴，为调肾效方。一般误认为系妇女专方。实际临证，如见阴阳失调，肾亏虚证，无论男女投之均效，本案即为明证。

二仙汤系仙茅、仙灵脾（即淫羊藿）之称。二仙合用势必温阳而燥，有碍滋肾方意，故以蛇床子易之，再合杜仲、桑寄生，其燥大减。本方滋阴妙在用知柏清降相火而保肾阴；合车前草清热利尿，既助清降，又不伤阴；川续断为腰酸专药，葛根为项强专药。全方配伍严谨，组方切证，其效明显。复诊时用益母草和血，消尿中红细胞；泽泻利湿，除尿中蛋白；决明子润肠，助清降。加味在理，其效再显。最后以补肾的六味地黄丸，益气又补肾的正心泰胶囊收功。

肾性高血压难降且易反复。肾亏者不能单纯偏补，肾有二脏，寓于水火，是五脏中唯一双性者，故补肾重在阴阳双顾，即张介宾所谓"阳中求阴""阴中求阳"之理，补肾法改为调肾法更妥。

三仁汤通利三焦

清代吴鞠通著《温病条辨》，针对湿温初起、湿重于热证，组方"三仁汤"。原方由杏仁5钱，白蔻仁2钱，生薏苡仁、飞滑石各6钱，白通草、竹叶、厚朴各2钱，半夏5钱，共8味组成。症见头痛恶寒，身重且痛，中满不饥，午后身热，舌白不渴，脉弦细濡。其治当宣畅气机，清利湿热。方以杏仁轻开上焦肺气，白蔻仁行气化湿，生薏苡仁淡渗利湿，加以半夏、厚朴散满除湿，滑石、通草、竹叶渗利湿热，成为宣上、畅中、渗下之剂，为清热利湿的效方。

三焦者，六腑之一，为孤腑。《素问·灵兰秘典论》曰："三焦者，决渎之官，水道出焉。"湿邪系水液代谢输布异常而产生的病邪，湿邪之祛离不开三焦之功能。三仁汤宣上、畅中、渗下之力，正合上、中、下三焦也，故作为利湿主方名副其实。临床加减：甜杏仁10g，白蔻仁10g，生薏苡仁15g，为主药；佐以三助：助宣者桔梗5g，助畅者石菖蒲10g，助渗者车前草30g。利湿者还可加泽泻10g；清热者还可加青蒿（后下）15g；清暑者加荷叶包六一散30g，藿香10g，薄荷10g，暑天有鲜者更佳，用量3倍，后下即可。这样，此方便成为沈氏女科通利三焦、清热利湿的特效方。

‖ 验案 ‖

李某，女，43岁。

病史：患者颜面及下肢浮肿1年，加重1个月，于某医院检查未见异常。刻下症：颜面浮肿，双眼睑如卧蚕状，肿处皮肤绷急光亮，双下肢浮肿，胸脘痞闷，纳谷不香，烦热口渴，乏力肢困，小便短赤，大便干结。

检查：舌质红，苔黄腻，脉滑数。

辨证：湿热壅滞三焦，水液代谢异常，故颜面肢肿；湿热久羁，脾胃受困，故胸脘痞闷，神困纳呆，尿赤便干。舌质红、苔黄腻、脉滑数亦为湿热内盛之象。病位在三焦。

中医诊断：水肿——阳水（湿热内盛，壅滞三焦证）。

西医诊断：神经性水肿。

治法：清利湿热，宣畅气机。

处方：《温病条辨》三仁汤化裁。甜杏仁10g，白蔻仁10g，生薏苡仁10g，炒苍术10g，桔梗5g，石菖蒲10g，云茯苓10g，泽泻10g，莱菔子10g，车前草30g，竹叶10g，六一散30g(包)。每日1剂，水煎，分两次服。

结果：上方连服14剂后，食欲转佳，二便已调，浮肿减轻，苔薄黄，脉濡数。湿热渐化，守法再进，加川楝子10g，延胡索10g，调畅气机；生黄芪10g，冬瓜皮10g，扶正利水，4味共奏促进水湿运行之功。继服1月，浮肿不著，苔薄白，脉弦细。邪祛须防伤正，且应杜绝复发，故以健脾补肾之品进退调治月余收功。

按语："三焦者，决渎之官，水道出焉"，湿邪之去离不开三焦功能。三仁汤宣上、畅中、渗下兼顾，利湿效方。本案体现了沈氏女科利湿的4条经验：湿邪之去从汗泄，选用杏仁、桔梗、石菖蒲等；从土燥，选用炒苍术、法半夏、川厚朴等；从尿渗，选用生薏苡仁、白蔻仁、云茯苓、泽泻、冬瓜皮、车前草、六一散等；从便排，选用莱菔子、决明子、制大黄、全瓜蒌等。湿与热往往兼有，不能过用温燥，以防助热，炒苍术一味即可；亦不可苦寒太过，以免恋湿，蒲公英、竹叶选投。补气和血，增加推动之力；调畅气机，促进水湿运行。不可滥用攻逐之品以防伤正，邪祛后以健脾补肾善后收功，杜绝复发。

三参饮巧治心肝

沈氏女科经验方"三参饮"由党参10g，丹参30g，苦参10g 3味组成。某些心血管病如常见的冠心病（包括心绞痛、心律失常、心力衰竭、心肌梗死）、高血压病、风心病、肺心病，某些肝脏病如常见的肝炎、肝硬化等，凡久治难愈者，均可试投"三参饮"。

根据古训"久病属虚"，以党参补虚，其富含糖类和多种氨基酸等，药理证实有增强机体免疫功能和应激能力，延缓衰老、强心、保护缺血心肌及保肝等功效，是中医健脾补气的主药。"久病入络"，以丹参活络，其富含丹参酮和内酯等，药理证实对心血管有钙拮抗作用，增加冠脉流量，保护心肌缺血，缩小心梗面积，降低心肌耗氧量，降血压，降血脂，抗动脉粥样硬化，抗凝血，增强心脑组织的能量代谢，还能保护肝损伤，促进肝细胞再生，抗肝纤维化，是中医活血养血的主药。"余邪未清"，以苦参清热，其富含生物碱、黄酮类等，药理证实对心脏有正性肌力作用，抗心律失常作用，保护心肌缺血，明显扩张血管而降血压，是中医清热燥湿的奇药。唯苦参易苦寒伤胃，用量控制在10g 以内无妨，防其苦寒还可选伍和胃的神曲 15g，木香 10g，生鸡内金 30g，砂仁 10g，陈皮 10g 之类。

三参饮治疗心肝疾病还宜重视辨证加味。

心病选加生黄芪 10g，当归 10g，仙鹤草 10g，麦冬 10g，黄精 10g，全瓜蒌 30g，薤白 10g，川芎 10g，赤芍 10g，牡丹皮10g，苏木 10g，葛根 10g，三七粉 3g（冲）。

肝病选加醋鳖甲 15g，板蓝根 15g，金钱草 30g，川楝子10g，延胡索 10g，木香 10g，郁金 10g，神曲 15g，生鸡内金30g，连翘 10g，当归 10g。

‖ 验案 ‖

赵某，女，66 岁。

病史：患者有高血压病史近 10 年。经常头晕发空，项紧肢麻，现服北京 0 号胶囊控制血压。两年前恼怒激动，心情不畅，突感胸区憋痛，心悸怔忡，气怯难续，有明显的坠落感。嗣后心悸憋痛时作，气短加重，心烦口苦，口渴少饮，失眠多梦。血压升高则心悸加重。曾经某医院住院检查，诊为冠心病心律失常，高血压病Ⅲ期，久服中西药乏效而来门诊。

检查：舌苔薄黄，舌质紫暗，脉细结促。唇色较紫，血压 150/95mmHg，心率 98 次/分，心律不齐，无明显杂音。心电图示：Ⅰ、aVL 导联 T 波倒置，V3～V5 导联 ST 段下移，侧壁、前壁供血不足，有室性早搏。

辨证：心悸怔忡，气短头空，苔薄，脉细，系气虚表现；项紧肢麻，舌紫暗，脉结促，系瘀阻表现；心烦口苦，头晕多梦，系心火表现。病位在心。

中医诊断：胸痹心悸（气虚血瘀，心火上炎证）。

西医诊断：冠心病心律失常。

治法：补心气，化瘀血，清心火。

处方：沈氏女科经验方"三参饮"加味。党参 10g，丹参 30g，苦参 10g，生龙骨 30g，生黄芪 10g，葛根 10g，川芎 10g，仙鹤草 10g，黄连 10g，肉桂 3g，当归 10g，野菊花 10g，石韦 10g。每日 1 剂，水煎，分两次服。

结果：上方连服 7 剂，怔忡消失，心悸胸憋缓解。血压降为 130/90mmHg，心烦如旧，夜寐仍差。心气未复，瘀血渐化，心火仍炎，减温补，增清心，上方去生黄芪、仙鹤草，加生栀子 10g，炒酸枣仁 30g，车前草 30g，琥珀粉 3g（冲）。续服 7 剂，心悸明显减轻，心率 80 次/分，夜寐转酣，心烦缓解。上方以生牡蛎 30g 代生龙骨，以生山楂 15g 代当归，改为每晚服 1 煎。1

月后电话告知，心悸已除，脉无结促，心电图缺血改善，已无早搏，不愿再服苦药，嘱其白菊花、枸杞子泡饮，自行调养。

按语：经验方"三参饮"，党参益气，丹参化瘀，苦参清热，《本草经百种录》载有："苦参专治心经之火。"三药之功正合本案。为增补气之力，血为气母，佐以当归补血汤和仙鹤草；为增清心之功，佐以交泰丸和野菊花、川芎、石韦，一则引入心经，二则使邪从尿泄，一升一降，调畅升降气机，又是止悸有特效的药对；葛根专治项紧头晕又可降压；琥珀针对多梦。全方攻补兼施，寒热并用而获效。

桂枝汤类化裁效治

桂枝汤出自东汉张仲景著《伤寒论》，功能辛温解表，调和营卫，专治外感风寒表虚证而见发热恶风、汗出节楚、头痛咳嗽、舌苔薄白、脉象浮缓，以及营卫不和，气血不调的微寒、自汗、脉缓等。其为《伤寒论》中第一方，应用广泛，可视作温通之要方。

方中桂枝（原方用9g）疏散风寒以解肌表为君药，白芍（原方用9g）敛阴和营，使桂枝辛散而不伤阴为臣药，两药一散一收，调和营卫而解表和里；生姜（原方用9g）助桂枝解表邪，大枣（原方用12枚）助白芍和营，共为佐药；炙甘草（原方用6g）调和诸药为使药。沈氏女科传承经方特色，又结合时代变迁加以改组，只取其中的桂枝、生白芍各10g，用治感冒发热、自汗畏风、月经失调、妊娠恶阻、柔痉痹痛等外感表虚、营卫不和证。

仲景对桂枝汤有多种加减变化，沈氏女科结合近代临证换成近代常用剂量，择其效治者计有：在《伤寒论》中以桂枝汤加重桂枝用量（由原方9g加为15g，或换用肉桂5g），名为"桂枝加桂汤"，增强温通心肾阳气、驱散内寒之力。以桂枝汤加重芍药用量（由原方9g加为18g），名为"桂枝加芍药汤"，增强和营止痛之力。以桂枝汤加葛根12g，名为"桂枝加葛根汤"，专治表虚证而见"项背强"等症。以桂枝汤加附子（用10g），名为"桂枝加附子汤"，治疗表阳不固、漏汗不止、四肢屈伸不利。以桂枝汤加大黄6g，倍芍药，名为"桂枝加大黄汤"，专治桂枝汤证而兼腹痛拒按的气血积滞证。以桂枝汤加厚朴6g，杏仁10g，名为"桂枝加厚朴杏子汤"，增加降气平喘之力。桂枝汤加大芍、姜用量（均由原方9g加为12g），再加人参9g，名为"桂枝新加汤"，加强补气固表、养血通阳作用。以桂枝汤合小柴胡汤（桂枝、芍药、黄芩、生姜、人参、半夏各6g，柴胡12g），名为"桂枝柴胡汤"，治疗太阳少阳并病，症见发热、微恶风寒、肢节烦痛、微呕不能食、心下支结、口苦、舌苔白、脉浮弦，如感冒、流感、扁桃体炎、风湿、溃疡病、更年期综合征、癫痫等见上症者。

在《金匮要略》中还有不少补充。如《妇人妊娠病脉证并治》篇，以桂枝汤中的桂枝、芍药两味，加茯苓、牡丹皮、桃仁等份为丸，名"桂枝茯苓丸"，成为温通化瘀之剂，用治瘀血痛经、产后恶露停滞、宫外孕、子宫肌瘤、卵巢囊肿等有瘀血寒凝证者常有效。《中风历节病脉证并治》篇有"桂枝芍药知母汤"，用桂枝、防风、知母、白术、芍药、炮附子，温经宣痹，养阴清热兼施，通治风湿、类风湿证。《血痹虚劳病脉证并治》篇，以桂枝加龙骨、牡蛎，组成"桂枝加龙骨牡蛎汤"，用桂枝汤调和营卫，龙骨、牡蛎重镇潜纳。《水气病脉证并治》篇，以桂枝汤加黄芪6g，名为"桂枝加黄芪汤"，用桂枝汤调和营卫，加黄芪托表逐湿。

‖验案‖

吴某，女，35岁。

病史：患者经前阵发怕风，尤以后背为著，自觉烘热心烦，伴右侧汗多。月经周期，经量尚正常。虽经疏肝解郁、养血调经、补益心脾诸法及谷维素治疗，均无疗效，症状逐月加重，而来门诊治疗。

检查：苔薄白，脉弦细。正值经前，烘热心烦明显，但测体温正常。

辨证：营卫不和，则既不能营内又不能卫外，而见烘热心烦，怕风多汗，苔薄白，脉弦细。病位在营卫。

中医诊断：汗证（营卫不和证）。

西医诊断：内分泌紊乱。

治法：调和营卫。

处方：《金匮要略》桂枝加龙骨牡蛎汤方意加减。桂枝10g，生白芍10g，生龙骨30g，生牡蛎30g，石菖蒲10g，郁金10g，蛇床子10g，菟丝子10g，葛根10g，防风10g，当归10g，五味子10g。每日1剂，水煎，分两次服。

结果：上方连服5剂，经行5天而净，量色正常，烘热汗多缓解，舌脉如前。嘱停服汤剂，改为口服杞菊地黄胶囊，每次5粒，每日两次，下月临经时复诊。经前烘热心烦没有出现，背部怕风也已轻微，苔薄白，脉弦细。仍守前法，加生黄芪10g，炒白术10g，防风改为5g，合"玉屏风"方意，佐以炒酸枣仁、首乌藤各30g以宁心止汗，再进7剂，仍服杞菊地黄胶囊。如法调理两个月经周期，已无明显不适，后未再复诊。

按语： 背凉畏风，烘热心烦，半侧汗多，舌苔薄白，脉象弦细，营卫不和，辨证无疑。沈氏女科用"桂枝加龙骨牡蛎汤"

调营和卫，正合其治。为提高疗效，尚有多个辅佐，如本案配葛根除背部恶风；配当归兼养心血；配首乌藤、炒酸枣仁，佐以玉屏风、五味子宁神止汗；加石菖蒲、郁金调整皮质中枢；加蛇床子、菟丝子调整内分泌功能，据证加减，常可获效。

12 味效药妙用

12 味传统效药沈氏女科都有妙用，现述要如下。

仙鹤草扶正优于止血

仙鹤草《滇南本草图谱》称为"脱力草"。其含仙鹤草素和维生素 K，可缩短凝血时间，增加血钙和血小板而有收敛止血作用。其性平和，适用于一切出血证。凡见出血，无论寒热虚实，无论源于哪个部位，医者必定投之仙鹤草，现已制剂成仙鹤草素片和注射液，更便于临床使用。

仙鹤草还有强心升压、兴奋疲劳的骨骼肌、增强细胞抵抗力而有补虚强壮作用，专治脱力劳伤，故《滇南本草图谱》称为"脱力草"。大凡神疲乏力，头晕目花，气血亏损，均可以仙鹤草 10～30g 配其他补虚之品，如生黄芪、当归、党参、白术、山药等而获效。仙鹤草还有抗肿瘤作用，在癌症患者扶正祛邪时为一举两得之妙药。医者视仙鹤草只重其收敛止血之力，而疏于扶正培本之功，故提示曰："仙鹤草扶正优于止血。"

金银花炒炭消炎力强

金银花始载于《名医别录》，又名"忍冬花""双花"，以花蕾入药。金银花所含绿原酸有广谱抗菌作用，对革兰氏阳性菌、革兰氏阴性菌、皮肤真菌都有明显的抑菌作用，而且解毒退热，轻宣疏散，为外感风热、温病热毒的要药。温病卫气营血各证、外科疮疡疔肿均可投用。近代发现其还有抗流感病毒的功效。

金银花炒炭后消炎解毒之力加强，且可凉血止痢，治疗热毒血痢、菌血症、败血症、急性扁桃体炎均有良效。金银花的茎叶称"忍冬藤"，除具有金银花的功效，外兼清经络风湿热毒，且能抗炎止痛，善治风湿热痹、关节红肿热痛、屈伸不利，血沉增快者更宜。可用 30 ～ 60g。

五倍子降糖但涩胃

五倍子系寄生于盐肤木叶上的虫瘿。其富含鞣质，为收涩止泻药，其性味酸涩，更兼敛肺、止汗、固精、止血，用治肺虚久咳，肺热痰嗽，自汗盗汗，遗精白浊，脱肛血证，且有杀灭精子作用，避孕时可用。

《本草图经》认为五倍子"生津液最佳"，《本草纲目》认为可治"消渴"，《太平惠民和剂局方》更有秘传"玉锁丹"，合云茯苓、生龙骨，故五倍子新用有降糖止渴作用。但其性寒涩，过量涩胃，脘部不适，烧心嘈杂。用量应在 10g 以下，或研末装入肠溶胶囊中吞服，则可加大剂量，每次可吞 30g，则降糖作用更为明显，而涩胃之性大为降低。

蛇床子并非仅仅燥湿止痒

《本草纲目》云："蛇虺喜卧于下食其子，故有蛇床、蛇粟诸名。其叶似蘼芜，故名墙蘼。"《名医别录》又名"枣棘""思益"。

蛇床子有良好的抗真菌、抗病毒、抗滴虫作用，所谓燥湿杀虫，祛风止痒。可治阴囊湿疹、白带阴痒、疮癣瘙痒，并能减少炎性分泌物。内服、外用均可。

蛇床子还有两个重要功效：有雄性激素样作用，并可延缓衰老，是温肾壮阳的良药，可用治肾亏阳痿、宫寒不孕；有抗心律失常作用，类似钙离子拮抗剂，用于冠心病、心律失常。蛇床子虽不如仙茅之温燥，但也不宜用于湿热下注，阴虚火动者。其所含蛇床子素有抑制心脏作用，对心功能差者要慎用。

有时服后有舌麻感，用量应控制在 10g 以下，久煎半小时，麻感消失，不影响药效。

海参肠乃治痫奇药

海参肠系刺参科动物梅花参、光参腹内的沙肠，食用海参时常常弃之。取出洗净沙子，焙干或阴干，配入汤剂；或用干海参肠 5g，研为细末，装入胶囊，每次吞服 1.5g，每天两次，用石菖蒲 15g 煎水送服，效果更佳。

海参肠性味咸平，富含蛋白质和钙、磷，有养血润燥、祛痰透窍的功效。癫痫多因痰蒙心窍而发作，祛痰透窍、通便是治痫主要法则，海参肠之功效正切痫证之理，投服有奇效。

白花蛇舌草清热利尿而不伤胃

白花蛇舌草系茜草科一年生披散草本植物白花蛇舌草的全草，又名"蛇舌草"，《全国中草药汇编》异名"尖刀草"。医者只知其有解毒抗癌作用而用于各类癌症和疮疖肿毒、咽肿肠痈及毒蛇咬伤。

白花蛇舌草还能清热利尿，用于热淋尿少和利尿排邪。其性虽寒但不伤胃，可以重用 30g 以上，应当视作一味利尿排邪的良药。

莱菔子降压又不破气

莱菔子历代均知其有两个功效：消食除胀力宏，用治食积气滞，胸满闷胀，嗳气吞酸，泻痢不畅；祛痰降气力专，用治痰浊壅盛，喘息咳嗽实证。

莱菔子所含芥子碱有明显的降压作用，且效果稳定，是治疗高血压的效药。

古训云："服补药者忌之。"（清代严西亭等撰《得配本草》）以为莱菔子破气行滞而忌之，然莱菔子行气而不破气，治疗气虚引起的虚胀虚喘证，在人参等补气药中如佐入少量的莱菔子（10g以下），补而不滞，反而提高疗效。《本草新编》中有云："或问萝卜子专解人参，一用萝卜子则人参无益矣。此不知萝卜子而并不知人参者也。人参得萝卜子，其功更神，盖人参补气，骤服气必难受，非止喘胀之症为然，得萝卜子以行其补中之利气，则气平而易受，是萝卜子平气之有余，非损气之不足，实制人参以平其气，非制人参以伤其气。"张锡纯在《医学衷中参西录》中也有概述："莱菔子生用味微辛，性平，炒用气香性温。其力能升能降，生用则升多于降，炒用则降多于升。取其升气化痰宜生用，取其降气消食宜炒用。究之，无论或生或炒，皆能顺气开郁，消胀除满，此乃化气之品，非破气之品。而医者多谓其能破气，不宜多服、久服，殊非确当之论。盖凡理气之药，单服、久服未有不伤气者，而莱菔子炒熟为末，每饭后移时服钱许，借以消食顺气，且不伤气，因其能多进饮食，气分自得其养也。若用以除满开郁而以参、芪、术诸药佐之，虽多服、久服，亦何至伤气分乎？"

因此，莱菔子应注意其降压之新用，不破气之特点，与参芪之类同用无破气之虑矣。

苏木巧解心痛

苏木活血破瘀，消肿止痛，为妇科和骨伤科专用药，用于血滞经闭、血阻痛经、产后瘀结、跌打损伤、瘀肿而痛。苏木含苏木素、挥发油，能增加冠脉流量，降低冠脉阻力，促进微循环血流，促进其管径恢复而改善微循环障碍，抑制血小板聚集，降低血液黏度，对血瘀类或痰瘀互结类胸痹心痛有明显的镇痛作用。应用时要掌握剂量，正如《本草纲目》所言："苏木乃三阴经血分药，少用则和血，多用则破血。"和血用10g，破血用15g。

泽兰活血而利水

泽兰始载于《神农本草经》，异名为"龙枣"，《救荒本草》异名为"地瓜儿苗"。用其活血通经之功，多用在妇科血滞经闭、痛经及产后腹痛，骨伤科也用治跌打损伤、瘀血作痛，外科用治痈肿疼痛。

一般内科少用泽兰。现代药理证实，泽兰能改善血液流变性，抑制血栓形成。其活血化瘀作用较为温和，而且能利尿退肿、解毒消痈。故内科也可以多用，凡瘀滞作痛、瘀阻癥瘕、瘀闭水肿淋沥、瘀滞痈肿疮毒，均可投之。

野菊花能解毒强心

野菊花性微寒，味苦、辛，又名"岩香菊"，别名野黄菊花、苦薏、山菊花、甘菊花，解毒消肿、降压强心，用治疮毒、高血压、心脏病。野菊花清热解毒之力大于白菊花，专治痈疽疖疔、咽喉肿痛，但平肝明目作用不如白菊花，而扩张外周血管、降压作用优于白菊花。《本草汇言》言其破血疏肝，解疔散毒，主妇人腹内宿血，解天行火毒丹疗，洗疮疥，又能祛风杀虫；《现代实用中药》中用于痈疽疔肿化脓病。现代药理研究证明，野菊花是中草药中的"广谱抗生素"，对多数皮肤真菌、金黄色葡萄球菌、痢疾杆菌、绿脓杆菌和流感病毒等均有较强的抑制作用。野菊花还有两个专长，即对心血管的效应，改善血流动力学，抗心肌缺血，减慢心率，明显降低心肌耗氧量，增加冠脉流量，抗血小板聚集；治疗盆腔炎、前列腺炎有特效。

宋代景焕于《牧竖闲谈》中曰："真菊延龄，野菊泄人。"野菊花苦寒之性胜于白菊及黄菊，独擅清热之功，一般用于治疗疔疮痈肿、头痛眩晕、目赤肿痛。中医认为野菊花有清热解毒之功效，现代临床则广泛用于治疗痈肿疮毒、湿疹、宫颈炎、前列腺炎、肛窦炎等，多种中成药都含有野菊花。有一种称为菊花脑的野菊花还可作为蔬菜食用，其嫩茎叶可凉拌、炒肉或作药膳。用野菊花做成的枕头，清香宜人，具有疏风清热、明目的作用，开发的产品有野菊花荞麦健康枕、野菊花枕等。需要注意的是，野菊花性微寒，常人长期服用或用量过大，可伤脾胃阳气，如出现胃部不适、胃纳欠佳、肠鸣、大便稀烂等胃肠道反应，故脾胃虚寒者及孕妇不宜用。

鹿茸不能乱用，鹿角胶、鹿角霜提倡多用

鹿角胶温补肾阳，益精养血同鹿茸，但其温性已减而增养血止血之力，专治虚寒性的吐衄崩漏、再生障碍性贫血和阴疽内陷。熬胶后所剩骨渣为鹿角霜，其温补肾阳、益精养血之功虽小犹存，且温通之力大增，又可收涩，并不滋腻，比用鹿茸的不良反应大大减少，临床可用于阳虚的食少便溏、腰下冷痛、

遗精遗尿、崩漏带下，寒凝的痹证阳痿、胸痹心痛、膏淋日久、涩痛不著而腰痛如折等。价格又较鹿茸便宜，只要对证，可用15～30g，可以代替鹿茸，提倡多用。

晚蚕沙祛风除湿，和胃止痛

晚蚕沙，异名原蚕屎（《名医别录》）、蚕砂（陶弘景）、马鸣肝（《东医宝鉴》）、晚蚕矢（《本草备要》）、二蚕砂（《江苏药材志》），为蚕蛾科昆虫家蚕蛾幼虫的干燥粪便。主产浙江、四川、河南等地。

晚蚕沙煎剂有抗炎、促生长作用，叶绿素衍生物对体外肝癌细胞有抑制作用。晚蚕沙含大量胡萝卜素，还富含叶绿素和维生素 E、维生素 K 和果胶等，是提取这些化学物品较为经济的原料。晚蚕沙还被用来制作蚕沙枕头，具有清凉和降血压等效果。

《本草纲目》载："治消渴、癥结及妇人血崩、头风、风赤眼，去风除湿。"《名医别录》载："主肠鸣，热中，消渴，风痹，瘾疹。"主要功效是祛风燥湿，清热活血。临床主要用于治风湿，皮肤不仁，关节不遂，急剧吐泻转筋，筋骨不遂，腰脚作痛，腹内瘀血，头风赤眼。晚蚕沙还有和胃止痛作用，可治痛经痹病、脘腹痛。内服煎汤，包煎 10～15g，或入丸、散。外用炒熨、煎水洗或研末调敷。由于血虚不能荣养经络，而无风湿外邪侵犯者，则不宜服用。

家传末药配方精要

先祖历代通过临床不断总结整理和完善充实，流传有末药配方。所谓"末药"，是指将临床使用的中药按中医辨证论治及配伍原则，以一定比例分别按需经炮制后混合共研细末而成。末药随时备用，服用方便，届时据病情辨证后按需用开水冲服，一日数次。

末药的优点在于：①随时取用，省时省力，简便易行。②服用方便，吸收好，见效快。③用量为一般煎剂的数十分之一，节省药材，价廉效高，深受平民大众喜爱青睐。

现概括介绍于下。

千金散

组成：枳实（麸炒）90g，广皮90g，羌活45g，厚朴（炒）60g，谷芽（炒）120g，苏叶90g，楂肉（炒）180g，半夏（微炒）45g，香附（生打）90g，神曲（炒）180g，藿香45g，乌药45g，槟榔45g，薄荷45g，淡豆豉（炒）45g，莱菔子（炒）45g，桔梗60g，大力子（炒）60g，草豆蔻（去衣）60g，前胡45g，炙甘草30g，苍术（米泔水浸炒焦）90g，白芷45g，滑石（水飞）120g，防风45g，猪苓60g，白苓45g，木香30g。夏加干葛60g，冬加干姜45g。

主治：外感寒热兼消食积。

导淋散

组成：归尾120g，赤芍90g，延胡索（酒蒸）90g，牛膝120g，香附（酒浸炒）120g，青皮（酒炒）90g，三棱90g，莪术90g，姜黄90g，乌药120g，丹参120g，茺蔚子（酒炒）120g，枳壳（麸炒）90g，厚朴（炒）90g，山楂肉（炒焦）120g。

主治：产后腹痛有痞块。

失笑散

组成：生蒲黄 240g，五灵脂（水飞）240g。

主治：产后血晕。

清魂散

组成：荆芥 500g，全当归 250g，川芎 250g，泽兰 500g，丹参 250g，炙甘草 125g。

主治：新产后瘀血凝滞兼发寒热证。

十全散

组成：归身（酒浸）180g，白芍（酒炒）120g，茺蔚子（酒炒）90g，生地黄 240g，川芎 90g，川续断 90g，杜仲（盐水炒）90g，炙甘草 30g。

主治：补血调经。

四宝丹

组成：金华香附 2000g（分 4 份用酒、醋、盐、童便炒至微焦）。

主治：临经腹痛及经行先后痛者。

温经散

组成：肉桂（刮去皮）、炮姜等分。

主治：经寒证。

平胃散

组成：苍术（制）240g，厚朴（制）240g，陈皮（去白）120g，炙甘草60g。

主治：红白痢疾。

胃苓散

组成：黄芩90g，赤苓90g，木通90g，猪苓90g，泽泻120g，车前子（炒）90g，广陈皮90g，栀子（炒）90g，生甘草梢30g。

主治：小便不通。

止嗽散

组成：紫菀（蒸）240g，百部（蒸）240g，桔梗（炒）240g，白前（蒸）240g，橘红180g，象贝母180g，炙甘草90g。

主治：久嗽。

泻白散

组成：桑白皮（蜜炙）300g，薄荷300g，橘红240g，半夏（焙）240g，桔梗180g，枳壳210g，白前120g，炒葶苈子（炒）90g，炙甘草60g。

主治：新嗽。

补中散

组成：黄芪（蜜炙）180g，白术（蜜拌九蒸九晒）120g，西党参90g，升麻（焙）30g，柴胡（焙）30g，归身90g，广陈皮

60g，炙甘草 60g。

主治：气虚下陷诸证。

逍遥散

组成：当归 120g，白芍（酒炒）90g，柴胡 90g，白茯苓 90g，白术（蒸熟炒）90g，广陈皮 60g，薄荷 45g，炙甘草 30g。

主治：内伤虚寒、内伤虚热诸证。

六香散

组成：西党参 210g，白术（土炒）180g，白茯苓 120g，半夏（制）90g，广陈皮 90g，炙甘草 45g。

主治：气虚眩晕诸证。

和脾散

组成：白术（炒）120g，西党参 90g，山药 120g，白扁豆（炒）120g，薏苡仁（炒）120g，芡实 90g，广陈皮 60g，木香 30g，砂仁（炒）30g，白茯苓 90g，炙甘草 30g。

主治：脾虚发肿诸证。

二陈散

组成：半夏（焙）120g，白茯苓 90g，广陈皮 90g，炙甘草 30g。

主治：呕吐兼消痰。

养营丹（和营散）

组成：归身 120g，白芍（酒炒）90g。

主治：养血安胎。

定痛丹

组成：乳香（去油）、没药（去油）等分。

主治：诸般作痛。

调气散

组成：广木香。

主治：专调气分。

益元散

组成：滑石（飞）180g，生甘草30g。

主治：水泻。

安胜散

组成：白术（炒）120g，黄芩120g。

主治：安胎。

挞脾散

组成：焦山楂肉。

主治：治肉积、食积。

宝花散

组成：细辛9g，川郁金60g，降香屑90g，荆芥15g。

主治：四时不正之气。

止带散

组成：牡蛎（水煅、水飞）。

主治：治带下。

活络丹（建中丹）

组成：全当归（酒润）90g，牛膝（炖，加陈皮打烂）90g，秦艽60g，羌活45g，独活60g，防风30g，川续断60g，桂枝30g，红花30g，炙甘草21g。

主治：产后败血流入经络者。

茶调散

组成：薄荷（净叶）90g，细辛30g，川芎90g，羌活60g，防风60g，荆芥60g，僵蚕30g，白芷（炒）60g，炙甘草45g。

主治：头痛。

乳癖散

组成：黄柏、知母、槐花、半夏等分。

主治：乳癖（左乳塞右鼻，右乳塞左鼻）。

同用法：新产瘀滞兼发寒热者千金散、清魂散同用；经水不调兼腹痛者十全散、四宝丹同用；经水不调夹寒者十全散、温经散同用；外感寒热兼呕吐者千金散、二陈散同用；外感寒热兼下痢者千金散、平胃散同用；气血俱虚者十全散、六香散同用；瘀血不清兼血晕者清魂散、失笑散同用；虚肿者千金散、和脾散、泻白散同用（和脾散分量居多）；内伤寒热久嗽者逍遥散、止嗽散同用；外感寒热兼嗽者千金散、泻白散同用；瘀血不清兼嗽者清魂散、泻白散同用；外感寒热兼小便不通者千金散、胃苓散同用；新产寒热兼呕吐者清魂散、二陈散同用；安胎养营散、安胜散同用；新产瘀血流入经络者清魂散、建中散同用；夹湿兼泄泻者平胃散、益元散同用；寒热兼头痛者千金散、茶调散同用；痢疾兼腹痛者平胃散、调气散同用；经水不调兼有白带者十全散、止带散同用（腹痛者四宝丹亦可同用）。

加减法：千金散可加荆芥、生姜，夹暑者去生姜加青蒿；清魂散可加益母草、生姜，夹暑去姜；十全散可加丹参（月经先期）、木香、炮姜（月经后期）、香附（腹痛者）；止嗽散可加北沙参、麦冬；泻白散可加杏仁、象贝母；逍遥散可加鳖甲；二陈散可加竹茹、乌梅、生姜；平胃散可加藿梗、木香、焦山楂肉、煨姜；益元散可加赤茯苓、车前子；建中散可加桑枝；和脾散可加大腹皮、生姜皮、冬瓜皮（脾虚湿肿）、肉桂、煨姜（脾虚泄泻）；失笑散可加益母草、童便（冲服）；四宝丹可加延胡索、青皮、木香；胃苓散可加滑石；六香散可加木香；补中散可加木香；养营散可加苏梗、砂仁、黄芩、杜仲、川续断；安胜散可加苏梗、砂仁、杜仲、川续断。

末药应用于临床，因其取用简便、价廉效高而颇受病家欢迎，加之根据不同病情变化可随证灵活变通、加减同用，更能切中病机，提高疗效，实乃先祖对传统中药煎剂的一项改革创新。

医论医话

舌象要简

望、闻、问、切四诊可辨病定性，辨证分类，可识病证之轻重顺逆。

四诊是患者或家属的主观感觉及诉述，结合医者直观收集的临床病变资料，有较大的主观随意性，直接影响诊断的精确度。四诊中唯独舌诊最为客观，是真实反映病情的一项可靠依据。舌诊由医者直接观察，一望即得，一目了然，是中医诊断的特色，也是四诊的关键，临证尤当重视。

舌诊起源于《黄帝内经》，对不同病证的舌象已有多处描述。如邪热亢盛可见舌干、舌糜，表热传里可见黄苔，心病和肝经气绝可见舌卷等。张仲景首次将舌诊纳入辨证论治体系，将舌诊的变化作为辨证的主要依据，如提出燥舌主热，青舌主瘀，黄苔主里热实证等。元代有了第一部舌诊专著《金镜录》，总结辨舌 36 法，为舌诊进入辨证诊断学打下基础。明清时期温病学说兴起，更将舌诊学广泛应用于临床而进入全盛时期。申斗垣的《伤寒观舌心法》在《金镜录》的基础上集明代以前舌诊大全，扩展为137舌；张诞先《伤寒舌鉴》增图 120 帧，分白、黑、黄、灰、红、紫、霉酱、蓝 8 类，各图均有说明，简明概要；傅松元《舌苔统志》以舌色为纲，分为枯白、淡白、淡红、正红、绛、紫、青、黑 8 门，作为辨证依据；刘恒瑞《察舌辨证新法》提出白、黄、黑 3 种舌苔的辨证方法，理论联系实践，有临床参考价值；曹炳章《彩图辨舌指南》集历代舌诊精华于一书，并绘有彩图、墨图；杨云峰《临证验舌法》以舌质与舌苔的形色来分析阴阳虚实，符合临床，意义重大。

舌为心苗，又为脾之外候，手少阴之别系舌本，足少阴之脉夹舌本，足厥阴之脉络于舌本，足太阴脉连于舌本、散舌下，可见脏腑与舌有直接关系。

舌象因病情不同而繁杂多变，显得错综复杂，但万变不离其宗，临证只要掌握其主要特征，就能执简驭繁，提高诊断的精确度，使舌诊更具客观性，更加实用化。

沈氏女科将舌诊应用于临床，主要概括为舌苔、舌质和舌体 3 部分，并加以简化。

舌苔变化：黄苔属热，白苔属寒；厚苔属实，为痰湿或食阻，薄苔属正常、表证或虚证（气、血、阴、阳之虚）；苔润为正常，阴津未伤；苔燥属阴伤津亏。

舌质变化：淡红属正常，淡白属气虚或阳虚，红色属阴虚或实火，绛色为热入营血，紫色为寒盛或瘀血，紫斑属瘀血。舌胖为齿痕舌属阳虚；舌瘦为阴虚。

舌体变化：多属危重之证。舌卷、舌颤、舌歪、舌萎均属中风，且常伴循衣摸床、神昏谵语等神志症状。

舌诊虽可直观，但常因光线影响、目测差异、染色、饮食等因素而产生误差。为此，不少学者采用现代科技手段对舌诊做了深入有益的研究。如青紫舌是中医临床诊断瘀血的重要舌象，通过舌微循环检测法对舌尖微循环研究观察，发现青紫舌有明显的微循环障碍，表现为异形微血管丛、瘀血微血管丛、扩张微血管丛均增多，血细胞聚集明显、流速减慢，血色暗及出血，微循环呈严重瘀滞；淡白舌是中医诊断气虚、阳虚的重要舌象，舌微循环检测出现微血管丛减少、管襻口径变细、血色淡红、微血管周围渗出明显、乳头肿胀、微循环呈低灌注状态，说明两种舌象均有微循环障碍，但又各具特征，对于两种舌象的鉴别提供了客观指标。各种舌色仪的研制成功，消除了医者的视觉差异。特别是电子计算机控制的多功能舌象仪，根据国际色位制成舌色板和舌诊色谱，对照观察更加逼真。

总之，舌诊直观，客观性最强，配合现代科技方法的应用，其精确度更高，加之临证化繁为简，掌握特征要领，正确运用，必将进一步提高诊断的正确性。

‖ 验案 ‖

赵某，男，46岁。

病史：患者素有心痛，遇感冒、劳累或情绪波动则发。日前因不慎受凉加之家事繁扰而发病。自服感冒药、地奥心血康、救心丸等药无效，又经静脉输用川芎嗪注射液200mL/日，连用5日症状仍未缓解，遂请中医诊治。症见精神委顿，胸闷心痛牵连后背，背寒肢冷，心悸气短，神疲乏力。

检查：舌紫暗边尖有瘀斑紫纹，苔薄黄，脉细。律齐，心率67次/分。血压110/75mmHg。

辨证：气血瘀阻，心脉失畅则作心痛；不通则痛，故见胸闷心痛牵连后背；气机阻滞，心阳不振则见背寒肢冷，心悸气短，乏力神萎。本例单从症状上难辨虚实，但唯舌紫暗、边尖有瘀斑紫纹一项即能断定气血瘀阻无疑。病位在心。

中医诊断：胸痹心痛（气血瘀阻证）。

西医诊断：冠心病。

治法：祛瘀通脉。

处方：《太平惠民和剂局方》桃红四物汤合失笑散加减。桃仁30g，红花15g，川芎10g，赤芍15g，生蒲黄15g（包），五灵脂15g（包），王不留行30g，枳壳10g，桂枝10g。每日1剂，水煎，分两次服。

结果：上方连服7剂，胸闷心痛大减，背寒肢冷已除，精神亦振，舌质紫暗亦减。原方加土鳖虫15g，郁金12g，再进7剂，药后诸症悉退，舌紫暗显减，瘀斑紫纹亦见减少。嘱继服通心络胶囊每日3次，每次4粒，连服1个月巩固疗效。

按语： 桃红四物汤由桃仁、红花、当归、熟地黄、白芍、川芎组成，功能活血祛瘀、调经。主治瘀血阻滞所致的月经不调、经行腹痛及损伤瘀痛诸症。方中当归、熟地黄、白芍、川芎活血养血；桃仁、红花破血行瘀，祛瘀生新，诸药合用共奏活血祛瘀之功，适用于一切瘀血阻滞之证。失笑散由蒲黄、五灵脂两味组成，功能活血祛瘀止痛，主治瘀血阻滞所致之心腹诸痛及痛经崩漏等症。方中蒲黄祛瘀止血，五灵脂活血散瘀止痛，两药合用有极好的祛瘀止痛作用。

本例舌质紫暗且有瘀斑紫纹，服用地奥心血康、救心丸及静滴川芎嗪等药皆不能缓解心痛，证明气血瘀阻甚为严重，故去桃红四物汤中偏于滋补的当归、熟地黄二味，改白芍为赤芍，并加用王不留行增强活血祛瘀之功力；加入枳壳理气，桂枝通阳；再合失笑散以期一鼓作气，直达病所，祛瘀通脉。二诊药后症减，精神亦振，但舌质仍无显著改善，故再加入土鳖虫灵动化瘀之品再增药力。三诊时诸症悉除，舌质亦见显著好转，故改服成药通心络胶囊巩固善后，以收全功。舌象简化后，只见质紫暗、边尖有瘀斑紫纹一项便可定为气血瘀阻证，可见其实用性。

309

脉诊要精

脉诊已自成体系，称脉诊学，属中医切诊，是中医学的重要组成部分。脉诊是医者通过接触病人机体获得重要辨证资料的一种诊断方法。

"脉理精微，其体难辨，在心易了，指下难明。"说明脉诊学是一门十分综合和复杂的技术操作，也体现了指下辨明脉体的难度。如弦、紧、洪、实、滑、疾诸脉，从理论、文字上皆能描述清楚、一一区分，但实际临证时指下却很难辨明。至于某些临床不常见的脉象如"屋漏""雀啄""解索""虾游""釜沸""散叶""省客""横络""交漆""鱼翔""弹石""转豆""偃刀""麻促""颓土"等，指下就更难区分。

脉诊源自《黄帝内经》，是经络检查方法之一，包含脉法和色脉。脉法属"遍诊法"，所诊部位均在各经动脉跳动的穴位之上，是谓诊"脉气"；而色脉则是视察络脉的颜色（嗣后归入色诊法而脱离脉诊）。王叔和的《脉经》是脉诊学的第一部专著，完善了"独取寸口法"的技法和内涵，并定出脉名、脉形、主治病证的范围、寸关尺三部分主脏腑的位置。李时珍著《濒湖脉学》，以《黄帝内经》为宗，在24种病脉的基础上修正了革、劳二脉，并补充长、短脉而形成较为合理的27种病脉。因其简明易懂，利于推广，而成为现代脉诊学的准绳。毋庸置疑，脉诊学在辨证中的地位无法替代。

脉诊古有遍诊法、三部诊法和寸口诊法3种。后世则以寸口诊法为主，并从脉的位、数、形、势分为28种脉象，以察知身体内部的病变。诊脉全凭医者手指的灵敏触觉来体验，因此要准确区分脉象，除熟练掌握脉诊理论外，还要通过实践，不断总结、体验、提高，才能做到得心应手，真正掌握这一技巧。所以，从临床实际需要出发，脉诊既不可丢，亦不可杂，而是宜精不宜细。

从脉症的相应与相反，可辨别疾病的顺逆。脉证相应为顺，相反为逆。如病属有余之证，脉应见弦洪数实，是谓脉证相应，为顺证；若反见沉细微弱之脉，是谓脉证相反，为逆证。脉证不相应如阳证见阴脉、虚证见实脉等，临证须明辨脉的"从"与"舍"。"舍脉从证"与"舍证从脉"是辨别疾病的关键之一，不可主观臆断，必须四诊合参，综合分析，去伪存真，才能明辨真假，揭示本质，取舍得宜。

沈氏女科认为脉诊宜精不宜细，临床应分清9种主脉。

浮脉：脉位浅表，轻取即得，举之有余，按之不足，主表证。沉脉：脉位深沉，重按始得，举之不足，按之有余，主里证。迟脉：脉率迟缓，一息不及四至，主寒证。数脉：脉率数疾，一息五至以上，主热证。滑脉：脉来流利，如盘走珠，主痰浊或妊娠。涩脉：脉来不畅，如刀刮竹，主瘀血。弦脉：脉来有力，如按琴弦，主气滞。细脉：脉体细小，如丝如线，主虚证。促结代脉：脉率不整，缓时一止，止无定数为结；数时一止，止无定数为促；止有定数为代。促、结、代脉均系重症。

临证常见多为兼脉，主病亦各不同：脉浮紧为风寒，脉浮数为风热，脉浮濡为伤暑，脉浮而有力为表实，脉浮而无力为表虚；脉沉迟为里寒，脉沉数为里热，脉沉滑为痰浊、食阻，脉沉涩为瘀血，脉沉细为血虚、阴亏；脉弦迟为气滞寒凝，脉弦数为气滞热壅，脉弦滑为气滞痰浊，脉弦涩为气滞血瘀，脉弦细为阴虚阳亢；脉沉细为气虚阳衰，脉细数为阴虚内热；脉结代为痰浊、瘀血内阻、气虚不能运血、阳衰不能温血；脉代散为脏气衰竭，濒死之兆。

人体血脉的运行和气血脏腑关系十分密切。气血脏腑发生病变，脉象必受影响，甚至在疾病尚未显露之前，脉已有了变化。可见脉诊在中医诊断中的重要性，不可等闲视之。

‖ 验案 ‖

孙某，男，54岁。

病史：患者胸闷脘疼，纳少不思饮食，食后脘胀牵连胁腹，后背冷痛，心悸气短，神疲乏力，大便不畅。曾服摩罗丹、肠胃康、吗丁啉、雷尼替丁、加味保和丸、疏肝止痛丸、参苓白术丸等中西药物及补气健脾、疏肝和胃等汤剂皆无明显疗效。

检查：舌紫暗有瘀斑，苔薄微黄，脉细涩。心电图大致正常，24小时动态心电图示偶发房早、室早，心脏彩超无异常，胃镜检查示慢性糜烂性胃炎。

辨证：气滞血瘀，不通则痛，故见胸闷脘疼，后背冷痛，心悸气短，舌紫暗有瘀斑，脉细；脾胃失和则见纳呆乏力，食后脘胀，大便不畅。病位在肝、胃。

中医诊断：胃脘痛（气滞血瘀证）。

西医诊断：慢性糜烂性胃炎。

治法：理气化瘀，调和肝脾。

处方：《太平惠民和剂局方》失笑散加味。生蒲黄15g（包），五灵脂15g（包），土鳖虫15g，川芎10g，王不留行20g，丹参30g，柴胡10g，郁金15g，青皮10g，陈皮10g，生鸡内金15g，焦麦芽10g，焦山楂10g，焦神曲10g，莱菔子20g。每日1剂，水煎，分两次服。

结果：上方连服 7 剂，脘背疼痛皆除，纳增便畅，仍有胸闷气短。原方去青皮、焦麦芽、焦山楂、焦神曲、莱菔子，加厚朴10g，再进 7 剂而症退身安。

按语： 本例虽有纳少不思饮食、脘胁胀痛、大便不畅等脾胃症状，胃镜亦证实为慢性糜烂性胃炎，但胸闷心悸、后背冷痛、舌紫暗有瘀斑皆为气血瘀阻所致，脉细涩亦为气滞血瘀之征象而非虚弱之象，治疗当从理气化瘀入手而不应单纯围于调理脾胃。方用失笑散加土鳖虫、川芎、王不留行、丹参活血化瘀；柴胡、郁金、青皮理气疏肝；陈皮、焦麦芽、焦山楂、焦神曲、鸡内金、莱菔子和胃通便，诸药合用共奏理气化瘀、调和肝脾之功。服药 1 周，初见成效，仍感胸闷气短，加用厚朴宽胸理气，续进 7 剂而安。脉诊精简后，有利于辨证的准确性，这直接关系着疗效。本案以细涩脉辨为气滞血瘀，而不以纳少辨为脾胃运化失健，投理气化瘀药而奏效便是明证。

"舍症从舌"一锤定音

望、闻、问、切四诊是中医辨证的依据和辨病的手段，医者通过四诊收集临诊资料，分析归类，以确定诊断，辨明病因、病机、病位、病势，并预测病性变化顺逆，从而制定相应的理法方药。

舌、脉与症均是病证征象的反映，由症识病，凭舌或脉定性。但是病证常常繁杂，病性变化难测，加之合病宿疾，使临证并非单纯，常有真假之异、错杂之变；有些病证，症虽隐而舌或脉现，或缺症仅舌或脉现，故治法无凭，便有症与舌或脉之取舍。

舌、脉、症的取舍决不可主观臆断，务必舌、脉、症互证互勘，综合分析，透过表象，由表及里，由此及彼，知常达变，去伪存真，揭示本质，方能作出合乎临床实际的正确辨证，然后据证定法，有效论治，否则会误治、失治，后患无穷。当无症可辨或者症与舌或脉分离不一致时，以舌或脉为准进行辨证，确立证候分类，这便是"舍症从舌"或"舍症从脉"。反过来以症为准进行辨证，确立证候分类，则称"舍脉从症"或"舍舌从症"。

四诊主要由患者及其家属的主观感觉及诉述，结合医者收集的临床病变资料来确定，所以有较大的主观性和随意性，难免掺杂"水分"，直接影响诊断的精确度。而脉诊学又是一门十分综合或复杂的技术操作。王叔和在《脉经》的序言中对脉法有过评价："胸中易了，指下难明。"说明指下辨明脉法的难度。

四诊中唯独舌诊最为客观。舌诊主要由医者直接观察，分为舌苔、舌质和舌体 3 部分。由于舌诊比脉诊更加直观，一目了然，所以在四诊中就更具有客观性，其精确度更高。舌诊可以"一望而得"，是四诊中的关键。临证无论"舍脉从症"还是"舍症从脉"，舌诊的定性都起着至关重要的作用。因此，当真假难辨、证情错杂、难以辨证时，舌诊可以"一锤定音"，所以沈氏女科主张"舍症从脉"，更应当"舍症从舌"。舌诊是决定辨证的金标准。

‖ 验案 ‖

张某，女，65 岁。

病史：患者心前区隐痛时作时休，反复发作已历两载。生气劳累时诱发，发作时心慌且烦，神疲肢困，不能动作，动则加重，四肢不温，纳谷不香。屡服温补心阳、益气健脾中药，心痛不解，而来门诊求治。

检查：苔薄白腻，脉象弦滑。心电图示：Ⅱ、Ⅲ、aVF 导联 T 波双向。

辨证：苔薄白腻，脉象弦滑，乃肝郁寒凝、痰浊痹阻之象，亦见心痛且烦、神疲肢困、四肢不温、纳谷不香诸症。病位在心。

中医诊断：胸痹心痛（肝郁寒凝，痰浊痹阻证）。

西医诊断：冠心病心绞痛。

治法：辛温散寒，振通心阳。

处方：瓜蒌薤白桂枝汤、四逆散合方化裁。全瓜蒌 30g，薤白 10g，桂枝 10g，赤芍 10g，丹参 30g，莱菔子 10g，川楝子 10g，延胡索 10g，车前草 30g，鹿角霜 15g，柴胡 10g，枳壳 10g。遵古训先以白酒 100mL 浸泡 1 小时，每日 1 剂，水煎，分两次服。

结果：上方连服 7 剂，心痛减轻，仅劳累时偶发，发作时已无心慌心烦，四肢转温，唯纳谷仍不香，苔薄，脉弦。寒凝已散，心阳已通，痰浊渐化，守法易药，去温通的鹿角霜，加消食的生鸡内金 30g，续进 14 剂，诸症缓解，心电图正常，未再复诊。

按语： 此案据症分析属虚寒内生，心阳不振，运化乏力，不荣而痛。然从虚证施补，投以温阳健脾药，屡屡乏效。故凭舌脉分析乃肝郁寒凝，痰浊痹阻，不通则痛。辨证不同，一虚一实，论治迥然，舍症从舌从脉，一锤定音，最终以瓜蒌薤白桂枝汤合四逆散化裁，月余缓解。可见沈氏女科主张"舍症从脉"，更应"舍症从舌"，是保证疗效的根本。

上下两口是十问关键

问诊是医生在患者自诉病情后对患者或其家属进行有目的地

查询病情之过程。《灵枢·师传》篇早就提出"临病人问所便"，经后世医家发展补充，不断充实，问诊便成为四诊的重要组成部分之一。

问诊的目的在于收集与辨证论治有关的资料，必须重点询问。刻下症是问诊中的要点，是辨证的主要依据。明代张景岳总结前人问诊要点写成《十问篇》："一问寒热二问汗，三问头身四问便，五问饮食六问胸，七聋八渴俱当辨，九因脉色察阴阳，十从气味章神见。"后人把末两句删去，补充以"九问旧病十问因，再兼服药参机变，妇人尤必问经期，迟速闭崩皆可见，再添片语告儿科，天花麻疹全占验。"《十问篇》言简意赅，成为后世问诊的主要内容。

脾主运化，胃主受纳，互为表里，开窍于口，为后天之本。"有胃则生，无胃则死"是诊病大纲，脾胃的盛衰虚实必将导致饮食口味的变化。肾藏精而主骨，兼司二便，为先天之本，二便的变化也能如实反映肾的阴阳盛衰。所以，十问中尤应注重上下两口的各种变化，通过问诊收集与辨证相关的重要资料，是十问的关键。

问饮食口味：口渴引饮为热，渴不欲饮为寒，渴不多饮是湿遏热伏，但欲漱水不欲咽是血热有瘀；病中食量渐增是胃气渐复，病中食量渐减是脾胃气虚；得食则安多为虚证，得食更甚多为实证；外感减食多为气滞，内伤减食多为气虚；消谷善饥是胃火过旺，饥而不食是脾阴已伤；口酸是肝热，口苦是胆热，口辛是肺热，口甜是脾热，口咸是肾热，口淡是水气不化。

问二便：便秘兼潮热口渴、腹部硬满是热证、实证；便秘兼血燥津枯、气血亏损是虚证；便秘兼面白脉迟、渴喜热饮是冷秘；便溏、肛门灼热、粪气腐臭是热滞；便溏、腹痛肢冷、舌白口淡是里寒；大便先硬后溏是脾虚；五更泄泻是肾虚；下利脓血、里急后重是痢疾。溲多清长是阳虚；渴饮多尿是消渴；夜尿频多是肾虚；小便短少是热伤津液；尿少而肿是脾虚湿阻；尿频短赤是下焦湿热；尿频澄清是下焦虚寒；尿频涩少是阴虚内热；尿涩而痛，或有出血、砂石为血淋、石淋；小便自遗是下焦虚寒；小便癃闭、腹痛呕逆是下焦蓄热；肢冷脉迟是阳气虚衰。

沈氏女科认为上口指胃纳，下口指两便。振奋食纳是为首务，通利两便可调气机又能排邪外出，成为十问的关键。但是临证还须四诊合参，互证互勘，综合分析，方能正确辨治，不宜单纯以此作为诊断的唯一依据。

‖ 验案 ‖

许某，男，78 岁。

病史：患者腰酸乏力，畏寒肢冷，纳少气短，食后脘胀。大便艰难，临圊努责，虚坐汗出，便出不干，时常依靠开塞露通便。曾服用麻仁润肠丸、芦荟胶囊等通便剂，因腹泻而中止使用，历时半年余，要求中药调治。

检查：苔薄白，脉细尺弱，舌淡边有齿痕。肛肠检查无异常发现。

辨证：肾司二便，高年体弱、肾阳虚衰则见腰酸乏力、畏寒肢冷、大便艰涩；脾主运化，火不生土，中州失健则见纳少气短、食后脘胀、脉细尺弱、舌淡边有齿痕；临圊努责、虚坐汗出、便出不干，亦皆脾肾两虚所致。虽服通便之剂，然药不对证而徒伤阳气，故致泄泻。病位在脾、肾。

中医诊断：便秘（脾肾阳虚证）。

西医诊断：肠功能紊乱。

治法：温肾健脾，益气通便。

处方：《脾胃论》补中益气汤化裁。肉苁蓉 15g，菟丝子 15g，生黄芪 20g，生白术 30g，柴胡 6g，升麻 4g，当归 10g，陈皮 10g，生鸡内金 10g，莱菔子 15g。每日 1 剂，水煎，分两次服。

结果：上方连服 14 剂，药后诸症减轻，大便亦通畅，仍感乏力气短，嘱服补中益气丸，每日两次，每次 10g，连服 1 个月，巩固疗效。

按语： 便秘是大便秘结不通，排便时间延长或欲便而艰涩不畅的一种病证。辨证求因有热秘、气秘、虚秘、冷秘之别。应分别采用清热润肠、顺气行滞、益气养血、温通开秘等不同治法。

本例脾肾阳虚便秘当以温通开秘治之。方中肉苁蓉、菟丝子温肾通便；生黄芪、生白术、当归益气养血通便；柴胡、升麻助芪术益气升阳；陈皮、鸡内金、莱菔子和胃通便。诸药配伍共建温肾健脾、和胃通便之功，使肾阳得充，中州得健，肠胃调和而大便通畅。药后仍感乏力气短乃中气未能尽复，故嘱续服补中益气丸巩固善后。

"整体观"和"综合论"是中医的优势

中医药学具有独特的理论体系和丰富的临床经验，沈氏女科认为它的两大支柱就是"整体观"和"综合论"，这直接关系到临床疗效，可以说是中医优势，是行业特色的标志。

所谓"整体观"，也就是常说的"辨证论治"。既强调人与自然、人与社会的密切关系，又强调人是一个统一的有机整体，注重局部与整体、病理与生理的联系，又突出个体的体质特征，以阴阳五行学说为基础，脏腑经络学说为核心，望、闻、问、切为手段，"八纲""六经"等归纳为方法，来辨判人体发生疾病的病因病机、证候分类、演变转归，并确立相应的治则治法。

所谓"综合论"有3个内涵，一是治疗思想上的综合，二是组方配伍上的综合，三是治疗手段上的综合。

中医治疗的指导思想是"三因制宜"，即因人、因时、因地制宜。因人者要充分综合患者性别、年龄、职业、体质等因素。如妇科用药要虑及其经期、妊期和哺期；老人用药要重视脾胃，防止攻伐伤正；脑力劳动者用药要偏于养心安神，滋肾健脑；阳虚进补宜以温润，避免温燥伤阴。

因时者，即治疗用药要综合气候、季节、昼夜、五运、六气等因素。但不能机械地采用古法按年岁序变、五运六气运算并据此立法组方，而应以当时的气候变化为准，重点是季节和昼夜的变化因素。应遵《素问·六元正纪大论》"用寒远寒，用凉远凉，用温远温，用热远热"之训，严寒之季阳气敛藏，应慎投寒凉，如三黄、栀子之类，以防伤阳；而暑热之季，阳气升发，慎投温热，如附、桂、姜、椒之属，以免耗阴。

因地者要求治疗适应地域特点。地势高而寒凉的地区，其气收敛，肌腠坚闭，其病多寒在外而热在内，治宜表散外寒，清利内热，且剂量宜重，如桂枝、荆芥解表，知母、石膏清里；两广潮湿温暖，其气散泄，肌腠开疏，其病多气泄于外，湿盛于中，治宜敛其气而利其中，且剂量宜轻，三仁汤、藿香正气散多为常用；云、贵、川、湘、鄂一带，喜食辛辣厚味之品，投附、桂、姜、椒等温热之药剂量要重，而且要注意护脾保阴；江、浙、闽、宁、沪一带，嗜喜甜食，多腻多湿，注重畅中利湿，多投温胆辈。

组方配伍的综合便是确定立法，遵循配方原则，巧思配伍组成，精选药物，并酌定剂量，简称"理法方药"或"君臣佐使"。但组方的综合绝不能生搬硬套这个框框，应当灵活变通。其变有三：配伍、加减和用量。由于配伍的变化，扩展了方剂主治的病证，如发汗解表、宣散风寒的主药麻黄，配桂枝加大其药力，成为辛温发表的重剂，名曰"麻黄汤"；配杏仁就转成专治风寒咳喘的"三拗汤"；配生石膏又转成治寒邪化热咳喘的"麻杏石甘汤"。药物加减变化视针对兼症的多寡而定。如四物汤系治疗血证和妇科病的主方，着重补血时，少用或不用川芎；重于祛瘀则易为当归尾和赤芍；瘀血甚者再加桃红；血虚明显，加入党参、白术、黄芪；如果虚寒伍以肉桂、炮姜；兼有虚热则配黄芩、青蒿；投以止血要去川芎，入阿胶、艾炭、藕节和仙鹤草。配方中组成不变，但剂量改变，其治随变。如小承气汤，大黄量大，枳朴量小，则以泄热攻积为主，专治便秘、烦热；如枳朴量大，大黄量小，则行气通积，专解气滞疼痛。

治疗手段上的综合主要表现在两个方面，一是"三多"，二是"六综"。"三多"就是多方法、多途径、多剂型。比如内服与外治，药物与非药物，针剂与喷雾剂等。"六综"就是辨证论治，护理调摄，康复体疗，食疗意疗，养生预防，保健强体。综合齐上，一切为了临床疗效，一切为了健康长寿。

‖ 验案 ‖

张某，女，33岁。

病史：盛暑之令，患者贪食生冷，入夜又开空调一宿。晨起发热，体温39℃，头重腹满，肠鸣水泻3次。在某医院就诊，辨证风热袭肺，移热大肠，投以连翘、薄荷等辛凉解表药 10 余剂，高热依然未退。现发热汗黏，口渴尿少，不欲饮水，纳呆乏力。

检查：苔薄黄腻，脉浮而软。体温 39.3℃，大便水样不成形。镜检未见明显异常。

辨证：外感暑邪，其性炎热，且多夹湿，以致发热汗黏，头重神疲；运化被碍，以致脘满纳呆，渴而不饮；升降失司，以致尿少下泄。苔腻、脉软系暑湿之象。病位在胃、大肠。

中医诊断：感冒（外感暑湿证）。

西医诊断：急性胃肠炎。

治法：清暑解表，化湿和中。

处方：《太平惠民和剂局方》藿香正气散出入。鲜藿香 30g（后下），薄荷 10g（后下），生薏苡仁 10g，白芷 10g，炒苍术 10g，车前草 30g，六一散 30g（包），云茯苓 10g，陈皮 10g，木香 10g，大腹皮 10g。每日 1 剂，水煎，分两次服。

结果：上方服 2 剂后体温降至 37.8℃，头重脘满缓解。3 剂后热退汗止，水泄解除，胃纳渐开。嘱停服汤剂，餐后服加味保和丸 6g，用生薏苡仁、鲜芦根煮粥服食；指按内关、足三里，每天 1 次，每次 10 分钟，以振复胃纳，善后调理。

按语："整体观"和"综合论"是中医的两大支柱，此案可证。整体观首先要突出"辨证论治"。盛夏之时，暑热夹湿，单纯以辛凉清热不利暑湿，高热难退。另立治法，清暑利湿，由辛凉到清暑，病因病机不同，证候分类有别，治则治法遂变，临床疗效立著。

治疗思想上的综合最关键的就是因人、因时、因地的"三因制宜"。暑热之季，阳气升发，慎投温热，以免耗阴，且剂量宜轻，中病即止。本案清暑化湿为要，清而不凉，以防苦寒碍湿；

化而不燥，以免燥热助暑。藿香正气散中不用厚朴、桔梗、姜草之辛散温燥之品，而易藿香、薄荷、滑石、车前草等清暑利湿之品，方能切证。

组方法则上的综合便是君、臣、佐、使之属。本案藿香、薄荷之配，清而不凉，化而不燥，后下力宏，是为君药。清暑再伍六一散，荷叶包煎尤佳。化湿要佐"二陈""平胃"之类，为防苍、夏过燥，去半夏不用，以薄荷之凉而制之。白芷芳香化湿而除头重，大腹皮行气利湿而消脘胀，共为辅佐药。木香行气和中而不破气，车前草清热利湿而能泄暑，使暑湿之邪中消下渗，排出体外，同为使药。

中病后按摩、食疗，防复善后，则体现了治疗手段上的综合。沈氏女科强调整体观和综合论，这是中医的一大优势和支柱，直接关系临床疗效，值得重视。

病机总纲实为"阳微阴弦"

"阳微阴弦"语出《金匮要略·胸痹心痛短气病脉证治》。其曰："阳微阴弦，即胸痹而痛，所以然者，责其极虚也。今阳虚知在上焦，所以胸痹心痛者，以其阴弦故也。"

"阳微阴弦"的实质即"本虚标实"。阳微也称本虚，因禀赋不足、年迈肾衰、营血虚少，引起气血阴阳虚损，主要涉及心、脾、肾三脏；阴弦也即标实，因膏粱厚味、七情过激、劳逸失度，引起气滞、血瘀、痰浊、寒凝、热壅的阻痹。一般本虚是发病的基础，标实是发病的条件。

中医病机学包含 3 个内涵。首先是病因学，即引发疾病的原因，分为两大类：一类是原发病因，如外感、六淫、疠气、内伤七情、饮食不调、过度劳累或安逸、外伤、虫兽及服药不当等；一类是继发病因，如瘀血、痰浊、水湿等。其次是发病学，即发病的各种条件，包括致病因素的性质、强弱、人体抵抗能力的盛衰和体质类型、精神状态、自然环境、社会环境的影响等。最后是病机学，即疾病发生、发展、演变、转归的机理，包含邪正分争、阴阳平衡失调、气血津液失常、五脏六腑功能异常、经络循行不利及外感病的六经、卫气营血、三焦病机等。中医病机学的3个组成部分，相互影响，相互联系，不可分割，形成中医对疾病的独特认识。

沈氏女科剖析病机的关键均不外乎正虚和标实两个方面，"正气虚"和"邪气实"是中医病机学的两个基础，十分明显。"阳微阴弦"可以视作中医病机的总纲。

‖ 验案 ‖

尹某，女，32岁。

病史：患者有风湿性关节炎病史逾5载。近年关节酸楚虽有所缓，但经常胸憋心悸，劳累、生气后更显，甚则脘胀浮肿，眩晕气短，唇色发紫，动则更甚，小便减少，食纳不振，腑行尚调。曾在某医院诊为风湿性心脏病，心功能2级。长期服地高辛维持，服过复方丹参滴丸、地奥心血康等中成药效果不显，气短加重而停服。病友介绍来门诊求治。

检查：苔白滑，质淡白，脉沉细。面色不华，两颧潮红，唇爪较紫，面部、下肢轻度凹陷性水肿。心脏听诊：心率86次/分，心尖区闻及Ⅲ级双期杂音。胸片示：心影增大，呈梨状。心电图示：P波明显增宽。

辨证：脾阳不振，脾失健运，水湿内停而见脘满浮肿，气短乏力，动则尤甚，纳谷减少；水气凌心而见心悸胸憋，中阳水湿，清阳难升而见头晕目眩，唇紫爪青；饮停于内，中州不能气化而见小便不利。苔白滑为痰饮之征，质淡白为阳虚之象，脉沉细乃脾虚无疑。病位在心、脾、膀胱。

中医诊断：痰饮（脾阳不振，水湿内停证）。

西医诊断：风湿性心脏病。

治法：健脾利水，温阳化饮。

处方:《伤寒论》苓桂术甘汤去甘加味。桂枝 10g，云茯苓 10g，泽泻 10g，炒白术 10g，川芎 10g，生黄芪 15g，泽兰 10g，全瓜蒌 30g，薏苡仁 10g，干姜 10g，白扁豆 10g，仙鹤草 10g。每日 1 剂，水煎，分两次服。

结果：上方连服 7 剂，小便明显增加，浮肿减退，食纳转香，仍有胸憋心悸，眩晕口干，苔脉如旧。化饮之力明显，温阳之功不足，用干姜口干，恐其温燥而易薤白，加白芥子 10g，续投 7 剂。诸症俱减，加生杜仲 10g，槲寄生 10g，改为每晚服 1 煎。连服近月，自觉已无恙，要求改服成药。以上方加西洋参 3g，三七粉 6g，5 剂量共研细末，装入 1 号胶囊，早晚各服 6 粒。嘱其坚持长服，稳定情绪，避免感冒、劳累，忌口咸食。后病友转告，其病情稳定，已正常工作。

按语："正气虚"和"邪气实"是中医病机学的两个基础，也即"阳微阴弦"，实为中医病机的总纲。本案脾阳不振，健运失司，水湿内停，痰饮为患，一派本虚标实之象。论治宗仲景"病痰饮者，当以温药和之""短气有微饮，当从小便去之"，遣方"苓桂术甘汤"温阳化饮。临床辨证关键有三：阳虚、失健、停饮也。甘草有留钠停饮之虑故去之。其加味也从 3 处着手：一是生黄芪、白扁豆、仙鹤草助脾运，干姜温阳气（后因口干易用薤白）；二是以川芎、生黄芪升清阳；三是以泽泻、泽兰、瓜蒌利水饮，升清降浊，排出痰饮。伍用白芥子以其温性助阳，又可祛除经络之痰浊，而兼顾关节酸楚。杜仲、槲寄生从肾助脾，且能祛风湿，强筋骨，对久痹有效。换散剂时加入西洋参、三七，既补气养血图其本，又强心健运治其心，为通治各类心脏病取效的药对。

辨证要准 论治应活

沈氏女科强调辨证要准有两个基础条件，一是单元要精简，不能繁杂，更不能类似。单元不确切，模棱两可，那么组合出来的证类必定模糊不确切，辨证就会失真。二是主症也要精简，是单元的必备症，不可几个单元均有，缺乏针对性，单元就会模糊，单元的不确切，组合就没有精确可言，辨证也会失真。

比如自汗和盗汗，理论上讲所谓"阳虚则自汗，阴虚则盗汗"，临床上以玉屏风散补气温阳固表而治愈盗汗者不在少数，说明盗汗一症非但阴虚有之，阳虚也可见，这样的症状就不能列为主症。还如咳痰，理论上讲以色分寒热，白痰为寒，黄痰属热。事实上白黏痰投以三子养亲汤非但祛不了白黏痰，反致胸闷气促，咳痰更难。如果将白芥子换以葶苈子，则白黏痰自然就祛除了。说明白黏痰不属寒，实为热。所以咳痰要作为主症，其辨别寒热不在色而在质，质稀者属寒，质黏者为热。还如麻木一症也不能作为主症，临床瘀血阻络可见麻木，痰浊阻络、血虚动风、肝阳化风等都能有麻木的症状。眩晕一症也是如此，痰浊蒙窍、瘀血阻窍、水不涵木、肝阳上亢、中气下陷等均可见之。所以列作主症必须有单一性。比如瘀血的刺痛定处，痰浊的口黏形胖，气虚的气短，阴虚的五心烦热等。

单一性的主症临床并不多见。为了弥补其不足，常以主症为核心加以兼症来辨别。如主症为失眠，兼见心悸健忘、乏力纳差就可辨为心脾两虚证类。有时多列几个主症配以兼症，以两项以上主症加以 1 项兼症来确立证类，如主症 3 项：胸闷痞满，口黏乏味，纳呆脘胀；兼症 3 项：恶心呕吐，头重身困，痰多且黏。如主症见两项，兼症见 1 项，组合起来便可确立为痰浊闭塞证类。当然主症和兼症都不能太多，以 3 ～ 4 项为宜。否则必然繁杂，给证类的确立带来麻烦。

中医辨证是个复杂工程，尤其是尚未客观化、规范化时更是如此。临床还有不少特殊情况，有时症状和体征尚未显现，依靠四诊的方法不可能获取临床资料，而用西医的理化方法很容易检测到病变，如早期的糖尿病，早期的高脂血症，早期的动脉粥样硬化，乙肝病毒携带者，镜下的血尿、蛋白尿等，这种无证可辨的状态如果依据西医的诊断投以中药，所谓"辨病论治""专病专方"有时也能奏效。还有一种情况，按中医辨证论治，症状、体征全部消失，以为已经治愈，但经西医检测并未好转，血脂、血压未降，血糖未控制，镜下仍见血尿、蛋白尿，乙肝并未转阴等；有时西医检测指标已经复常，但中医辨证论治判断症状、体征并没消失，甚至加重。

沈氏女科认为虽然以证立法，以法论治，是谓常规，但是为提高疗效，论治仍应灵活，切忌刻板。比如胁痛一症，常法必以疏肝理气，一证一法，无可非议。但疏肝理气投之无效，何以应对？当有灵活之举。气滞必有血瘀，理气乏效，改用活血，所谓血行气畅；治肝乏效，投以健脾，所谓扶土抑木。由理气一法，衍出活血、健脾两法，法多效必佳，此乃活矣。故论治宜活，实为提高疗效之举。

　　气虚补气，血亏养血，气滞疏肝，血瘀活血，此乃直接治疗。然论治之活，重在间接治疗，常为医者疏忽。间接治疗涉及面广，可以开阔思路，丰富治法，行之有效。首先可以应用气血阴阳的互相关系，实施间治。比如气虚者，依据血为气母的关系，在补气药中佐以养血之品，如当归、生地黄、阿胶等，其补气之力常可倍增；血亏者依据气为血帅，在养血药中佐以补气之品，如生黄芪、党参、仙鹤草，其养血之功竟能骤增；至于壮水制阳，阴中求阳，在温阳药中，佐以滋阴的枸杞子、女贞子、生地黄等；益火敛阴，阳中求阴，在滋阴药中佐以温阳的蛇床子、补骨脂、鹿角霜等，其温阳或滋阴之效必将更为明显。还如利用肝脾关系，见肝旺时投扶土药如炒白术、云茯苓、白扁豆、生薏苡仁、黄精等，扶土以抑木；脾虚时投肝药如当归、白芍、薄荷、木香、何首乌等柔肝以健脾。利用肺合大肠的关系，便秘时投清肺药如全瓜蒌、白菊花、炙杷叶、葶苈子、桑白皮等，清肺以润肠；肺阴不足时投通便药如决明子、桃仁、莱菔子、制大黄、女贞子等通便以润肺；还可投泻肝药如生栀子、黄芩、夏枯草、知母等泻肝以润金。利用脾肾同本的关系，见脾虚时，投益火温肾药如淫羊藿、肉桂、生杜仲、补骨脂等益火以生金。利用肝肾同源的关系，当肝阴、肝血不足时，投滋肾药如枸杞子、女贞子、生地黄、黄精、桑葚等滋肾以柔肝，这些滋肾药还可宁心安神，当心血不足、心神不宁时常可配伍。肺气虚时，可根据土生金的关系，投补脾的党参、白术、云茯苓、大枣、白扁豆等培土以生金。

这种间接治疗的方法还可连用，比如肺结核气虚汗多的患者，利用培土生金法，以补脾药为主，用四君子汤，再利用益火生土法，配温肾益火的金匮肾气汤，比单纯直接治疗投百合固金汤效果会大不一样。在中医理论指导下，采取间接疗法，能明显提高疗效，这也是论治宜活之说。

"辨证"应当重于"论病"

古代医家常常是病中含证，病证混用，甚至以证命病，故习称"病证"。病证的命名多以病因、病性、病位、病机、主症、体征、特性、季节或以比喻法，并相互结合、相互参照而成。这种传统的命名法，有定性的病因病机、鲜明的临床特点、特定的诊疗规律，准确地反映了疾病的本质，很有特色，可以沿用。

同时因历史条件所限，命名的角度又不同，致使疾病的名称上出现病、证、症的混用，使中医的病证名内涵模糊，外延广泛，给学术的继承和发展、创新都带来了困难。一直到 20 世纪的 50 年代，在"团结中西医""西医学习中医"政策的带动下，提出了"中医科学化"的议题，一种病在不同的发展阶段上可以呈现各种不同的证，而多种病在各自发展转归到某一阶段则可显现相同的证，即"同病异证"和"异病同证"的表现。于是病和证被分离开来，而且引出了十分流行也很时尚的观点"辨病与辨证相结合"。

沈氏女科认为"辨病"有两种含义：一是按中医传统的病名来辨。二是按西医的病名来辨。如果单按中医的病名如"咳嗽""胸痹""黄疸"等来论治，如何立法组方遣药呢？还是应当在咳嗽等病里辨别其证候分类，才能据证论治。中医疗效的保障在于"辨证"之准，法不对证，药不叩法，何谈疗效之有？如果按西医的病名，更使"辨证"无从着手，比如西医流行性感冒，如何论治？不问风寒、风热，不管体虚、夹湿，单将抗病毒的中药投之，或者不按复方的君、臣、佐、使之理堆叠众多的抗病毒中药，能显效吗？这不是还在吃"废医存药"的苦头吗？辨西医的病归根结底还是要辨中医的证。只有把辨证搞好、搞精、搞正确了，辅以参考中医的病或西医的病，一主一辅，一重一轻，这方是取效之道，故曰："应当重于辨证而略于论病。"

‖ 验案 ‖

王某，女，16岁。

病史：患者昨夜不慎着凉，形寒发热无汗，鼻塞流涕清白，咳嗽，咯白沫痰，头痛如裂，周身酸楚。叠进众多抗病毒中药，诸症不减，遂来求诊。

检查：苔薄白，脉浮紧。体温38.5℃，两肺听诊呼吸音较粗，无明显啰音。白细胞 $5.2×10^9$/L。胸透两肺纹理较粗。

辨证：外感风寒，肺失肃降，遂见热轻寒重，头痛节楚，咳痰白沫，鼻塞清涕。苔薄白、脉浮紧均主风寒表证。病位在肺。

中医诊断：感冒（风寒束肺，太阳伤寒证）。

西医诊断：病毒性感冒。

治法：辛温解表，宣肺祛痰。

处方：《摄生众妙方》荆防败毒散化裁。荆芥10g，防风5g，柴胡10g，前胡10g，紫苏子10g，桔梗5g，川芎10g，云茯苓10g，橘红10g，白芷10g，车前草30g。每日1剂，水煎，分两次服，热服取汗。

结果：上方服1剂汗出遂减，2剂热退咳止痰除而愈。

按语：本案西医诊断为病毒性感冒，前医不问风寒、风热，不管体虚、夹湿，单将抗病毒的中药投之，或者不按复方的君、臣、佐、使之理堆叠众多的抗病毒中药，如此法不对证，药不叩法，何谈疗效之有？辨西医的"病"归根结底还是要辨中医的"证"。

本案据症、舌、脉辨为风寒束肺，以荆芥配防风辛温解表，柴胡配前胡疏解表邪，桔梗宣肺祛痰，紫苏子温化寒痰，云茯苓、橘红截断痰源，白芷功专风寒头痛。尤在祛散风寒之中配以宣透之品，以助发汗而解风寒，宣者宣肺用桔梗，透者透窍投川芎。另宜渗利以使风寒之邪从汗解之外，还从尿泄，故投云茯苓淡渗，车前利尿。此案用中医辨证以治西医的病，是沈氏女科主张重于证而略于病的方略，故而疗效得以保障。

"4类""5位"组合辨虚证

中医的虚证多见于内伤杂病，又名"虚损""劳伤"。病久体弱为"虚"，久虚不复为"损"，虚损日久为"劳"，此言其病位之深浅、病情之轻重。人称"杂病虚证十常八九"，并不过分。

虚证的辨证大多运用脏腑和气血津液辨证。单以脏腑来说，每一个脏腑大致有气、血、阴、阳4个虚证，每个虚证的临床症状少则六七个，多则十个以上。单纯的五脏六腑虚证就有近20种。临床实际常常是异脏同虚，虚证互兼，这样的组合，虚证类型就达几十种，临床症状多达几百个，造成辨证时难以适从，就是再高明的中医临床家也只能"抓住一点，少及其余"，严重地影响着虚证辨证的精确度。所以，要从临床实际出发，把虚证的辨证简练化、实用化，尽可能地提高其精确度。沈氏女科采用

"单元组合式辨证分类法"，以气、血、阴、阳4个基本虚证和五脏定位主症共9个单元，加以组合，便可舍繁从简，一目了然。

4 类

气虚证：苔薄白，舌质淡，脉沉细，气短促。

血虚证：舌质淡，脉细数，面白，唇色淡。

阴虚证：苔净质红，脉象细数，五心烦热。

阳虚证：苔薄白，质淡胖，脉沉细，尺部弱，形畏寒。

5 位

心主症：心悸。

肝主症：胁痛。

脾主症：肢倦。

肺主症：咳喘。

肾主症：腰酸。

组合举例：心的虚证：心气虚证（气虚证加心悸）；心血虚证（血虚证加心悸）；心阴虚证（阴虚证加心悸）；心阳虚证（阳虚证加心悸）；心肺气虚证（气虚证加心悸、咳喘）；心脾两虚证（心血虚证加气虚证，加肢倦）；心肾不交证（阴虚证加心悸、腰酸，加心火上炎）；心肾阳虚证（阳虚证加心悸、腰酸）等。

一般而言，阳虚是气虚的进一步发展，阳虚多兼气虚；阴虚是血虚的进一步发展，阴虚多兼血虚。血随气脱，气虚可导致血虚；气因血衰，血虚可影响气虚。气和阴，阳和血，阳和阴，均体阴用阳，有物质、功能上的联系，因此要注意4个基本虚证的有机联系。

气虚主要指脾，血虚主要指心，阴虚主要指肾，阳虚主要指脾和肾。临床常常异脏同虚，归纳起来不外有9种：心肺气虚、心肾阳虚、心脾两虚、心肾不交、肝肾气虚、脾肺气虚、肝肾阴虚、肺肾阳虚、脾肾阳虚。凡此9种均可以上述"4类""5位"单元组合分类，甚至3脏以上同虚也能以此组合。

总之虚证分4类、5位，在临诊时便能有证可循，简单明了，易于掌握，既快又准，比较实用。

8个纲目论实证

实证指邪实患病的证候，邪有8种，即淫、痰、饮、湿、滞、瘀、食、虫，故实证有8大纲目。这8个纲目，是沈氏女科从临床出发，为使辨证实用化，尽量达到精确的要求所作的归纳简化。

淫

淫即六淫，指风、寒、暑、湿、燥、火6种异常的气候变化。其致病的途径有两条，一是从皮毛侵袭，二是由口鼻而入，主要引发"外感病"。脏腑功能紊乱也能内生六气，除无内暑外，其余均分内外，即内外风、内外寒、内外湿、内外燥和外热内火，两者虽有内外之别又相关。淫邪中主要系风、寒、火3邪。

风邪：外风是外感病的总因，主要分辨风寒和风热。内风就是肝风，有6个主症3个类型。6个主症为眩晕、肢麻、震颤、抽搐、强直和昏迷。3个类型为：肝阳化风，如高血压、脑卒中，表现为舌红脉弦、眩晕、昏迷、卒中、震麻；热极生风，如乙脑、流脑，表现为苔黄舌红、脉象弦数、高热、抽搐、强直、昏迷；血虚动风，如电解质紊乱，表现为舌淡、脉细、震颤、肢麻。

寒邪：外寒即风寒，又叫表寒、伤寒或风寒束肺、表实证、太阳伤寒证。外寒兼外燥（口、鼻、咽、苔干燥，干咳）则称凉燥证。外寒以怕风为主，并有汗出则为表虚证，又称太阳中风证。外寒侵入经络筋骨，出现关节凉痛拘急，称为"寒痹"或"痛痹"。外寒直中脾胃，腹痛吐泻，四肢不温，称为"中寒"或"直中"，寒凝于胃，系太阴病证。内寒即阳虚证，又叫虚寒证。

火邪：温、热、火三者同性，仅轻重程度及病位不同。外邪者称温或热，内生者称为火。外热即风热，又叫表热、温病、热邪袭肺、卫分证。外热兼外燥称为温燥证。外热夹外湿（苔薄腻，脉浮软，午后发热，汗出热不解，头重如裹）称上焦湿热证，如发生在暑季则称暑湿证，也即外暑。火有3个来源：直接外感，五淫化火，五志化火。内火（即五志化火）应分清虚实，并注意其生风、动血。虚火同阴虚相关，亦称虚热证。实火以苔黄、质红、脉数等热盛证为主。热盛证则有8个定位：心火（口疮、心烦、口苦），肝火（胁满、目赤、易怒），脾热（消谷善饥、弄舌），肺火（黏痰、鼻干、鼻衄），胃火（龈肿、口渴引饮），小肠火（尿频、尿急、尿痛），大肠火（热结旁流、肛灼），膀胱热（淋浊、癃闭）。如舌红绛、脉细数兼伤阴（身热夜甚，斑疹隐现），扰神（心烦不寐），为火停营分或称少阴热化证。如有舌紫绛有刺，脉象虚数，动血生风（高热、斑疹、血证），为火停血分或称血虚生风证。

痰

痰邪贮留肺脏（肺为贮痰之器），为狭义之痰，主症有咳喘、咯痰、喉鸣。以其性质而别有4种：寒痰清稀白沫，畏寒苔白；热痰黄黏有块，烦渴苔黄；燥痰难咯带血，咽干苔燥；湿痰痰多易咯，纳呆苔腻。痰邪流窜全身（脾为生痰之源），为广义之痰，主症有苔腻、脉滑、头重、胸闷、口黏、纳呆。

饮

饮即水饮，主要关系脾胃，多为局限性，因停蓄部位而分4

种：溢饮，停于肌肤，见水肿；支饮，停于膈上，见咳喘难卧；悬饮，停于胸胁，见胁胀引痛；痰饮，停于肠胃，见肠鸣、纳少。

湿

主要是内湿证，大多热化，称为湿热证或湿温证。少部分可以寒化，称为寒湿证。内湿大部分停于中焦和下焦。中焦湿热证也称脾胃湿热证或肝胆湿热证，下焦湿热证也称大肠湿热证、膀胱湿热证或肝胆湿热证。

滞

滞即气滞，主要是肝气郁结。七情为病因，以胸脘腹胁的胀满作痛和情绪改变为主症，常见脉弦。滞也指气逆，上逆之气有3个：肺气上逆者咳喘，胃气上逆者呃逆，肝气上逆者眩晕。

瘀

瘀即瘀血。其成因为气滞、气虚、血寒、血热和外伤。判断瘀血的存在有3个指标：局部血结征（定处刺痛、拒按、肿块），全身血滞征（舌质紫斑、紫绀），离经血溢征（血块瘀暗）。

食

食即食阻，主要停于胃脘。主症是苔厚腻，脉滑实，脘腹胀痛拒按，厌食嗳腐。

虫

虫即虫积。有6个判断指标：绕脐阵痛，异食纳差，面黄肌瘦，夜眠磨牙，孔窍瘙痒，五斑显露（眼、面、唇、爪、苔）。

以内伤杂病而言，临床常见实证的兼夹有7种：肝胃不和（肝为滞，胃为逆）、肝脾不调（肝为滞，脾为湿）、肝火犯肺（木火刑金）、肺胃实热、心热移肠、肝胆湿热和气滞血瘀。

沈氏女科治疗实证有6个要点：其一，先调中焦脾胃，也就是先祛痰、湿、食阻。《素问·平人气象论》曰："胃气为本。"脾胃运化至关重要，运化失常，影响消化吸收，百病丛生。而脾胃之实邪首推痰、湿、食阻，故治疗实证之首要乃祛痰、湿、食阻。其法有4个组成：首先祛痰，投莱菔子、竹茹、云茯苓；其次是开胃，用焦麦芽、焦山楂、焦神曲、鸡内金；再次是醒脾，入木香、枳壳、陈皮、砂仁；因痰、湿、食阻最易蕴热，故佐清热之品，如连翘、蒲公英、黄芩、栀子。

其二，给邪以出路。祛实邪，给其出路，以使其排出体外，出路有4条：通过微汗从肌表出，如用防风、桔梗、蝉衣，但忌大汗，以防伤心阳和卫气；通过缓泻从腑行出，如用制大黄、全瓜蒌、决明子、白菊花，但忌峻下，以防伤正，特别是伤脾胃之正气；通过淡渗从溲溺出，尿中排邪最为安全，而且排出量大，可用车前草、泽泻、竹叶、石韦、生薏苡仁；通过凉血从营血出，可用生地黄、牡丹皮、赤芍、生栀子。

其三，疏通为先。疏通方能祛邪，其法有4个：透窍，闭窍之邪必须透之，用川芎、石菖蒲；理气，专通气滞之邪，用柴胡、郁金；活血，专疏阻血之邪，用泽兰、王不留行；温通，专散寒凝之邪，用桂枝、川椒。

其四，重视反佐。祛邪之品常有偏性，反佐者可缓其烈性，防止偏差。如用热药时，寒性反佐选加蒲公英、连翘、栀子、白花蛇舌草、苦参、黄柏、猪胆汁；反过来用寒药时，热性反佐选加肉桂、乌药、淫羊藿、高良姜、干姜。

其五，注意引经。使药到病所，专攻其邪而能增强祛邪之力。

分部引经，上行者用升麻、桑枝、姜黄、葛根、柴胡、蝉衣、石菖蒲，用量宜轻；下行者用川牛膝、木瓜、独活、车前草、泽泻、生薏苡仁，用量宜重。分脏引经，入心用川黄连、炙远志、琥珀、朱砂；入肝用川楝子、薄荷、柴胡；入脾用砂仁、干姜、白扁豆；入肺用桔梗、橘红、桑白皮；入肾用黄柏、肉桂、川牛膝。

其六，中病即止。祛邪药量大，久服常易伤正，故应中病即止，以防伤正，掌握3个原则：投药时避免攻伐太过之品，如半夏、苍术之燥性，附片、肉桂之热性，龙胆草、白头翁之寒性，虫类药之毒性；取效即止，不宜久用长服；以和胃收功善后，如餐后服保和丸3g。

补虚 36 则

《素问·至真要大论》云"散者收之""燥者润之""脆者坚之""衰者补之""劳者温之""损者益之"等，皆言虚证之治则治法，总云"虚则补之"（《素问·三部九候论》），"形不足温之以气，精不足者补之以味"（《素问·阴阳应象大论》）。沈氏女科归纳虚证补虚法共36则，临床应用述要如下。

补气法：适用于苔薄白、舌质淡、脉沉细、气短促的气虚证。主方是《太平惠民和剂局方》的四君子汤，主药是参类、炒白术、仙鹤草、白扁豆。

益气升提法：适用于苔薄白、脉细弱、脏器下垂、慢性泄泻的中气下陷证。主方是《脾胃论》的补中益气汤，主药是生黄芪、参类、柴胡。

益气固表法：适用于苔薄白、脉浮细、汗多怕风的表虚证。主方是《世医得效方》的玉屏风散，主药是生黄芪、炒白术、防风、浮小麦。

补益心脾法：适用于苔薄白、舌质淡嫩或淡红、脉沉细弱、气短心悸的心脾两虚证。主方是《重订严氏济生方》的归脾汤，主药是生黄芪、当归、云茯苓、炒酸枣仁、鸡血藤。

补气摄血法：适用于苔白质淡、脉象细数、各科血证的气虚失血证。主方是《内外伤辨惑论》的当归补血汤，主药是生黄芪、当归、仙鹤草、生牡蛎。

补气固脱法：适用于舌苍白、脉细微、大出血后气微的气随血脱证。主方是《伤寒大全》的独参汤，主药一味人参，重用100～300g，浓煎顿服。

补心安神法：适用于苔薄白、舌质淡、脉沉细、隐痛的心气不足证。主方是《证治准绳》的养心汤，主药是参类、生黄芪、云茯苓、柏子仁、炒酸枣仁。

补气行血法：适用于苔薄白、质紫斑、脉细涩、气短胸痹的气虚血瘀证。主方是《医林改错》的补阳还五汤，主药是生黄芪、川芎、赤芍、地龙。

补益心肺法：适用于苔薄白、舌质淡、脉细数、心悸咳喘的心肺气虚证。主方是《博爱心鉴》的保元汤，主药是生黄芪、北沙参、紫菀、百合。

补肺健脾法：适用于苔薄白、舌质淡、脉沉细数、咳喘便溏的肺脾气虚证。主方是《医学正传》的六君子汤，主药是参类、炒白术、云茯苓、陈皮、木香。

补血法：适用于苔白质淡、脉沉细小数、面白唇淡的血虚证。主方是《太平惠民和剂局方》的四物汤，主药是生地黄、当归、白芍。

养血安神法：适用于面舌淡、脉象沉细、怔忡失眠的心血不足证。主方是《金匮要略》的酸枣仁汤，主药是生地黄、炒酸枣仁、云茯苓、首乌藤。

气血双补法：适用于苔白质淡、脉沉细小数、心悸乏力的气血两虚证。主方是《正体类要》的八珍汤，主药是生黄芪、生地黄、当归、白术、黄精。

温经活血法：适用于苔薄白、舌质淡、脉沉细迟、腹痛经少的寒客血脉证。主方是《金匮要略》的温经汤，主药是桂枝、白芍、当归、炮姜、生山楂、丹参。

回阳救逆法：适用于苔薄白、舌质淡胖、脉细微、面白冷汗、四肢厥冷的阳气虚脱证。主方是《正体类要》的参附汤，主药是参类、附片、生龙骨、生牡蛎。

增液生津法：适用苔薄质燥、脉象细数、口干咽燥的津液亏虚证。主方是《温病条辨》的增液汤，主药是生地黄、麦冬、玄参、芦根。

滋阴安神法：适用于苔净质红、脉象细数、五心烦热、心悸失眠的心阴亏损证。主方是《摄生秘剖》的补心丹，主药是生地黄、麦冬、茯苓、炙远志、炒酸枣仁。

滋阴润肺法：适用于苔净质红、脉沉细数、咳喘腰酸的肺肾阴虚证。主方是《慎斋遗书》的百合固金汤，主药是生地黄、麦冬、百合、当归、芍药、生杜仲。

清肺润燥法：适用于苔净质红少津、脉细数、干咳鼻燥的燥邪犯肺证。主方是《医门法律》的清燥救肺汤，主药是麦冬、阿胶珠、桑叶、炙杷叶、北沙参。

滋养胃阴法：适用于舌红少苔、脉象细数、咽燥龈肿、胃痛嘈杂的胃阴不足证。主方是《温病条辨》的养胃汤，主药是麦冬、沙参、生地黄、知母、乌梅、芦根。

滋补肝血法：适用于舌淡脉细、眩晕肢麻、经少失眠的肝血不足证。主方是《医宗金鉴》的补肝汤，主药是生地黄、当归、白芍、炒酸枣仁、菊花。

滋阴潜阳法：适用于苔净质红、脉沉细数、眩晕腰困的肝肾阴虚证。主方是《医级》的杞菊地黄丸，主药是枸杞子、菊花、生地黄、黄精、川牛膝。

滋阴降火法：适用于苔净质红、脉沉细数、五心烦热、潮热骨蒸的阴虚火旺证。主方是《医宗金鉴》的知柏地黄丸，主药是知母、黄柏、生地黄、黄精、决明子、银柴胡。

滋补肾阴法：适用于苔净质红、脉细沉数、腰酸腿软的肾阴不足证。主方是《小儿药证直诀》的六味地黄丸，主药是生地黄、黄精、山药、生杜仲、女贞子。

交通心肾法：适用于苔净质红、脉象沉细、腰酸失眠的心肾不交证。主方是《伤寒论》的黄连阿胶汤，主药是生地黄、阿胶、黄连、炒酸枣仁、首乌藤、肉桂。

补肾益精法：适用于舌红少苔或见裂纹、脉细弱、潮热劳倦的肾精空虚证。主方是《医方集解》的河车大造丸，主药是人参、生地黄、龟甲、紫河车、黄柏。

补肾固摄法：适用于苔净质淡红、脉细弱、遗精遗尿、早泄汗多的肾气不摄证。主方是《重订严氏济生方》的秘精丸，主药是生地黄、菟丝子、生牡蛎、补骨脂、芡实、桑螵蛸。

补肾纳气法：适用于苔白质淡胖、脉沉细、喘促汗出的肾不纳气证。主方是《重订严氏济生方》的人参胡桃汤，主药是人参、补骨脂、巴戟肉、核桃仁、川牛膝。

补益肺肾法：适用于苔少质红、脉象细数、咳喘腰酸的肺肾气虚证。主方是《医宗己任篇》的都气丸，主药是五味子、生地黄、黄精、泽泻。

温运脾阳法：适用于苔白质淡胖、脉沉细、腹痛腹泻、四肢不温的脾阳不振证。主方是《伤寒论》的理中汤，主药是参类、炒白术、干姜、木香。

温补脾肾法：适用于苔白质淡胖、脉沉细尺弱、心腹冷痛、便溏肢冷、痛经带下的脾肾阳虚证。主方是《太平惠民和剂局方》的附子理中汤，主药是制附片、参类、炒白术、干姜、补骨脂。

温脾行水法：适用于苔厚腻或白滑、舌质淡、脉沉细迟、浮肿尿少、胸腹胀满、手足不温的脾肾阳衰证。主方是《重订严氏济生方》的实脾饮，主药是制附片、干姜、炒白术、云茯苓、厚朴、大腹皮。

温阳化水法：适用于苔白质淡、脉沉细尺弱、肢体浮肿的心肾阳虚证。主方是《伤寒论》的真武汤，主药是制附片、云茯苓、白术、白芍、桂枝、泽泻。

温补肾阳法：适用于苔白质淡胖、脉沉细尺弱、腰膝冷痛、水肿久泄的肾阳不足证。主方是《金匮要略》的肾气丸，主药是制附片、桂枝、生地黄、云茯苓、泽泻、黄精、淫羊藿。

暖肝散寒法：适用于苔白、脉弦缓、两胁疼痛、小腹寒痛、疝气的寒凝肝脉证。主方是《景岳全书》的暖肝煎，主药是枸杞子、当归、肉桂、小茴香、乌药、云茯苓。

疏肝健脾法：适用于舌苔薄腻、脉象弦细、寒热往来、乳胀胁痛、月经不调的肝木侮土证。主方是《太平惠民和剂局方》的逍遥散，主药是柴胡、当归、白芍、白术、云茯苓、川楝子、生栀子。

祛邪 45 法

《素问·三部九候论》指出"实则泻之"是治疗实证的总则。《素问·至真要大论》则把治疗实证归纳为 6 法，即汗法"客者除之"，下法"留者攻之"，和法"急者缓之""逸者行之"，温法"寒者热之"，清法"热者寒之"，消法"坚者消之""结者散之"。沈氏女科依此6法又细分45法，其运用归纳如下。

汗法

辛温解表法：适用于苔薄白、脉浮紧、寒重热轻的风寒表证。主方是《摄生众妙方》的荆防败毒散，主药是荆芥穗、防风、柴胡、川芎、桔梗。

辛凉解表法：适用于苔薄黄、脉浮数、热重寒轻的风热表证。主方是《温病条辨》的银翘散，主药是金银花、连翘、芦根、川芎、车前草。

滋阴解表法：适用于舌红苔黄、脉浮细数、头痛身热、咳嗽咽干的阴虚表证。主方是《通俗伤寒论》的加减葳蕤汤，主药是薄荷、桔梗、玉竹、荆芥穗、芦根。

益气解表法：适用于苔薄白、脉浮弱、恶寒发热、气短乏力的气虚表证。主方是《太平惠民和剂局方》的参苏饮，主药是党参、苏叶、葛根、云茯苓、陈皮。

祛痰解表法：适用于苔白滑、脉浮紧、恶寒发热、面浮喘急、痰多而稀的痰饮表证。主方是《伤寒论》的小青龙汤，主药是麻黄、细辛、桂枝、干姜、芍药。

清热解表法：适用于苔薄黄、脉浮数、身热恶寒、咳喘口渴的风寒外束之肺热内郁证（寒包火证）。主方是《伤寒论》的麻杏石甘汤，主药是麻黄、杏仁、生石膏、炒牛蒡子、桑白皮。

通下解表法：适用于苔厚腻、脉弦滑、恶寒壮热、便秘尿赤的风热里实证。主方是《宣明论方》的防风通圣散，主药是防风、荆芥、薄荷、生石膏、连翘、大黄、决明子、全瓜蒌。

祛暑解表法：适用于苔薄白腻、脉濡细而软、寒热头痛、脘痛吐泻的暑湿表证。主方是《太平惠民和剂局方》的藿香正气散，主药是藿香、苏叶、厚朴、陈皮、云茯苓、白扁豆。

下法

泻火攻下法：适用于苔焦黄燥裂、脉沉滑有力、潮热谵狂、大便燥结的阳明腑实证，或苔焦黄、脉滑数、高热烦躁、腹满作痛、下利秽浊的热结旁流证。主方是《伤寒论》的大承气汤，主药是芒硝、大黄、厚朴、枳实、生栀子、决明子。

温通攻下法：适用于苔薄白、脉沉弦、久痢腹痛、四肢不温的寒痰积滞证。主方是《备急千金要方》的温脾汤，主药是人参、干姜、当归、附片、大黄、桃仁。

润肠缓下法：适用于苔薄腻、脉弦细、大便艰难或老年体虚的肠燥便秘证。主方是《世医得效方》的五仁丸，主药是桃仁、杏仁、柏子仁、郁李仁、火麻仁、木香。

峻下逐水法：适用于苔薄白腻、脉沉数滑、水肿腹坠、二便秘结的阳水实证。主方是《河间十书》的舟车丸，主药是黑丑、芫花、大戟、大黄、青皮、木香、大腹皮、泽兰。

破血逐瘀法：适用于苔薄黄、质紫暗、脉弦涩、少腹胀满、大便色黑、发热烦渴、谵语如狂的瘀血癥瘕证。主方是《伤寒论》的桃核承气汤，主药是桃仁、大黄、桂枝、香附、枳壳、苏木。

降火逐痰法：适用于苔黄厚腻、脉象滑数、癫狂惊悸、咳喘痰稠、大便秘结的实热顽痰证。主方是《丹溪心法》的礞石滚痰丸，主药是青礞石、大黄、天竺黄、木香、全瓜蒌。

泻下驱虫法：适用于苔薄腻、脉细滑、阵作腹痛、纳谷不香、面黄肌瘦的虫积证。主方是《太平惠民和剂局方》的肥儿丸，主药是使君子、槟榔、大腹皮、焦麦芽、焦山楂、焦神曲、连翘。

和法

和解表里法：适用于苔薄黄、脉弦滑、往来寒热、胸胁苦满、纳呆喜呕、口苦咽干的少阳半表半里证。主方是《伤寒论》的小柴胡汤，主药是人参、柴胡、黄芩、板蓝根、焦麦芽、焦山楂、焦神曲。

调和营卫法：适用于苔薄白、脉浮缓、头痛发热、汗出怕风的营卫不和证。主方是《伤寒论》的桂枝汤，主药是桂枝、白芍、生黄芪。

疏肝理气法：适用于苔薄黄、脉弦细、胸胁脘腹胀满作痛、情志不畅的肝郁气滞证。主方是《伤寒论》的四逆散，主药是柴胡、枳壳、白芍、郁金、川芎。

疏肝和胃法：适用于苔黄质红、脉象弦数、胁痛口苦、呕吐吞酸的肝胃不和证。主方是《丹溪心法》的左金丸，主药是黄连、吴茱萸、木香。

抑木扶土法：适用于苔薄黄、脉弦细、往来寒热、头痛目眩、两胁作痛、月经不调、神疲食少的肝脾不调证。主方是《太平惠民和剂局方》的逍遥散，主药是柴胡、当归、白芍、白术、云茯苓、泽兰、白菊花。

和胃降气法：适用于苔黄腻、脉弦滑、心下痞硬、呕恶上逆的胃气上逆证。主方是《伤寒论》的半夏泻心汤，主药是法半夏、干姜、黄连、竹茹。

降气定喘法：适用于苔白腻、脉细滑、咳喘气短、痰鸣呕吐、头目昏眩、腰痛遗泄的肺气上逆、上实下虚证。主方是《太平惠民和剂局方》的苏子降气汤，主药是紫苏子、前胡、陈皮、肉桂、紫菀、川贝母。

降逆止呕法：适用于苔薄黄腻、脉象细滑、胃脘胀满、嗳气呃逆、咳喘有痰的肺胃失降证。主方是《伤寒论》的旋覆代赭汤，主药是旋覆花、生赭石、人参、法半夏、云茯苓、陈皮。

温法

温肺祛痰法：适用于苔薄白、脉浮缓、咳嗽痰稀、头痛恶寒的寒痰证。主方是《温病条辨》的杏苏散，主药是紫苏子、杏仁、前胡、桔梗、云茯苓、陈皮、川芎。

温化痰饮法：适用于苔白滑、脉弦滑、胸胁支满、目眩心悸、气短而咳的痰饮证。主方是《伤寒论》的苓桂术甘汤，主药是云茯苓、桂枝、炒白术、党参、川楝子。

温阳利水法：适用于苔白腻、舌质淡、脉沉迟、身重厌食、腰下肿甚、胸腹胀满、四肢不温、小便不利的阴水证。主方是《重订严氏济生方》的实脾饮，主药是附片、干姜、云茯苓、白术、木香、大腹皮、生黄芪。

温经通络法：适用于苔薄白、脉沉细、小便清利、骨节疼楚的寒痹证和漫肿酸痛的阴疽流注证。主方是《外科全生集》的阳和汤，主药是麻黄、鹿角霜、桂枝、白芥子、炮姜、丹参。

清法

清热泻火法：因实火停位不同而细分4法，各泻心、肺、肝、胃之火。

导赤清心适用于苔薄黄、舌尖红、脉弦数、口舌生疮、面赤心烦、小便短赤的心热移肠证。主方是《小儿药证直诀》的导赤散，主药是竹叶、生地黄、车前草、萆薢、生薏苡仁、知母、黄柏、肉桂。

清热泻肺适用于苔黄舌红、脉象细数、咳嗽喘急、痰黏不爽的肺火内伏证。主方是《小儿药证直诀》的泻白散，主药是桑白皮、地骨皮、知母、浙贝母、白菊花、黄芩。

泻火清肝适用于苔薄黄腻、脉象弦滑、胁痛目赤、口苦耳鸣、带下稠黄、阴肿且痒的肝胆实火证。主方是《医宗金鉴》的龙胆泻肝汤，主药是龙胆草、生栀子、黄芩、生地黄、柴胡、车前草、泽泻。

降火清胃适用于苔黄舌红、脉滑大数、龈肿红痛出血、口干的胃火灼阴证。主方是《兰室秘藏》的清胃散，主药是生地黄、黄连、牡丹皮、金银花炭、芦根、制大黄、生石膏。

清热解毒法：适用于苔黄燥、脉滑数、热盛发斑、血证痈疖、疔疮走黄、湿热黄疸、高热神昏的三焦火毒证。主方是《外台秘要》的黄连解毒汤，主药是黄连、黄芩、黄柏、生栀子、蒲公英、制大黄。

清热利湿法：适用于苔黄腻、舌质红、脉滑数、小便赤痛、少腹急满的湿热下注证。主方是《太平惠民和剂局方》的八正散，主药是萹蓄、瞿麦、车前草、生栀子、制大黄、泽兰、蒲公英。

清热生津法：适用于苔黄燥质红、脉洪大有力、壮热面赤、大汗口干、烦渴引饮的气分热盛证。主方是《伤寒论》的白虎汤，主药是生石膏、知母、生薏苡仁、板蓝根、芦根。

清营凉血法：适用于苔黄燥、脉细数、壮热面赤、神昏谵语、动血发斑、舌绛起刺的热入营血证。主方是《备急千金要方》的犀角地黄汤，主药是水牛角、生地黄、赤芍、牡丹皮。

滋阴清热法：适用于苔薄黄、舌质红、脉细数、低热不退、骨蒸劳热的余热伤阴证。主方是《温病条辨》的青蒿鳖甲汤，主药是青蒿、鳖甲、知母、地骨皮、玄参、银柴胡。

清热开窍法：适用于舌红唇焦、苔黄腻、脉滑数、高热烦躁、神昏谵语、痉厥抽搐、小儿惊风、中风痰火的热毒内闭证。主方是《温病条辨》的安宫牛黄丸，主药是人工牛黄、水牛角、黄连、生栀子、石菖蒲、郁金、珍珠母。

清暑利湿法：适用于苔腻脉濡、午后身热、头痛身重、胸闷纳呆的暑湿证。主方是《温病条辨》的三仁汤，主药是杏仁、豆蔻仁、生薏苡仁、青蒿、竹叶。

清热化痰法：适用于苔黄腻、舌质红、脉滑数、咳嗽黄痰、胸膈痞满、失眠尿赤、发热惊悸的痰热内结证。主方是《医方考》的清气化痰丸，主药是全瓜蒌、黄芩、枳壳、胆南星、莱菔子、桑白皮。

消法

燥湿祛痰法：适用于苔白腻、脉濡滑、咳嗽痰多、脘痞纳呆的痰湿中阻证。主方是《太平惠民和剂局方》的二陈汤，主药是陈皮、法半夏、云茯苓、炒苍术、莱菔子。

软坚祛痰法：适用于瘰疬痰核证。主方是《医学心悟》的消瘰丸，主药是玄参、贝母、生牡蛎、海藻、丹参。

涤痰开窍法：适用于苔腻脉滑、舌强不语、中风偏枯的痰迷心窍证。主方是《重订严氏济生方》的涤痰汤，主药是胆南星、云茯苓、陈皮、石菖蒲、天竺黄、枳壳。

芳香化湿法：适用于苔薄白腻、脉象浮软、身热恶寒、腹痛吐泻的风寒束表、暑湿中阻证。主方是《太平惠民和剂局方》的香薷散，主药是香薷、白扁豆、云茯苓、陈皮、藿香、连翘。

祛风胜湿法：适用于苔薄白腻、脉沉细弦、关节痛楚、肢体麻木的湿阻经络证。主方是《备急千金要方》的独活寄生汤，主药是独活、秦艽、生薏苡仁、桂枝、白芍、桑寄生、当归。

苦温燥湿法：适用于苔白腻、脉滑弦、脘腹胀满、恶心呕吐、纳呆吞酸的湿阻中焦证。主方是《太平惠民和剂局方》的平胃散，主药是炒苍术、厚朴、陈皮、云茯苓、木香、焦麦芽、焦山楂、焦神曲。

淡渗利湿法：适用于苔白滑、脉细缓、水肿身重、水入即吐、小便不利、眩晕吐涎的水饮内停证。主方是《伤寒论》的五苓散，主药是云茯苓、猪苓、泽泻、炒白术、桂枝、生薏苡仁。

消导和中法：适用于苔厚腻、脉滑实、腹胀时痛、嗳腐吞酸的食阻证。主方是《丹溪心法》的保和丸，主药是生山楂、神曲、云茯苓、陈皮、莱菔子、连翘、木香、大腹皮。

活血化瘀法：适用于面暗舌紫、脉来见涩、吐血瘀块、痛有定处、紫绀爪青的瘀血内阻证。主方是《医林改错》的血府逐瘀汤，主药是桃仁、红花、生地黄、赤芍、柴胡、枳壳、郁金。

"急则治标""缓则治本"均属"治病求本"

"急则治标，缓则治本"是中医重要的治则。紧急情况先治标病，缓解后再治本病，这是治疗顺序上的先后之别。但从"治病求本"的角度来分析，标和本都是当时疾病本质的反映，也就是当时主要矛盾的所在。"急"是指紧急证候的出现，是其主要矛盾，不加治疗常可生变，这也是疾病本质的一种特殊表现。外象是"标"，实质也是"本"。所以急则治标，实质上也是治本。

治本是中医治则理论的要务，所以有"治病求本"的古训，治病离本，何谈疗效之有？"标"如果不急，体现了病本，"标"表现急剧，转变成当时疾病的主要矛盾，也就是病本的体现，此时的"标"已经转变成"本"了，故急则也好，缓则也好，都是治本之策。比如临诊时，当温疫袭人，出现高热不退，病因温疫是"本"而高热症状是"标"。此时如果不退高热则有热陷心包、神昏谵语之险，故其治的重点要抓住退热之"标"。"标"是主要矛盾，也就转化为"本"了。再如虚人痰热咳喘，体虚是"本"，咳喘痰热是"标"。如果痰热咳喘出现不得卧、不足息的急重证情，此时必须先平咳喘再扶正气。所谓急则治标，重于定喘，此时的痰热咳喘已由"标"转变为"本"，其治疗仍然在于求本。又如先有溃疡病，胃痛属"本"，突发呕血、便血属"标"，此时当先止血治标，血止后再治溃疡胃痛。但实质上呕血、便血已成为当时的主要矛盾，如不止血将有厥脱之险，"标"已转为"本"，止血实质已成为治本的措施。

总之"治病求本"是中医治则学的关键和首要。沈氏女科抓住治则学的要害"治病求本"来处理急缓之则，是抓住了根本。"急则治标"的实质是针对"标"的紧急状态，不加处置，必生险变，形"标"而实"本"，仍然是"治病求本"之道。故标本的概念仅可用于分析病证的轻重缓急、主次先后，而对于确定治法的步骤则不必拘泥，都统一归于"治病求本"一则。

"胃气为本"是取效之道

"胃气为本"语出《素问·平人气象论》。《灵枢·五味》篇亦云："五脏六腑皆禀气为胃。"胃气在生理上讲，代表人体的消化吸收功能，是人体抗病能力的标志，也是体健无病的象征。在病理上讲，"有胃气则生，无胃气则死"，是治病成败的关键。所以，保护胃气成了防病、治病、取效的要点。沈氏女科治病首先要注意胃气，把开胃纳谷放在首位。

纳呆可以造成两个后患：影响消化吸收，降低抗病能力。再对证的汤药，由于纳呆影响吸收也会降低药效。因此治病要首问患者的食欲。如见纳呆，则要分清虚实两类证情而先投药开胃纳谷：一是苔腻纳呆，证属湿阻中焦，治宜芳香开胃，要投温胆汤、保和丸化裁。主药竹茹、枳壳、云茯苓、陈皮、石菖蒲、郁金、莱菔子、焦麦芽、焦山楂、焦神曲、木香、蒲公英、连翘、生牡蛎；二是苔薄纳呆，证属脾不健运，治宜健脾开胃，要投香砂六君子、养胃汤化裁，主药党参、炒白术、云茯苓、陈皮、木香、砂仁、乌梅、芦根、生杜仲、生白芍、生山楂、白扁豆。

经芳香开胃或健脾开胃施治后，患者食纳振奋，消化吸收功能恢复。再据病证投以辨证论治方药，其效必定大增。故治病要注重"胃气为本"，不可一味辨证论治而疏忽胃气之重要性。

‖ 验案 ‖

李某，女，68岁。

病史：患者发病近两个月，CT示右侧脑室血栓，左侧半身不遂，神疲气短，头晕发蒙，患肢麻木无力，纳呆便干。前医治从益气活血，投补阳还五汤，服大活络丹，共14天，半身不遂未见好转，而来门诊求治。

检查：苔黄腻，脉细滑。左肢肌力明显下降，痛觉消失，触觉存在，膝反射亢进。血压130/80mmHg。

辨证：苔腻纳呆为痰阻中焦，苔黄便干、脉有滑象为痰浊热化，大肠传导受阻。虽见脉细，神疲气短，证非气虚，辨证当"舍症从舌"，仍为痰浊中阻，运化失健，无力推进之故。痰浊上蒙清窍而见头晕发蒙，外阻肢体而致半身不遂。病位在脑窍四肢，乃痰浊为患，无气虚血瘀之象，投补阳还五汤焉能获效？

中医诊断：偏枯（痰浊中阻，蒙窍阻肢证）。

西医诊断：右侧脑室血栓。

治法：芳香开胃，豁痰开窍。

处方：《三因极一病证方论》温胆汤合《丹溪心法》保和丸化裁。竹茹 10g，枳壳 10g，云茯苓 10g，陈皮 10g，石菖蒲 10g，郁金 10g，蒲公英 10g，莱菔子 10g，川芎 10g，决明子 30g，白菊花 10g，当归 10g，鸡血藤 10g，生牡蛎 30g，生栀子 10g，川牛膝 15g。每日 1 剂，水煎，分两次服。

结果：上方连服 14 天，苔转薄黄腻，食纳增加一倍，大便仍干，神疲气短解除，下肢步履改善，上肢仍有不遂。痰浊渐祛，化热不减，上方去生牡蛎，加制大黄 10g，牡丹皮 10g，再进 14 剂。苔腻已退转薄黄，脉来沉细，食纳如常，大便转润，下肢已可步履，麻木消失，上肢活动仍差，但肌力增加为Ⅰ级，动甚则心悸气短。痰浊已祛，气虚呈现，转投补阳还五汤益气活血，以期恢复肢体功能，并配合针刺。

处方：生黄芪 30g，当归 10g，桂枝 10g，赤芍 10g，鸡血藤 10g，地龙 10g，葛根 10g，路路通 10g，川芎 10g，川牛膝 15g，丹参 30g，三七粉 3g（冲）。

针刺：取大椎、肩三针、曲池、合谷、阳陵泉、绝骨，进针得气后通电 30 分钟，每 10 分钟刺激 1 次。隔日 1 次，健患侧交替针刺，针刺后用梅花针扣刺背部华佗夹脊，自上至下 6 遍。

针药并用两个月，半身不遂明显改善，生活可以自理，嘱服杞菊地黄丸、大活络丹巩固疗效，未再复诊。

按语：辨证要准，必须以舌象为要。本案虽见脉细，神疲气短，前医辨之不准，以气虚血瘀误投补阳还五汤、大活络丹而无效。抓住苔黄腻，从痰浊化热论治，先开胃口，改投温胆、保和之类，苔腻渐退，开始获效。通腑也是脑中风取效之道，二诊加制大黄、牡丹皮，原方的决明子、莱菔子、生栀子、当归和白菊均为通腑而投，其效可增。川芎、川牛膝，一升一降，升清降浊也是诊治脑中风的增效措施。苔腻退净，纳谷转香，再以补阳还五汤论治，以收恢复半身不遂之效。苔腻纳呆时投之无效，苔薄纳增时投之获效，可见"胃气为本"之重要。脑血栓急性期治疗得法，半身不遂可以日日进步，其间配以针刺，针药并用，也可增效。

肢体不遂未见起色，改投合剂专治。7剂后苔退纳振，再投原方，1个月后下肢可以步履，麻木大减。续服两个月，并配合针灸，左侧半身不遂明显改善，生活可以自理。可见保护、振奋胃气之重要性。

本案先抓"胃气为本"，芳香开胃，后抓针药并用，仅仅治疗3个月即能生活自理。辨证要准，论治要活，实为辨证论治的精髓。

升降枢纽明显增效

《素问·六微旨大论》云："非出入，则无以生长壮老已；非升降，则无以生长化收藏。"气机的升降出入是人体重要的生理功能之一，升降出入失调便是气机失调，是人体重要的病机之一。气机失调可分气机不利和气机逆乱两类。气机不利者系气机升降出入运行迟缓不畅，常见气郁、气滞、气闭 3 种。气机逆乱者系气机升降出入运动太过、不及或反常，多见气逆、气陷、气脱 3 种。

气机升降出入的枢纽在于中焦脾胃。脾主升清运化，胃主降浊纳谷，构成正常的生理功能。临床上常见脾失健运，胃失和降，清阳不升，浊阴不降，便产生以消化症状为主要表现的一系列病态，多见气机不利或气机逆乱诸证。沈氏女科重视升清降浊法，可明显提升疗效。升清的代表方有四君子类、补中益气汤、升陷汤等，主药有升麻、柴胡、桔梗、蝉衣、葛根、川芎、生黄芪、党参、白术等；降浊的代表方有苏子降气汤、橘皮竹茹汤、镇肝息风汤等，主药有紫苏子、杏仁、陈皮、竹茹、代赭石、珍珠母、灵磁石、川牛膝等。

‖ 验案 ‖

孙某，女，47 岁。

病史：患者牙龈肿痛出血已逾半载，甚则颌下淋巴结肿痛，影响进食。口渴喜冷饮，胸膈烦热，性躁易怒，便秘溲赤。生气致怒、饮酒辛辣发作加重。西药内服、外治均无显效。改服中药而来院门诊。

检查：苔薄黄，舌质红，脉弦数。左颌下淋巴结肿痛，牙龈红肿。

辨证:《灵枢·脉度》云："心气通于舌，脾气通于口。"上中二焦邪热亢盛，胸膈烦热，心火上炎，胃津受灼，胃经环口入齿，而生龈肿衄血之苦；上焦气热烁津则渴喜冷饮，燥热内结，见便干尿赤。验舌诊脉均见火热征象。病在心胃。

中医诊断：龈肿齿衄（上中二焦，邪热亢盛证）。

上海沈氏女科临证方略：全科版

西医诊断：牙周炎。

治法：清上泄下，泻火通便。

处方：《太平惠民和剂局方》凉膈散出入。生栀子10g，黄芩10g，薄荷10g，淡竹叶10g，制大黄10g，连翘10g，升麻5g，川牛膝15g，决明子30g，牡丹皮10g，白菊10g，车前草30g。每日1剂，水煎，分两次服。

结果：上方连服7剂，腑行得畅，尿量增多，烦热减轻，齿衄已止，龈肿亦缓，唯口渴不解。随两便分利，邪热渐泄，但胃火仍盛，守法增清胃之品，合白虎汤方意，上方加生石膏30g，知母10g，生薏苡仁10g。再进7剂，口渴明显缓解，龈肿基本解除，饮食大增，苔薄黄，脉弦细。上中二焦邪热已清，守法巩固，嘱上方每晚服1煎，未再复诊。

按语： 凡三焦实火，湿热内壅证，沈氏女科认为上清下泄是有效治法。上清者，栀子、连翘、薄荷、黄芩、白菊、牡丹皮之类，清心、胃、肝之火。下泄者，分利两便。原方硝黄太峻，改投决明子30g润肠通便，配以制大黄，不在苦寒攻下，意在泄热排邪。车前草既清又泄，助竹叶之泄，使邪热清而泄之，两者润肠利尿，是重要辅佐药。上清下泄用于湿热时要处理好清和燥的关系，沈氏女科的经验应清而不凉，防其苦寒太过，留恋湿邪；燥而不温，防其温燥太甚，助其火邪。另外以小量升麻、大量川牛膝升清降浊，调节升降气机枢纽，亦是上清下泄的有效辅助，可提升疗效。

补肾不如调肾

肾为先天之本，元气之根，主藏精气。在五脏六腑中唯肾脏有双性，既阴又阳，既水又火，是人体生命活动的原动力。

脏腑的生理活动全赖肾气的蒸化。肾阴不足，影响"肾主藏精"的功能，使生长发育、生殖繁育失调，缺乏物质基础；肾阳衰弱，影响"肾为气根"的功能，使脾土的运化和人体的热能下降，缺乏生命动力，可见肾脏在人体中的主宰作用。沈氏女科认为肾亏者不能单纯补之，肾脏有二，寓于水火，是五脏中唯一的双性者，由于阴阳互根，阳衰可及阴，阴损可及阳，故补肾重在调肾阴阳，当遵循景岳之训："善补阳者必于阴中求阳，则阳得阴助而生化无穷；善补阴者必于阳中求阴，则阴得阳升而泉源不竭。"也就是在温补肾阳时，稍配滋阴之品，如枸杞子、女贞子、墨旱莲、生杜仲、桑寄生辈。在滋补肾阴时，稍佐温阳之品如蛇床子、淫羊藿、菟丝子、肉苁蓉、巴戟天类。

临证时应用调肾法，因阴虚多见，一般以杞菊地黄汤为基本方，再佐以1～2味温阳之品。其中生地黄滋肾阴为君，以黄精易山茱萸伍枸杞子滋肝肾之阴，山药滋脾肾之阴为臣，4味相得益彰，肝、脾、肾阴俱滋，黄精又能气阴双补；泽泻、云茯苓，淡渗利湿，滋而不滞为佐；牡丹皮、菊花，清泻虚火，温而不炎为使；伍1～2味温阳之品，常用蛇床子、淫羊藿以阳中求阴。然后再随病和随证加味。

温阳以肾气丸、右归饮为主方，但投用温阳当慎重。温阳药力大，作用快，但不良反应也大，务必对证。为防其伤津动血，可用久煎法（先煎半小时）或寒性反佐黄柏、知母、蒲公英之类。防其伤阴之虑，可改温燥的桂附，代之温润的蛇床子、补骨脂、肉苁蓉、淫羊藿等。

‖验案‖

蔡某，女，30岁。

病史：患者左侧乳房胀痛1年，经前尤甚。月经量少色淡，带下清稀无味，平素腰酸怕冷，手足心热。

检查：苔薄白，舌质红，尺脉弱。触诊左侧乳房内有枣核大小肿块1个，质韧不硬，推之可移，压之作痛。

辨证：肾阴阳两虚，冲任失调，乳络失养而致乳房胀痛；肾阳不足而有经少色淡、带下清稀、腰酸怕冷之苦；肾阴不足而见手足心热。舌脉可证。病位在肝、肾。

中医诊断：乳癖（阴阳两虚，冲任失调证）。

西医诊断：乳腺增生症。

治法：调肾阴阳，兼理冲任。

处方：《医级宝鉴》杞菊地黄汤加减。枸杞子10g，生地黄10g，黄精10g，野菊花10g，牡丹皮10g，泽泻10g，蛇床子10g，炒橘核15g，蒲公英10g，香附10g，山慈菇10g，夏枯草10g。每日1剂，水煎，分两次服。

结果：上方连用5剂后，月经将至，仍觉乳房胀痛，但较前略有减轻，已无腰酸及手足心热之患，时感怕冷，舌质淡，苔薄白，尺沉细。药已中的，增强调肾之力，加生杜仲、桑寄生、女贞子、菟丝子、补骨脂、泽兰、川续断各10g，淫羊藿5g。汤剂改为每晚服1煎，至下次月经时再早晚各服1煎。加减进退调整3个月经周期，月经量多色红，带下转属正常，经前不感乳胀、乳痛，已无明显不适。乳房红外线检查肿块消失。

按语：乳腺增生多责之于肝气不舒，气滞血瘀，并以疏肝化瘀、散结止痛治疗。本案患者无胸胁胀满、心烦易怒等肝郁气滞之象，而见腰酸怕冷、手足心热等症，此为肾阴阳两虚，冲任失调之征象，故在治疗上以杞菊地黄汤加减，配伍温阳不燥的蛇床子而调阴阳，理冲任。以炒橘核、蒲公英通络，香附行气，共奏止痛之功；山慈菇、夏枯草软坚散结以消肿块。一诊时药虽中的，但效不彰显，二诊加强调肾阴阳诸品，也就是西医的调整内分泌之意，故而疗效明显。可见沈氏女科主张"补肾不如调肾"，是取效之道。

"不治已病治未病"是中医一大优势

《素问·四气调神大论》曰："是故圣人不治已病治未病，不治已乱治未乱，此之谓也。""夫病已成而后药之，乱已成而后治之，譬犹渴而穿井，斗而铸锥，不亦晚乎。"《难经·七十七难》更将其具体化："所谓治未病者，见肝之病，则知肝当传之与脾，故先实其脾气，无令得受肝之邪，故曰治未病焉。"至张仲景《金匮要略》更解治肝补脾之要妙："中工不晓相传，见肝之病，不解实脾，惟治肝也。夫肝之病，补用酸，助用焦苦，益用甘味之药调之。酸入肝，焦苦入心，甘入脾。脾能伤肾，肾气微弱，则水不行；水不行，则心火气盛；心火气盛，则伤肺；肺被伤，则金气不行；金气不行，则肝气盛，则肝自愈。"

沈氏女科认为"治未病"不但体现了中医历来主张的"预防为主"的治疗原则，而且体现了全面动态制订治疗方案的指导思想，既保疗效，又防传变，是一种先进的治疗思想，有明显的优势。

"治未病"的思想是中医理论的重要组成，也是整体观念的生动体现。"治未病"有两层意思：一是在制订治疗方案时，要注意可能受到传变影响的脏腑气血津液，并采取相应预防措施，阻断其转移、传变和扩展，使病变范围尽可能缩小，这便是《湿热经纬》所言的："务在先安未受邪之地。"比如临床见到肾阴不足证，在滋补肾阴时要想到"水不涵木"会出现肝阳上亢而佐平肝的菊花、夏枯草、钩藤之类，要想到心肾不交会出现心火上炎，而佐清心的竹叶、黄连、肉桂之类；临床见到肝火亢盛证，在清肝泻火时要想到木火刑金会出现肺阴不足，而配润肺的桑白皮、沙参、川贝母之类，要想到肝木横逆会出现肝胃不和，而配和胃的云茯苓、陈皮、木香之类；临床见到脾不健运证，在健脾补中时要想到气虚血亏会出现阴血不足，而伍养血的生地黄、当归、黄精之类，要想到火不生土会出现肾阳不振，而伍温肾的生杜仲、补骨脂、淫羊藿之类等。这样的立法组方思路就会有全局的观点、动态的观点，可以确保疗效，预防传变。二是治疗的手段可以更加多样化。比如临床见到肝气郁结证，可以疏肝理气，也可以健脾以疏肝，如投香砂六君子汤，也可以活血以理气，如投血府逐瘀汤。肺气不足证，可以补益肺气，也可以培土以生金，如用四君子，也可以滋肾以润金，如用麦味地黄。

‖ 验案 ‖

黄某，女，45岁。

病史：患者患十二指肠溃疡病两载，常感胃脘隐痛，胁部胀满，食欲不振，阵发泛酸，晨起便溏，入暮肢肿，餐前1小时左右脘部隐痛发凉，稍进食即缓解。每于情绪激动、思虑过度时加重。神疲乏力，气短肢困，日渐消瘦。在某医院行上消化道钡餐造影示：十二指肠见有0.5cm×0.5cm大小的龛影。曾经中西药治，疗效不显，来院门诊，要求汤剂治疗。

检查：苔薄白，舌质淡，脉沉细，关小弦。慢性病容，面色欠华，腹软无压痛，肝脾未触及。

辨证：肝郁不舒，故胁满泛酸；木旺克土，脾虚失健，故胃脘隐痛，便溏肢肿；苔白质淡、脉沉细、关小弦均系肝旺脾虚之征。病位在肝、脾。

中医诊断：胃脘痛（木旺克土，肝郁脾虚证）。

西医诊断：十二指肠溃疡。

治法：抑木扶土，疏肝健脾。

处方:《时方歌括》香砂六君子汤出入。党参10g，云茯苓10g，陈皮10g，炒白术10g，木香10g，砂仁10g，蒲公英10g，石菖蒲10g，郁金10g，川楝子10g，延胡索10g，生牡蛎30g。每日1剂，水煎，分两次服。

结果：上方连服7剂，脘痛缓解，泛酸已除，便溏如旧。守法再佐健脾之品，加煨葛根10g，白及10g。续进7剂，便溏即止。上方10剂量，共研细末装入1号胶囊，早晚各服6粒。坚持服用近半年，钡餐复查龛影消失。

按语：香砂六君子汤是抑木扶土效方。本案肝郁脾虚，正合方意。投之去炙甘草和法半夏，以防甘碍抑木，燥损脾虚。伍入金铃子散既助抑木又能止痛；牡蛎制酸；石菖蒲、郁金疏肝行气，加强扶土之力，现代药理证实这个药对能调整大脑皮层功能，对稳定情绪有利，可以帮助克服致痛的诱因。蒲公英苦寒但不伤胃，用作寒性反佐，现代药理证实其能促进溃疡面的愈合。沈氏女科强调，治疗的手段可以更加多样化，全面动态制订治疗方案。组方中提倡采用现代药理研究的成果，但以不违背辨证论治为原则。

先贤有训："见肝之病，知当传脾，故先实脾"。本案体现中医"不治已病治未病"的优势矣。

论"反佐"

"君、臣、佐、使"是中医组方原则。"反佐"是中医组方法度之一，是以功效、性能相反的药物用于辅助君药或臣药的一种治疗方法。

"佐"的意义有二：辅助臣药（与臣药功效基本相同或略有不同，辅助应用可增强功效）。辅助君药，也称为"佐"。但药物的功效、性能与君药相反，合用可起到相反相成的作用，通常称为"反佐"（功效、性能相反的药物辅助臣药也属反佐）。

临床应用反佐的目的：一是防治君、臣药产生不良反应；二是扶助正气，防治君、臣药伤及正气；三是从相反角度协助君、臣药提高疗效；四是促使君、臣药顺利发挥作用。反佐药物虽性能与君、臣药相反，却能辅助达到更好的治疗目的，实质上起着"相佐"的作用。

反佐法用于临床有多种形式，沈氏女科归纳7法。

用寒佐热法：用寒凉药物反佐温热之品，以防温热药过用助火或伤阴。

用热佐寒法：用温热药物反佐寒凉之品，以防寒凉药过用伤阳并增强药效。

用补佐泻法：用补益药物反佐祛邪之品，祛邪而不伤正。

用泻佐补法：用祛邪药物反佐补益之品，以防补而壅滞并增强祛邪作用。

用敛佐散法：用收敛药物反佐宣散之品，既防疏泄过度伤正，又能增加药效。

用散佐敛法：用宣散药物反佐收敛之品，以防收敛过度而滞邪。

用升佐降法：用升提药物反佐泄降之品，增强药效。

"反佐"与"反治"具有不同的含义。"反治"是从治疗原则上提出的治疗方法，主要用于真寒假热的"戴阳""格阳"，真热假寒的"热深厥深"，真实假虚的"热结旁流"，真虚假实的"虚痞"诸证。治法表面与病情相反，实质是从疾病本质进行治疗，名为"反治"，实乃"正治"。"反治"是治法之"反"，而"反佐"是配伍之"反"。"反治"只是与疾病的假象相反，而非真正与疾病的本质相反；"反佐"的用药正是与疾病的本质相反，两者显著有别。至于"热药冷服""寒药热服"，更是属于传统"反治"内容，并非佐以相反的药物，故亦不能纳入"反佐"范畴。

"反佐"亦不同于兼用并施。寒热并用、攻补兼施、敛散合用、气血同治、脏腑并治、阴阳合治等兼用并施之法，适用于虚实夹杂、寒热交错等病证。在用药味数、用量方面两者也有显著差别，反佐一般极少应用3味以上药物，且用量也明显少于被佐药物。

"反佐"虽在中医处方中居于佐使地位，但内容丰富，疗效确切，应予正视。

‖验案‖

周某，男，34岁。

病史：患者平素体健，数日前暴怒。今感头晕胁痛，口苦胸闷，心烦急躁，不思饮食，食后脘胀，寐少失眠。西医检查无异常发现，特来求治。

检查：舌红边尖红点，苔黄，脉弦。血压 130/80mmHg，心电图正常。

辨证：大怒伤肝，气滞阳亢，则见头晕胁痛，胸闷急躁；肝木侮土，脾胃失运乃至不思饮食，食后脘胀；心肝火旺，热扰神明则有口苦心烦，寐少失眠。舌红边有红点、苔黄、脉弦亦皆阳亢火旺之征。病位在肝。

中医诊断：眩晕（阳亢火旺证）。

西医诊断：头晕待查。

治法：疏肝理气，平肝潜阳。

处方：黄芩 10g，生栀子 10g，牡丹皮 10g，白芍 12g，柴胡 10g，天麻 12g，陈皮 10g，云茯苓 15g，鸡内金 10g，黄连 8g，肉桂 2g。每日 1 剂，水煎，分两次服。

结果：上方连服 5 剂后诸症悉减，脉、舌皆有缓和，原方续服 5 剂，诸症悉平，纳健寐安。

按语：急怒伤肝，气滞阳亢，心肝火炎，治宜平肝潜阳。拟丹栀逍遥散合交泰丸加减。方中柴胡、白芍疏肝柔肝；黄芩、牡丹皮、生栀子清肝泻火；天麻平肝潜阳；陈皮、云茯苓、鸡内金扶土抑木；黄连清心安神（实泻其子）；肉桂反佐，用热助寒法，引火归原。诸药共建疏肝理气、平肝潜阳之功。

防复之举

"丸药缓图"是免于病情复发的重要措施。沈氏女科一般采用 3 种形式：一是以获效的方剂加为 5 倍药量，共研细末做成水丸或装入 1 号胶囊，每次 3g，每天两次，连服 2～3 个月。二是午餐、晚餐后服加味保和丸各6g，早晚各服杞菊地黄胶囊5粒（每粒0.3g），连服2～3个月。三是重新组成胶囊方。组方原则要突出健脾和胃，胃气为本，中土健运，病焉复发？同时又要注意滋肾柔肝，肾阴充足，肝木不亢，难见复发。在这两个原则下，再视具体病证酌加几味对病对证之药，共研细末，装入1号胶囊（3g），早晚各服5粒，连服2～3个月，常可免于复发。

健脾药选山药、砂仁、木香、白术、云茯苓、白扁豆。和胃药选陈皮、神曲、山楂、谷芽、麦芽、鸡内金、莱菔子。滋肾药选女贞子、生杜仲、桑寄生、黄柏、知母、黄精。柔肝药选菊花、当归、白芍、钩藤、薄荷、何首乌。

‖ 验案 ‖

赵某，女，29岁。

病史：患者素性急躁，经常酗酒，饮食不节。近年胃脘胀痛，纳谷不香，时有嗳气，腑行干结，夜寐多梦，在某医院各项检查均无阳性发现，诊为胃肠神经官能症。久经中西药治，胀痛不除，情绪更躁，门诊求服汤药。

检查：苔黄厚腻，舌质红，脉沉细，关小弦。

辨证：素体肝郁，兼伤饮食，食阻胃脘而有胀痛纳呆、嗳气便结之苦；验苔厚腻，乃食积之苔，食积最易化热，故夜梦不断，苔黄质红。脉见沉细，与证不符，时医曾据脉投归脾之类胀痛更甚，当以苔为准，辨为实证，病因为食阻化热，病位以胃为主，涉及心肝。

中医诊断：胃脘痛（食阻内停，化热扰神证）。

西医诊断：胃肠神经官能症。

治法：消食和胃，清肝宁神。

处方:《丹溪心法》保和丸加味。云茯苓 10g，陈皮 10g，法半夏 10g，莱菔子 15g，连翘 10g，川楝子 10g，延胡索 10g，焦麦芽 10g，焦山楂 10g，焦神曲 10g，栀子 10g，鸡内金 30g，木香 10g，首乌藤 30g，决明子 30g。每日 1 剂，水煎，分两次服。

结果：上方连服 7 剂，腑行通肠，胃脘胀痛大减，嗳气停止，纳谷转香，苔薄黄腻，脉仍沉细。食积渐消，胃气和降，证情缓解，守法加竹茹 10g，枳壳 10g，改为每晚服 1 煎，再服 7 剂。半个月后复诊，胃脘不痛，纳便通调，夜寐转酣。嘱每餐后服 3g 加味保和丸，以防再复，稳定情绪，节制饮食。未再复诊。

按语： 胃为仓廪之官，主纳谷，喜和降，暴食酗酒伤胃，受纳无度，食阻中焦，胃失和降而诸症皆现。此即《素问·痹论》所言："饮食自倍，肠胃乃伤。"消食积从和胃着手是其大法。焦麦芽、焦山楂、焦神曲为主药，可消肉谷一切食积，辅以二陈汤，加强和胃之功，再以木香、枳壳醒脾，脾运振奋，胃气得和。食阻化热多见，本案患者性躁、肝胃之热均显，投生栀子、川楝子、决明子、竹茹、连翘，投之清化，热除则胃和也。便结不通，热难清，积不消，通腑是重要之佐，方用莱菔子、决明子，均以润肠通便著称。一味首乌藤佐以宁神。全方药味不杂，和胃主题突出，辅佐得法，奏效明显。再以加味保和丸善后防复，近年疾苦得以解除。

心和肾的交通

五脏中心属火，肾属水，二者互相制约，互相关联，形成对立统一。心位居上，心火（阳）必须下降至肾，温养肾阳而使肾水不寒；肾位居下，肾水（阴）必须上升至心，涵养心阴，制约心阳，而使心火不亢，以维持心肾之间的动态平衡。心藏神，肾藏精。精能化气生神，为神气之源；神能控精驭气，为精气之主。积精可以全神，神清可以控精。精神互用，以维持心肾之间的动态平衡。

心为君火，肾为相火。相火秘藏，则心阳充足；心阳充盛，则相火亦旺。君相安位，则心肾上下交济，以维持正常的生理动态平衡。

一旦肾水不足，水不济火，致使心火独旺，出现心烦、失眠、遗精诸症。肾水亏于下，心火亢于上，出现心肾不交的证候。治宜清心于上，滋肾于下，交通心肾，以便达到新的动态平衡。沈氏女科选用《韩氏医通》的交泰丸，黄连清心降火，肉桂引火归原。两者用量3:1，即黄连10g，肉桂3g。为增强疗效，还应配滋肾阴的生地黄、黄精，降相火的知母、黄柏，宁心神的炒酸枣仁、首乌藤。

‖验案‖

付某，女，60岁。

病史：患者两年前因心悸反复发作，在某医院住院治疗，确诊为冠心病心律失常，经治月余，心悸缓解。半年前因恼怒激动，心悸复作，虽经住院治疗，久服中药乏效，心悸不减，伴心烦口苦，手心觉热，头晕失眠，腰膝酸软，而来门诊试治。

检查：舌质红，苔薄黄，脉结促。心律88次/分，心律不齐。心电图示频发室性早搏。

辨证：花甲之年，肾水不足，水不济火，肾水亏于下，心火亢于上，遂有心悸烦热，失眠多梦，头晕口苦，腰酸腿软之患。舌红苔薄、脉细结促均为心肾不交之象。病位在心。

中医诊断：心悸（水不济火，心肾不交证）。

西医诊断：冠心病心律失常。

治法：滋肾清心，交通心肾。

处方：《韩氏医通》交泰丸合沈氏女科经验方"三参饮"化裁。黄连10g，肉桂3g，党参10g，丹参30g，苦参10g，川芎10g，石韦10g，知母10g，黄柏10g，枸杞子10g，炒酸枣仁30g，首乌藤30g。

结果：上方每日1剂，水煎，分两次服。连服14剂，心悸明显减轻，腰膝酸软、头晕口苦已不明显。复查心电图两次，均示偶发室早。心烦如旧，夜寐仍差，苔质红，脉结促。肾水渐足，心火仍炎，上方加生杜仲10g，槲寄生10g，生地黄10g，以调肾阴；加生龙骨30g，生牡蛎30g，合欢皮10g，以宁心神。再进14剂，心悸又减，夜寐转酣，心烦解除，舌脉同前。上方加琥珀粉3g，共研细末，装入1号胶囊，每次3g，每日3次。续服两个月后复诊，心悸已除，脉无结促，心电图正常。不愿再服苦药，嘱其白菊花、枸杞子泡饮，自行调养。

按语： 沈氏女科治疗心肾不交证型的神经衰弱、失眠等常投交泰丸，再配伍滋肾阴、降君相、宁心神之法，以交通心肾，使肾水上承，心火下降。止心悸多用经验方三参饮之党参补虚，丹参通络，苦参清热，再佐以川芎、石韦这一特效的止悸药对，往往收到较好的效果，这两条经验从本案中可见一斑。

心和脑的辨通

"心者，君主之官也，神明出焉。"语出《素问·灵兰秘典论》。《灵枢·邪客》又曰："心者，五脏六腑之大主，精神之所舍也。"说明心是五脏六腑之首，居统领地位而且藏神明、主神明。实质上《黄帝内经》所描述"心"的功能是包括现代"脑"即中枢神经系统的功能。《黄帝内经》对脑虽然也有论述，但不如论"心"详尽，反而排斥在五脏六腑之外，列作"奇恒之府"之一。而且常常以"心"代"脑"，以"心"统"脑"。《黄帝内经》的这种"重心轻脑"说，一直影响着后世中医的理论和临床。

从现代解剖学来看，脑或中枢神经系统包含大脑、间脑、脑干和小脑4部分。大脑分两个半球，主要是思维、记忆、语言、情感等精神意识活动。对外界的感应认识和随人的意志而转移的神明活动，即中医称之为"识神"。间脑，位于大脑中间，被大脑包罩，状如泥丸，古称"泥丸宫""脑心"，是机体的生物钟所在地，掌握生命进程和生长衰老，调控体内的生理、生化过程，对内脏有固定程序的协调控制机制，并不随人的主观意志转移，故称"元神"，同时又有无意识的元神活动，是重要的生命中枢。脑干主要上下行传导和主意识呼吸、调节体温等。小脑主要是维持肢体平衡和肌张力，达成共济运动并主技巧。

从现代生理学来看，脑是人的精神、思维、意识、语言、记忆、情绪、心理、学习、认识等高级神经活动的器官。人之所以区别于动物，主要在于人有高度进化、多维发达的大脑以及大脑支配下的种种高级复杂行为。应当说脑是五脏六腑之首，"脑藏神明"。

从现代临床学来看，许多脑系病类用清心宁神法或清心开窍法等治疗而获效。如失眠投交泰丸（黄连、肉桂），中风投导痰汤（胆南星、云茯苓等），癫痫狂投礞石滚痰丸（生礞石、生大黄等），脑萎缩、痴呆投归脾汤（酸枣仁、远志等），眩晕投河车大造丸（麦冬、云茯苓等）。因此"心藏神明"的学术观点有其临床意义。

中西医两种医学有一个共同的观点，即心血与识神息息相关。心主血脉，为大脑的识神活动提供了充分的重要的物质基础，大脑的供血不足和缺如，常常是失语、失谈、失写、失聪、失用、失认、失觉等种种识神活动障碍或丧失的病理基础。近代不少研究还发现：心脏具有分泌"心激素"的作用，而且可能具有判断及思维能力。心脏还具有磁场的磁力效应，也可产生一定的识神功能。可见，在识神活动上，心脏和大脑可以联成一个统一的功能单元，共同主宰人体的精神意识活动，也即"藏神明"的功能。

沈氏女科力主"心藏神明"变革为"脑藏神明"。努力加强、完善、充实中医对"脑"的认识，跟上全球"认识脑，保护脑，开发脑"的研究步伐，并充分发掘、发扬、发挥中医治疗脑病的疗效优势，这是对《黄帝内经》的修正完善，对中医学术的弘扬发展。

"心者，君主之官，神明出焉"的现代观，即从"心"的生理功能来认识识神活动，从"心"的治疗学来纠正种种识神障碍的病证，也就是脑的神明从"心"认识、从"心"论治。

‖验案‖

孙某，女，24岁。

病史：5年前，患者因情绪不舒而突然不省人事，四肢抽搐，口吐黏沫，牙关紧闭，两目上视，醒后如常，以后发作次数逐渐增加，每年达20余次。在当地医院诊断为癫痫。CT未发现异常，脑电图出现异常的不规则电波。给予"癫痫安片"、苯妥英钠等药，服后出现行走左偏，视物不清。刻下症：心烦易怒，口苦咽干，彻夜难眠，咳痰不爽，胁肋胀满，视物不清，小便溲黄，大便干结。

检查：舌质红，苔黄腻，脉弦滑数。

辨证：患者因情绪不舒，肝气郁结，久郁化火，则口苦咽干，胸胁胀满；热结大肠则大便干结；彻夜难眠属热扰心神；小便色黄为心火下移小肠；心火上扰脑窍则神志不清，口吐黏沫。病位在心、脑。

中医诊断：痫证（肝郁化火，心火扰神证）。

西医诊断：癫痫。

治法：清心开窍，疏肝宁神。

处方：《重订严氏济生方》涤痰汤合交泰丸化裁。胆南星10g，云茯苓10g，枳壳10g，陈皮10g，石菖蒲10g，郁金10g，丹参30g，藿香10g，莱菔子10g，决明子30g，全瓜蒌30g，生牡蛎30g，生栀子10g，黄连10g，肉桂3g，天竺黄10g。每日1剂，水煎，分两次服。

结果：上方连服7剂，自感癫痫发作程度减轻，持续时间缩短，约为2分钟，患者情绪稳定，精神较佳，但发作次数未变，大便溏薄，每日约4次，偶感腹痛。心火减而未消，故上方天竺黄改为竹茹，加煨葛根、木香健脾利湿止泻，川楝子、延胡索理气止痛。

再服28剂，睡眠明显好转，精神尚佳，发作次数较前减少，持续时间在1分钟左右即恢复正常。大便稀薄，每日2～3次，小便正常，月经来潮，小腹疼痛，量少，舌淡白，脉细弦。患者火热之象已息，脾肾气虚之证显现，改用健脾益肾法，佐以祛痰之品，投《时方歌括》香砂六君子汤加减。

处方：党参 10g，云茯苓 10g，陈皮 10g，木香 10g，川芎 10g，川楝子 10g，延胡索 10g，生杜仲 10g，石菖蒲 10g，郁金 10g，炒白术 10g，车前草 30g，煨葛根 10g，生牡蛎 30g，生薏苡仁 10g，桑寄生 10g。

上方连服 28 剂，自诉近一周癫痫未曾发作，腹痛、腹泻减轻，月经来潮，经量增多，偶感头晕，心中不适，舌暗红，苔薄白，脉沉细。火热之证已除，脾肾亏虚更著，故上方去生牡蛎、车前草，增川续断加强补肾之力，焦麦芽、焦山楂、焦神曲、生鸡内金健脾和胃。连服 18 剂后，癫痫仍未发作，痛经消失，月经正常，腹泻已止。守上法，每晚服 1 次，加杞菊地黄胶囊，每次 5 粒，每日两次，连服 1 个月，随访半年痫证未复发。

按语：痫证病因多与七情失调，先天因素、外伤、饮食或他病所致，尤以痰火上扰脑窍最为重要。沈氏女科重在清心豁痰，兼以通腑宁神。初期表现为痰浊化热上扰，故以涤痰汤祛痰清热泻火，交泰丸交通心肾，其中黄连降君火，生栀子清肝火，肉桂引火归原，决明子通腑祛痰。藿香乃时令用药，增强祛暑利湿之效。第二阶段出现脾肾气虚证，及时调整治法，以香砂六君子汤为主，生杜仲、桑寄生益火生土，佐以祛痰之药，石菖蒲、郁金、生牡蛎、生薏苡仁豁痰利湿开窍，因患者便溏，故不用莱菔子，而用木香、葛根健脾止泻，升清降浊。痫证易复发，应注意意疗，稳定情绪，语言疏导，丸药巩固，以冀收功。

命门乃"命之本""肾之根"

《难经·三十六难》曰："肾两者，非皆肾也。其左者为肾，右者为命门。命门者，诸神精之所舍，原气之所系也；男子以藏精，女子以系胞。"沈氏女科认为命门即为肾阳，"命门之火"是肾阳的功能体现，人体生命活力的根本，维护生命活动的要素，"命门"实为"生命之门"，乃"命之本""肾之根"也。

沈氏女科将"命门"的功能归为以下3种。

其一，命门是元气的根本，肾的功能的体现，维持生命的要素，人体能源的发生地。这个功能主要是命门之火，简称命火。脏腑有命火的温养，方能发挥正常的功能，特别是脾胃必须有命火的温煦方能健运纳谷。命火是生命的本元之火，寓于肾水之中，是人体性功能和生殖能力之本。当命门火衰时就会出现苔薄白，质淡胖，脉沉细尺弱，身寒怕冷，腰酸腿软，阳痿遗精，夜尿频多，甚则精神萎靡，晨泄浮肿，背凉虚汗等种种虚衰证候。临证宜投温阳壮火之品，如金匮肾气丸、鹿茸、淫羊藿、附子、肉桂、巴戟、蛇床子等。反过来，命门火旺时常常表现为肝肾阴亏而相火妄动，此时的病态有两个方面：一则肝火上炎而见苔黄质红，脉弦细数，眩晕头痛，目糊耳鸣，面部烘热，急躁易怒，失眠多梦；二则肾的虚火内灼而见苔净质红，脉象细数，五心烦热，腰、背、胫、跟酸楚乏力，性功能亢进，遗精早泄。临证当施滋阴清降之品，如知柏地黄丸、杞菊地黄丸、二至丸或生地黄、麦冬、玄参、知母、黄柏、龟甲、银柴胡等。

其二，命门能帮助三焦气化。三焦即上焦、中焦和下焦，是六腑之一。从部位讲，上焦指胸膈以上部位，包含心、肺；中焦指膈下脐上部位，包含脾、胃；下焦指脐以下部位，包括肝、肾、膀胱、大肠、小肠。从功能讲，《灵枢·营卫生会》指出，"上焦如雾"，心肺的输布；"中焦如沤"，脾胃的消化转输；"下焦如渎"，肾与膀胱的排尿，大、小肠的排便。综合三焦的功能就是纳谷消化，化生气血精微，输送营养，排出废物。三焦的这些功能全赖命火的蒸化，故"焦"者热之意，通过气化而热源于命火也。

其三，命门有纳气作用。肺气不降，咳喘不止，责之于肾不纳气，用温补命门之品，达到纳气定喘之效，特别是用蛤蚧、胡桃、胎盘、补骨脂等治疗老年顽固性哮喘，临床常常获效。

用药如用兵 安全第一

"用药如用兵"出自《医学源流论》，作者徐大椿，清代名医。他用类比手法，以用兵之道推论用药之道，指出药物是用来攻病的，如同用兵除暴，有病才用，否则必生祸殃。其云："而毒药则以之攻邪。故虽甘草、人参，误用致害，皆毒药之类也……是故兵之设也以除暴，不得已而后兴；药之设也以攻疾，亦不得已而后用，其道同也。"从"知己知彼，多方以制之"的指导思想出发，阐明一系列用药治病的原则。以"衰敝之日，不可穷民力"和"富强之国，可以振威武"的观点，提出用药攻补的原则，告诫医者应根据不同的病情，采用不同的治疗措施。

中药的药源为植物、动物和矿物。关于中药的不良反应，古人早有认识。《神农本草经》将中药分为上、中、下三品，"上品无毒，多服久服不伤人；下品多毒，不可久服。"《素问·五常政大论》云："大毒治病十去其六，常毒治病十去其七，小毒治病十去其八，无毒治病十去其九，谷肉果菜，食养尽之，无使过之，伤其正也。"由于中药药源的天然性及宣传误导，造成某些患者乃至医生只看到中药的正作用和功效性的一面，而忽略了其不良反应和危害性的一面。事实上中药及其制剂的不良反应发生率所占的比重并不小。据 1983 ～ 1985 年间的不完全统计，中药发生不良反应的有 90 余种，占全部 700 种药品不良反应的 12.9%；中药制剂发生不良反应的有 100 余种，占 14.3%。中药发生不良反应共 260 多例，占总数 17000 例不良反应的 1.5%；中药制剂发生不良反应共 700 多例，占 4.2%。

造成中药不良反应的原因有 7 方面。

药材本身的毒性

有毒中药有近百味，临床常用约 50 味。按其主要化学成分分类：生物碱（附子、川乌、草乌、洋金花、马钱子、天仙子、龙葵、山豆根、雷公藤、长春花、喜树、巴豆、芫花、天南星、半夏、白附子、大戟），氰苷（苦杏仁、白果、肿节风），皂苷（商陆、木通、黄药子），强心苷（万年青根、夹竹桃、北五加、罗布麻），蒽醌（芦荟、虎杖），毒蛋白（苍耳子、天花粉、蓖麻子），挥发油（细辛），动物毒蛋白（水蛭、虻虫、䗪虫、全蝎、蜈蚣、蟾蜍、露蜂房、斑蝥、白花蛇），矿物含砷（砒霜、雄黄）、含汞（轻粉、朱砂）、含铅（铅丹、密陀僧）、含铜（铜绿、胆矾）。这些有毒药物，使用时正是基于它们的毒性作为药效的正作用而获疗效。由于用法、用量的不当常导致不良反应，而使其"正作用"转化为"副作用"，甚至是"负作用"。

品种有误或炮制不当

如柴胡有大小叶之分，大叶柴胡有毒；关木通有大毒，而川木通无毒。炮制不当也会屡见不良反应。如南星、半夏、附子的炮制就十分讲究：生南星要用凉水浸漂，每天换水 3 次，起白沫时以每 5kg 加白矾 0.1kg 浸泡 1 天后，继续换水，直至切开口尝仅微有麻辣感为度；捞出与鲜姜片及白矾粉，层层均匀铺入容器，加水淹没；经 4 周，倒入锅内煮至无白心，取出，加入羊、牛、猪胆汁，以一定比例拌匀蒸 1 小时至透，取出放凉后切成小块，晒干备用。

清半夏 100kg，白矾 20kg 加水浸泡至内无干心，口尝有微麻舌感取出，清水洗净切厚片干燥备用。法半夏用清水浸泡至内无干心，去水加甘草、石灰水浸泡，每天搅拌两次，并保持 pH 值 12 以上；至口尝有微麻舌感，切面黄色均匀为度，洗净烘干备用。姜半夏用清水浸泡，起泡沫时加白矾适量，泡至内无干心，取生姜切片煎汤同半夏共煮透，切片干燥备用。

盐附子浸入盐卤和食盐混合液中，每天取出晾晒，并逐渐延长晾晒时间，直至附子表面见大量结晶盐粒，体质变硬为止。淡附片取盐附子用清水浸漂，每天换水 3 次，至盐分漂净，加甘草、黑豆同煮透至切开后口尝无麻辣感为度；取出刮去皮，切成两半，加水煮两小时，取出晾晒，反复闷润数次，润透后切片晒干备用。炮附子取盐附子洗净，清水浸泡一夜，除去皮，切片，加水泡至口尝稍有麻辣感为度；再用姜汤浸 3 天后蒸熟，焙至七成干，倒入锅内武火急炒至烟起，微鼓裂为度，晒干备用。

制剂粗滥

中药制剂品种多样，一些企业不顾质量，粗制滥造，以致产生不良反应。

煎法失控

中药煎法与疗效直接相关。如煎法不当，轻则降低药效，重则产生不良反应。如附子必须先煎半小时以上；雄黄、朱砂不能加热，只宜冲服等。

配伍失当

配伍失策酿成不良反应已是众所周知，特别是中西药合用引发的不良反应更为多见，不宜提倡。

盲目超量

盲目超量服用引发不良反应亦多见报道。如超量服用牛黄解毒片、牛黄清心片而致休克、昏迷；超量服用龙胆泻肝丸而致肾功能衰竭等。

外界污染

大量使用化肥、超量喷洒农药造成培植中药材污染而引致不良反应。

"以草木偏性，攻脏腑之偏胜，必能知彼知己，多方以制之，而后无丧身殒命之忧。"沈氏女科认为临证遣方使药须时时念及"用药如用兵"，高度警惕不良反应，注重安全第一，确保临床安全。

‖ 验案 ‖

陈某，男，54岁。

病史：两年来，患者畏寒肢冷，双腿尤甚，时有麻木冒凉风之感，盛夏亦需穿棉毛裤，室内不敢穿拖鞋，入睡双腿要盖毛毯，时感乏力腰酸，纳便尚可。西医检查诊为微循环障碍。曾用温阳通脉、活血化瘀等中药治疗，证情时有起伏，未能根除，特来求治。

检查：舌淡边有齿痕，苔薄白，脉细尺弱。手足外观无异常，触之偏凉。

辨证：肾虚阳衰不能温煦肢体，气血失畅则见腰酸畏寒肢冷；卫气失固，腠理失司则感乏力冒风，触之发凉。舌脉亦皆肾阳不足之象。病位在肾。

中医诊断：痹证（肾阳虚衰证）。

西医诊断：微循环障碍。

治法：补肾温阳，益气通络。

处方：附子15g（先煎半小时），炮姜10g，生地黄10g，山茱萸15g，生黄芪15g，丹参15g，当归10g，羌活10g，独活10g，云茯苓15g，桂枝8g。每日1剂，水煎，分两次服。

结果：上方连服14剂，畏寒肢冷稍减，麻木依旧，原方去附子加川乌、草乌各10g（先煎半小时），改炮姜15g，生黄芪20g，丹参20g，桂枝10g。再进14剂后诸症显减，但觉口苦微干，原方加黄柏6g，续服14剂后，除双腿微麻外余症悉退。时已深秋，嘱停服汤剂，常服当归羊肉汤善后。

按语：本例为虚痹，与风寒湿所致之实痹有别，治当补肾益阳，以扶正为主，用桂附八味丸化裁。原方去健脾之山药、凉血之牡丹皮、利水之泽泻，加当归、丹参养血活血；生黄芪益气固表；羌活、独活、桂枝温阳散风通络；肉桂易炮姜，以增强温通之力而助附子益阳通络，共臻温肾补阳、益气通络之功。服药两周，畏寒肢冷减轻而麻木如旧，考虑药轻病重，故原方去附子加川乌、草乌，且加大炮姜、生黄芪、丹参、桂枝之用量，以增药力，续服两周后诸症显减，但见口苦微干之热象，故再加黄柏反佐以防温热过甚。再进两周后唯剩双腿微麻一症，中病即止，无使伤正，即嘱停服中药，以当归羊肉汤善后。此案表明，处方遣药，处处应视安全为要，在安全第一的原则下强调取效才是正道。

中药传统煎法并改良服法

汤剂是我国医药史上应用最早的剂型。早在3000多年前的商朝已有"伊尹创汤液"之说，至今临床对汤剂煎煮法仍多沿袭传统煎煮方法。

汤剂煎煮是否得法，关乎药效的发挥，不容忽视。古代医家对此十分重视讲究，李时珍曰："凡服汤药，虽品物专精，修治如法，而煎药者鲁莽造次，水火不良，火候失度，则药亦无功。"徐灵胎指出："夫烹饪禽鱼羊豕，失其调度，尚能损人，况药专以之治病，而可不讲乎？"煎煮不当轻则失效，重则伤人。

煎药前应先用冷水浸泡1小时以上，使药性尽量溶入水中。如有后下药则另碗单泡（煎煮时分两次后下，分别倒入搅拌，开锅即可）。加入水量不必过多，盖过药面2cm即可。如有先煎药则不必浸泡，可取浸泡其他药物之水放入先煎药物，先用武火煮沸后再以文火煎煮15分钟，然后再倒入其他浸泡之药同煮。特殊药物先煎时间宜延长，如附子、川乌、草乌等药物应先煎半小时以上。

煎煮的火候：传统是"先武后文"，即沸腾前宜用大火，使药物中的水较快沸腾，沸后改用小火维持药液微沸翻滚，以利药物在汤液中不断释出有效成分，又不使水分蒸发过快，此为共识。但近代医家认为诸如解表剂多为花茎叶之类，质轻气香，常含挥发油，较易出汁，不宜久煎而采用"武火速煎"，以达气足力猛，药力迅速，直达肌表；滋润调理剂多为根果、矿贝、鳞甲之类，质重坚实或味厚滋腻，难以出汁而采用"文火慢煎"，使药汁浓厚，药力持久。

时间与煎次：《中药调剂学》"汤剂操作规程"规定：解表剂头、二煎煎煮时间分别为 15 ～ 20 分钟及 10 ～ 15 分钟；一般药剂为 20 ～ 25 分钟及 15 ～ 20 分钟；滋补调理剂为 30 ～ 35 分钟及 20 ～ 30 分钟。不论何类方剂，煎煮均为两次；头煎时间均大于二煎；补益剂时间大于解表剂。

煎煮中药必须选用适宜的盛器。对于所用器具，古代医药文献已有论述。《华氏中藏经》《本草经集注》《雷公炮炙论》等即有将药物置于"瓦""坩土锅子""瓷器""土器""铁锅"及"铜器"等物之内而进行修治的记载。现代煎器在使用瓦、陶罐、砂锅的同时已逐步扩大到使用搪瓷锅、不锈钢锅等。

铁锅具有传热快、使用便捷的特点。但在使用过程中易与药物发生不良的理化反应而影响药效，甚至对人体产生危害。古代贤哲对此早有认识，《雷公炮炙论》《重修政和经史证类备用本草》《本草纲目》《炮炙大法》《本草求真》《本草蒙鉴》《本草纲目拾遗》等著作即在桑白知母、仙茅、人参、益母草、生地黄、草果、麦冬等药物项下明示"勿犯铁器"。李时珍在《本草纲目》中指出："铁，气味辛、平，有毒……凡诸草木药皆忌铁器，而补肾药尤忌之，否则反消肝肾，盖肝伤则母气愈虚矣。"微观科学十分发达的现代，对某些药物与铁金属的反应有了进一步的认识和了解。研究证明，铁的化学性质较活泼，易与其他物质发生化学反应。如苷类（尤为黄酮类）成分与铁反应生成有色难溶的化合物；鞣质成分与铁反应生成鞣酸铁盐而使药物变色和发生沉淀。在常用中药中含有上述成分的品种是比较多的，故煎煮中药不宜使用铁质容器。

汤剂习惯的服用方法是早晚各1次，且要求空腹。实际人体最佳吸收时间为上午9点、下午3点，这与人体生物钟有关，故服药时间应调整为上、下午分服为宜。

沈氏女科主张按照传统方法煎煮中药并改良服法，有利于更好地发挥药效，提高疗效，应予充分肯定和重视。

脉案是临证的纪实

脉案即医案（亦称病案），相当于现代的病历。它是医生在临床实践中治疗疾病时辨证、立法、处方、用药的连续记录，是临证理法方药和病情演变的真实写照，是医者正反两方面经验的可靠总结，也是学术交流的一种形式，更是中医学术文化的生动体现。

脉案创始于2000多年前的汉代医生淳于意。他创造性地记载了亲自治疗的25例医案，内容包括患者姓名、地址、职业、病理、辨证、治疗、预后等，当时称为"诊籍"，至宋代始称医案。在古今传承的各类医案中，有医生自身的临床写实记载，也有专门选取古今名家医案的汇编。这是学习中医理论、总结疗效、进行临床交流讨论的重要资料。诸多行之有效的古今医案被视作珍贵的遗产流传至今，既有借鉴意义，又有收藏价值，被视作"墨宝"。历代的医案专著始终是中医药学宝库的重要组成部分。

脉案记述除应遵照国家中医药管理局颁布的医案书写规则外，沈氏女科认为还应特别注意和强调如下要领。

记述资料要真实：医案与医话不同，医话是有关医药的随笔记录，内容极广，包括读书临证心得、学术评论和见闻掌故等。而医案是临证资料的连续记录和真实写照，必须实事求是，真实可靠，不允许半点浮夸虚假，言过其实。

理法方药要明确：记述医案有 3 种形式，可先列证候并有病程的交代，再引古训，然后立法选方；或者夹叙夹议，列出证候，分析病机，引证古训；或者先引古训，再议证候。3 种形式重点都要把主症、舌脉、病程、既往治疗经过交代清楚，这是脉案的主体框架，不可忽视。

治疗进程和证候变化要重视：特别是舌象、脉诊的演变，这是中医的优势和特色，不可从简。许多脉案忽视或缺乏中医证候学的观察，只重视"指标变化"，这是"重西轻中"的表现，使脉案大为逊色，价值遭贬。

哗众取宠的虚词要少用：记述书写脉案要尽力避免使用华而不实、哗众取宠的虚词，如"大获其效""药到病除""诸症尽除"等。虽然文字漂亮，但有损脉案的真实性和作者形象，应当注意。

脉案是临证的纪实，必须用心记录，认真书写，真实可靠，方能更好地体现其临床意义和参考价值。现选列古今脉案各一以作范例。

案一：张养之侄女，患风悬而饮食渐减。于某与通经药，服之尤恶谷。请孟英诊之，脉缓滑。曰：此痰气凝滞，经隧不宣，病由安坐不劳。法以豁痰利气，勿投血药，经自流通。于某闻而笑曰：其人从不吐痰，血有病而妄治其气，胀病可立待也。及服孟英药，果见吐痰而病遂愈，养之大为折服。予谓世人头痛治头，脚疼疗脚，偶中而愈，贪为己功；误药而亡，冤将奚白？此《寓意草》之所以首列"议病"之训也。（选自清代周镕《王氏医案》）

案二：李某，男，46岁。

患者项部自汗，近日淋漓不止，频频作拭，颇感苦恼，要求治疗。诊其脉浮缓无力，汗自出。分析病情，项部是太阳经所过，长期汗出，系经气向上冲逆，持久不愈，必致虚弱。因投以张仲景之桂枝龙骨牡蛎汤，和阳降逆，协调营卫，收敛浮越之气。先服4剂自汗止，再服4剂以巩固疗效。

桂枝龙骨牡蛎汤，仲景原用治失精之方，今移用治项部自汗不止，应手奏效。方中桂枝治正气虚而表邪微者；白芍收摄津液；生姜、大枣为胃行津液，调和营卫；炙甘草合桂枝之辛，足以攘外，合芍药之酸，足以安内；龙骨、牡蛎主精神不宁，正气浮越。合之以治表气虚而自汗出，收效。（选自中国中医研究院主编的《岳美中医案集》）

"谨和五味"新说

《灵枢·五味》云："谨和五味，骨正筋柔，气血以流，腠理以密，如是则骨气以精，谨道如法，长有天命。"说明节制饮食在防病治病中的重要性。

沈氏女科主张"谨和五味"，宜遵循8条原则。

（1）限制膏粱厚味、炙煿煎熏食物的摄入：明代李梴在《保养说》中明确提出："人至中年，肾气日衰，戒一切煎炒炙煿、油

380

炸糟酱、燥热之物，恐耗血也；戒一切生冷时果时蔬，恐伤脾也。能甘淡薄，则五味之本自足以养脏。"膏粱厚味、炙煿煎熏之品常致血管硬化，增高心脑血管病的发生率，且为致癌因素之一，不能不严加限制。

（2）不要偏食，选择和搭配好食谱：提倡食材多样化，主食中大米、面、玉米、小米等品种应互相配食，多进糙米、杂粮，且应控制食入量，一般一天三餐半斤至1斤；多以植物蛋白为主，如大豆制品；配以蔬菜水果，特别是含维生素多的蔬菜、水果。

在食谱中，动物脂肪不应超过食量的20%或脂肪总量的10%。糖量也应降到最低量，特别是单纯的碳水化合物，如蔗糖、果糖、蜜糖要少吃，可用复合碳水化合物如淀粉。最佳食谱应当富含植物蛋白、维生素、微量元素和纤维素。

（3）控制食量，宜少食节食：《素问·痹论》早已指出："饮食自倍，肠胃乃伤。"饮食无度，营养过剩，常是致病的危险因素之一，必须"勿使过之"。

（4）少盐饮食：《素问·生气通天论》指出："味过于咸，大骨气劳，短肌，心气抑。"《素问·五脏生成论》云："多食咸，则脉凝泣而变色。"成人每天需盐量为5g，不宜超过10g，以15g为极限。

（5）禁止吸烟：明代《滇南本草》谓烟草"辛热，有大毒"。赵学敏谓烟草可耗肺、损血、伤神、折寿。烟草对心脑血管、肺、食管的危害及其致癌性均是公认的，故必须禁烟。

（6）适量饮酒：元代忽思慧《饮膳正要》说酒"能通血脉，消忧愁，少饮为佳，多饮伤神损寿"。《本草纲目》曰："少饮则和血行气，壮神御风，消愁遣兴；痛饮则伤神耗血，损胃亡精，生痰动火。"

（7）提倡饮茶：《本草纲目》称茶"最能降火，火降则上清"。唐代顾况《茶赋》曰："茶可滋饭蔬之精素，攻肉食之膻腻，发当暑之清吟，涤通宵之昏寐。"实验研究也证明茶能使尼古丁沉淀从尿中排出，可解酒精毒，能降脂，减轻动脉粥样硬化，增强血管弹性和渗透性。但饮茶过多、过浓，则因其中过多的茶碱、咖啡碱可刺激心脏，加快心跳，增加心肌耗氧。

（8）合理安排每天饮食：饮食要有规律、有节制，定时定量，少量多餐，切忌暴饮暴食。早餐吃一些易消化的供给热量和蛋白质的食品，如豆浆、米粥、蔬菜、水果；午餐可稍丰盛，以满足蛋白质的需要；晚餐要清淡。所谓"早餐宜好，午餐宜饱，晚餐宜少"。沈氏女科主张"治寓于食"，选择有益的谷果肉菜有利于疾病的防治。

7个功能性食物

山楂：含丰富的糖类、柠檬酸、黄酮甙及维生素C，可扩血管、降压、降脂和助消化。

蜂蜜：含葡萄糖、蛋白质、矿物质、有机酸、酶和维生素，可强壮身体、解毒。

木耳：富含蛋白质、纤维素、磷脂、微量元素，有降压、防止血管硬化和滋补作用。

莲肉：含蛋白质、酶、维生素、钙、磷、铁，可降脂安神。

鲤鱼：为高蛋白、低脂肪、低胆固醇食物，易消化，并有利尿消肿作用。

大蒜：降胆固醇，防动脉粥样硬化，防癌抗菌。

胡萝卜：富含胡萝卜素、氨基酸、酶、矿物质、纤维素，可强心、降压、降脂、增加冠脉血流。

2 个食疗方

痛经：茶树根 10g，小茴香 10g，凌霄花根 15g，加适量黄酒隔水炖 5 小时，去渣，加红糖，经期服。

便秘：白菊花 10g，决明子 30g，煎水代饮。

酒疗

喘证药酒方：

西洋参 10g	生黄芪 30g	炒白术 15g	补骨脂 30g
肉苁蓉 30g	生杜仲 15g	射干 15g	白果 30g
川贝母(炒)15g	紫菀 15g	北沙参 30g	鱼腥草 15g
云茯苓 15g	陈皮 15g	冬瓜仁 15g	五味子 10g
白菊花 10g	桑白皮 10g		

上药泡黄酒 3kg，密封 15 天后，每晚服 0.5 ～ 1 两。

痹证药酒方：

桂枝 10g	赤芍 10g	白芍 10g	生黄芪 10g
制川乌 10g	制草乌 10g	当归 10g	威灵仙 10g
松节 15g	木瓜 10g	黄柏 10g	狗脊 15g
生杜仲 10g	桑寄生 10g	鸡血藤 15g	陈皮 30g
牛膝 15g	桑枝 30g		

泡酒 2.5kg，15 天后，每次服 0.5 ～ 1 两。

醋疗

糖尿病：山药 30g，浓煎取汁 150mL，打入鸡蛋 1 个，醋 15mL，煮沸后食用。

粥疗

高脂血症：木耳粥（木耳 5g，何首乌 30g，红枣 5 枚，粳米 100g）。

高血压：菊芹粥（菊花 15g，决明子 15g，连根芹菜 20g，粳米 100g）。

心脏病：参麦粥（人参 1g，麦冬 10g，薤白 10g，粳米 100g）。

糖尿病：生地粥（生地黄 60g，葛根 30g，黄精 60g，薏苡仁 60g）。

4 类药效食材

降脂：生姜、甲鱼、海藻、蘑菇、黄豆、大蒜、洋葱、蜜橘、山楂、牛奶、大麦、葵花子、紫菜、黑木耳、冬菇、茶叶、荷叶、莲心、芹菜、荸荠、海蜇、蜂蜜。

软化血管：木耳、蜂蜜、红枣、茄子、白薯、玉米。

降压：菠菜、芹菜、甜菊、苹果、香蕉、西瓜子、绿豆、青萝卜汁、荸荠、海蜇头。

防癌：青叶卷心菜、花椰菜、肝、蛋黄、胡萝卜、杏、甘薯、菠菜、香菇、鲜蘑、绿豆、大蒜、海藻、无花果、地耳、乌梅、扁豆、蚌肉、田螺、银耳、黄精、猪血、鹅血、红枣、韭菜、莴笋、白萝卜、黄瓜。

意疗与艺疗

沈氏女科一贯倡导："善医者必先医其心，而后医其身。"医其心者即为意疗，也就是心理疗法，其宗旨如《灵枢·大惑论》所言"必先明知其形志之苦乐"，也就是要知晓患者的精神状态及其生活环境，并以此作为辨证论治的前提。意疗是中医治病保健取效的重要辅助。

意疗的原则乃《灵枢·师传》所曰："人之情，莫不恶死而乐生，告之以其败，语之以其善，导之以其所便，开之以其所苦，虽有无道之人，岂有不听者乎？"

"告知以其败"：既要指出疾病的危害，引起患者的足够重视，又不至于使患者对疾病错误理解而形成思想包袱。

"语之以其善"：告诉患者怎样才能向有利的方向发展，说明只要治疗及时、得法，克服不良情志因素，便可切断"因病而郁"的恶性循环而转向康复。

"导之以其所便"：要教会患者调息养性，平衡情志，并解释治疗措施，使患者心中有数，克服抵触而积极配合。

"开之以其所苦"：拥有恻隐之心，赢得患者的信任，充分了解其生活、工作、精神之所苦，善加开导，并疏导其郁结，解除其"因郁而病"。

沈氏女科，运用意疗时常常"守3则""用3法"。

守3则

医者要热情真诚，认真负责，取信于患者，建立融洽的医患关系，充分同情与理解患者疾苦，深入了解病史，抓住其心理特点、心理动态、心理反应，充分运用语言、文字、表情、姿势、态度、行为等多种方式把信心和希望深刻地传达给病人，并进行科学的启发、教育和暗示，使其得到宽慰，唤起治疗信心，调整心态，积极配合治疗。

因人因病制宜，要选择针对性强、行之有效的意疗方法，并巧妙设计，统筹安排。切忌粗制滥用、生搬硬套或政治说教，克服偏废，以求"用之必验"。

应与家庭、社会相结合，营造和睦的家庭氛围和良好的社会环境，防止并减少病人的心理冲突。

用3法

取笑消忧法：取笑会获得多种效益，比如"乐以忘忧"。消除烦恼，快乐人生，调畅气血，并能改善人际关系。古代名医张子和就曾以取笑作乐法，不用一方一药治好了病人多年的忧郁症。

循循诱导法：医者热情耐心，患者心平气和，在宁静无扰的环境中，动之以情，晓之以理，喻之以例，明之以法，循循诱导犹如"心理疏泄"，也称"语言开导法"。使患者放下心理包袱，重振生活信心，恢复正常的心理。

易情转移法：教会患者排遣情思，分散注意力，转移思想焦点，从某种情感纠葛中解脱出来。要改易心志，排除杂念，改变不良的生活习惯，纠正不良的思绪。凡戏剧、歌舞、书法、绘画、赋诗、填词、种花、养鱼、垂钓、郊游等能陶冶性情、培养情趣、寄托情感、转移注意力的方式均可采用。但移情不可过分抑制情感，仅仅是改变其指向性，转移其纠结点。易情不是取消个性，而是纠正其消极情绪。

"艺疗"也就是近代倡导的"音乐疗法""游戏疗法"，主要是"琴、棋、书、画"四大雅趣。沈氏女科认为，"取乐琴书，颐养神性""看书解闷，听曲消愁"，对治病保健均有明显的辅佐作用。

音乐能影响人体的情感，改变人们的情绪和行为，中医认为有"转移情志，陶冶情操"的作用。现代生理学发现，快速愉快的乐曲可使肌肉增加力量；节律缓慢、音调和谐的乐曲可使呼吸平稳，心跳缓慢。优美的轻音乐和动听的歌曲，都可以调节神经功能，解除疲劳，休息大脑，利于益寿。有资料统计，音乐指挥家的寿命较长，平均可达 73.4 岁。

书画有疗疾增寿功效，这已为古今书画艺术家所证实。如唐代的大书法家欧阳询和柳公权均是九旬高寿方谢世，明代的文徵明、清代的梁同书和近代的齐白石、黄宾虹都活到 90 余岁，国画大师张大千 88 岁在台北逝世，世界名师毕加索 92 岁才离开人间。书画是有节奏、有规律的身心调节活动，必须精神专注，高度集中，是从足跟、小腿、腰背和膀胱、大肠、三焦、心包、肺各经而上到肩、臂、肘、腕、指各部的全面活动，可调节经脉气血的运行，正所谓"凝神意志，意守于书画之中"。心静、脑动、手勤而达到以静带动、以动守意、以意运神的最佳状态，极利于康体益寿。

垂钓也是艺疗的好形式。它可以练意养神，稳定情志，陶冶情趣。但时间不宜过长，不求收获，但求意境，最好多人结伴，结合郊游、野炊，则更添乐趣。

娱乐既可怡神养性，又能丰富精神生活。寓乐于动，寓养于乐，艺术与情感交融一体，抒发情怀，调节情志，协调人体的生物节律，有明显的保健疗疾功效。劝君解脱嘈杂环境，减轻各种压力，拿起艺疗手段，投身于娱乐养生中来吧！

医者崇德论

医者的职业道德，简称"医德"。它是实现医者"救死扶伤"

天责的精神支柱和行为保障。医者崇德是沈氏女科的重要家训之一，何以崇德？不越3则。

其一，"患者至上"。患者受到病苦和精神负担的双重折磨，其苦无比，他们最需要医生的救助。医者应当把患者当作亲人，不是亲人胜似亲人，想患者所想，急患者所急，真情实意，满腔热忱地帮助患者减轻和解除疾苦，使其得到宽慰。患者也应充分理解、体谅医者的苦心，积极配合，不"讳疾忌医"。建立起这种新型和谐、平等友善的医患关系，有利于维持正常的医疗秩序，有利于医者提高医技，有利于患者早日康复。因此"患者至上"是医德的首要组成。医者都应时时、处处、常常想一想"患者至上"的理念是否确立，是否到位，是否自觉。

其二，"重病轻财"。由于"回扣""红包"的腐蚀，使某些医者第一入眼的不是"病"而是"钱"，第一思维的不是"治病"而是"捞钱"，不是"对症下药"而是"依扣开药"，治病的药因回扣低而不愿意开，回扣率高的药无论是否需要而乱开。医者一旦掉进"钱眼"里不能自拔，非但害人而且害己。"重财轻病"的医者，不可能履行医生的职责。

医者脱贫要走正道，应当"劳有所得"，"取之有道"。凭自己高尚的医德、精湛的医技，在劳动中脱贫。"重病轻财"才是人间正道。

其三，两个"三心"。医者的"三心"就是专心、爱心、尽心。专心就是积极主动，全身心地为患者排忧解难，要有高度的责任心，不推诿、不敷衍、不虚伪，尊重患者，维护患者，诊治患者，特别对一些疑难危重的患者更要负责细心，切勿粗心大意，延误诊治。误诊是医者之过，失职更是医者之大过。

爱心有两个组成：一则用满腔的热情、百分百的同情、亲人般的真诚，对待每一位患者，不能因其贫富的不同、地位的高低、年龄的大小、性别的不同、职业的优劣而分别对待，应当"一视同仁"。二则要保护患者的隐私权，患者越信任医者，吐露真情，医者越要保护患者隐私，医者不能雪上加霜，再加损伤。对于患者，制怒是医者的修养，宽厚是医者的素质，保护是医者的职责。

尽心是对患者的发病情况、治疗经过、生活习惯、职业特点、社会环境、家庭影响、身心承受等诸种因素充分了解，刨根探底，溯本求源。对各种必要的检查都要逐项进行，以便精确诊断，制订最佳、最效、最省的治疗方案，并向患者及其家属做出必要的"交底"，使他们心中有数，积极主动地配合治疗，发挥医患的积极性。对于难治的疾病、不能根治的疾病、预后不良的疾病，要注意医疗保护，要鼓励患者振作精神，放下包袱。决不可"言过其实"，或者"实话实说"，使患者再受重创。

患者的"三心"就是放心、舒心、省心。医者的真情实意和千方百计解除疾苦的态度及严肃庄重的仪表，常常是患者的"定心丸"。患者的放心又常常是配合治疗取得疗效的前提。

俗语说得好："治得好病，救不了命。"只要让患者体会到医者全心全意为其解除疾苦的用心，扎扎实实当其参谋，不马虎，不虚伪，不讨好，那么患者一定会有舒心的感觉。轻松的心态又常常是提升疗效的辅助剂。

大多数患者不懂医学，他们常常去翻阅医学书籍，想增加医学知识，但往往适得其反，长不了知识，一知半解，"对号入座"反而增加精神压力。如果医者负责而精心地为其制订治疗方案，并做一点医学常识上的耐心解释，对患者的生活起居、饮食宜忌加以指导，那么患者还有什么心可操呢？不就省心了吗？

沈氏女科把医德归纳为"八应""八忌""八德"。

八应

应重病轻财，应谨慎细微，应端庄礼仪，应亲善和蔼，应果断善变，应反思求进，应虚怀若谷，应自信自立。

八忌

忌大意，忌浮躁，忌虚荣，忌张扬，忌自满，忌狂妄，忌妒忌，忌攀比。

八德

自强，包容，少言，多行，勤学，兼收，脑灵，手紧。

医德是精神意识的"上层建筑"，又是行为规范的实际行动。民众心目中的好医生，除了高超的医技、明显的疗效外，医德是必不可缺的重要组成。

本书以崇德论结尾，就是启迪后世传人不但要传承创新沈氏女科独到的医技，更要牢记发扬沈氏女科的医德，为中医事业、为民众康健鞠躬尽瘁。

推荐阅读

《沈氏女科六百年养生秘诀（第二版）》

明代至今，沈氏女科一脉相传600余年，已发展为涵盖内、外、妇、儿、五官等诸科的全科中医流派，享誉海内外。沈氏女科历来注重人体的预防和保健，积累了针对各类疾病的养生调摄经验，采取的手段常常是天然的药物及非药物的综合手段，形成了包括食疗、体疗、意疗等的一整套"养生之道"。本书由沈氏女科20世传人沈宁编著，挖掘家学养生精华，与读者分享传承600年的中医养生秘诀。

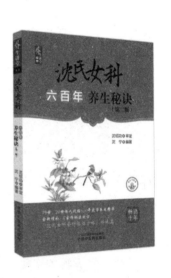

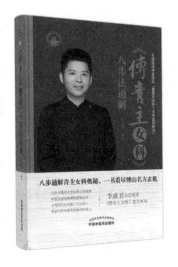

《〈傅青主女科〉八步法通解》

《傅青主女科》是一部影响至今的近两百年少有的中医学妇科名著。其效验的方剂、创新的妇科病因病机理论及高超的处方技巧，是傅山先生哲学与医学智慧的结晶，时刻启迪着后学的医学研究与实践。本书采用创新的辨证论治八步法，分析、揭示该书每个方证的处方思路与临床决策模式，将该书的临床决策思路清楚展现，兼具创新性和实用性。

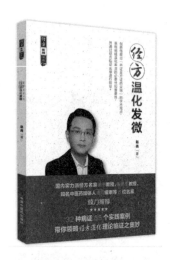

《经方温化发微》

本书创新性提出"药证是方证的尖端"的学术观点，系统阐释温化寒湿的必要性和重要性，并通过经方临证实录进行验证。书中上篇论述经方温化理论，包括温化溯源、温化立法、寒温之辨、温化治法；中篇为经方温化临床，分上焦、中焦、下焦进行论述，涉及32种病证，并附有精彩医案；下篇为医话，主要为作者临床经验的总结，其中不乏独到见解。本书内容翔实，语言清晰明了，对经方临床具有较高的研究和参考价值。

《仲景经方临床实践录·呼吸病篇》

本书旨在发扬阐释仲景学术思想精髓，聚焦经方临床应用要义，为临床工作者提供一部实战有绝招、理论有深度的学术著作。全书着眼于临床实践，内容以医案和医论相结合，第一部分为临床使用仲景经方治疗呼吸系统常见疾病的真实验案，涉及感冒、咳嗽、哮证等病证共40余篇；第二部分着重从多角度、多层面论述仲景经方治疗多种呼吸系统疾病的内在奥义，深刻阐释仲圣绝学之要领。

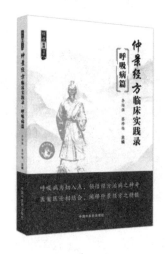